LA GÉNISSE
ET LE PYTHAGORICIEN

Jean-François PEYRET
Alain PROCHIANTZ

LA GÉNISSE
ET LE PYTHAGORICIEN

Traité des formes I
d'après Les Métamorphoses *d'Ovide*

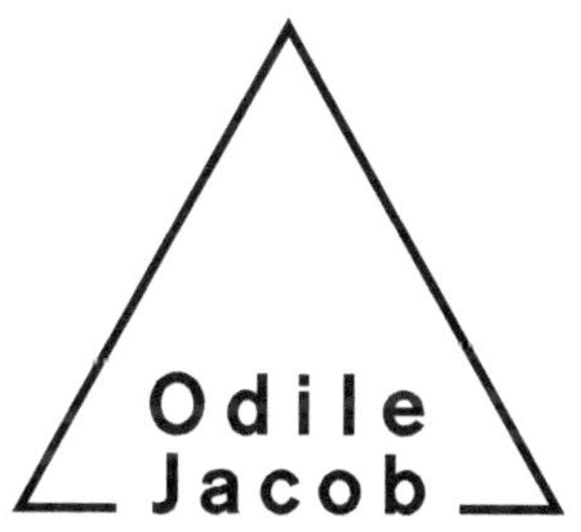

Pour Jean-Didier Vincent, notre ami

La Génisse et le Pythagoricien, d'après Les Métamorphoses *d'Ovide*
Un spectacle de Jean-François Peyret et Alain Prochiantz
Mise en scène : Jean-François Peyret
Assisté de Nicolas Bigards
Décor : Nicky Rieti
Costumes : Chantal de la Coste
Images : Benoît Bradel
Musique originale : Alexandros Markeas
Dispositif électroacoustique : Thierry Coduys-La Kitchen
Lumière : Bruno Goubert
Régie générale : Pernette Famelart
Création Internet : Agnès de Cayeux (www.tf2.asso.fr)
Avec :
François Chattot, Maud Le Grévellec, Pascal Ternisien, Jean-Baptiste Verquin, Clément Victor.
Et David Chevalier (piano), Alain Trésallet (alto), Julien Vanhoutte (violon).
Coproduction : TNS, tf2-Compagnie Jean-François Peyret, avec la collaboration de polimniA.
Le spectacle, créé au Théâtre national de Strasbourg, y a été donné du 17 avril 2002 au 4 mai 2002. Il a été repris au Théâtre de Gennevilliers du 8 novembre au 7 décembre 2002.

Notre gratitude à Stéphane Braunschweig et à tous nos amis du TNS sans qui cette génisse n'aurait jamais rencontré son pythagoricien.

© Odile Jacob, novembre 2002
15, rue Soufflot, 75005 Paris

www.odilejacob.fr

ISBNþ: 978-2-7381-1210-1

Expérience/expérience/expérience

Ceci n'est pas une pièce de théâtre. Ceci n'est pas un essai sur les liaisons dangereuses entre l'art et la science ni sur leurs retrouvailles improbables. Ceci n'est même pas la transcription d'un entretien entre un scientifique et un artiste qui auraient pris ensemble le train bondé de l'interdisciplinarité : comment tracer un bord entre des domaines aussi lointains que la poésie d'Ovide et la biologie du développement ? Non, simplement, le faiseur de théâtre expérimente la force poétique que recèle la contamination de fables écrites au début de notre ère avec certains textes scientifiques modernes, et le biologiste est contraint de penser et de travailler dans le cadre imposé par l'expérience, les *Métamorphoses*. Il y trouve aussi son compte par l'occasion ainsi fournie de travailler la science « comme à distance ». Et le risque, car il n'y a pas d'art sans risque, c'est celui du métissage. Art métis que le nôtre, qui croise littérature dramatique et littérature scientifique, vérité et fiction, textes de la tradition (ces mythes) et textes d'aujourd'hui, et tente de les mettre en réseaux, comme dirait l'air du temps. Et il le fait sans filet, avec un peu de ruse parfois, cette *métis* grecque, invoquée ici pour plus qu'un jeu de mots...

Notre rapprochement est donc celui qui marque la distance. La science n'est pas soluble dans la poésic. À la limite, elle est poétiquement modifiable. Les données scientifiques sont utilisées comme des éléments de fable ; elles ne sont pas transformées, simplement transportées sur le théâtre. Changeant de statut, elles sont métamorphosées au contact de la fable, la vraie, celle d'Ovide. Et la fable, ainsi « manipulée » par la science, subit, elle aussi, des mutations ; en deux mille ans, on doit bouger un peu. Ou alors on est mort.

C'est ici seulement le compte rendu de cette expérience. On voit que, si il y a eu rencontre, ce n'était pas pour deviser, mais pour fabriquer quelque chose ensemble, à savoir un spectacle, cette *Génisse*, premier volet d'un *Traité des formes* que nous avons bien l'intention de mener à terme. Les métamorphoses, le rapport homme/animal, la nutrition, mais aussi Apollon et Dionysos, Orphée et Pythagore, autant de motifs rêvés pour céder à l'envie de jouer avec les formes comme à celle de jouer ensemble. De vérifier que nous avions quelque chose en commun, un code : le sérieux du professionnel et le recul de l'ironiste, le moindre des tacts.

Le spectacle a eu lieu. Il en restera quelques traces dans la mémoire des spectateurs et ce livre dont nous espérons qu'il peut vivre de sa vie propre. Nous gageons aussi que ces « Carnets de notes », ces matériaux accumulés, ces petites fusées parfois, ces pétards mouillés aussi, tout ce bordel où nos cerveaux passèrent de longs mois de débauche poético-scientifique, valent bien un ouvrage. Le travail théâtral au cours des répétitions a fait son tri, hasardeux et nécessaire. Au lecteur de faire aujourd'hui le sien et d'y retrouver les siens.

Été 2002

CAHIER INFORME

« Quand je lis un livre sur la physique d'Eins-
tein auquel je ne comprends rien, ça ne fait
rien, ça me fera comprendre autre chose. »

Pablo PICASSO.

7 JUILLET 2002

Chez l'Arménien, hier soir, Alain me cueille à froid en me demandant (ou se demandant) si, au bout du compte, la biologie a vraiment été utile dans l'invention de cette *Génisse* qui désormais a affronté le public. Est-ce de la modestie, et un peu fausse, une volonté de minimiser son propre rôle ou bien un désaveu ?

— C'est comme si je te demandais pourquoi tu te piques d'écrire.

La réplique est faible, je le sens bien. J'aurais dû lui dire que c'était au fond à lui de répondre à cette question, qu'il était le mieux placé pour le faire, étant le biologiste. Mais, avec un brin d'agressivité, je vais plutôt le chercher du côté de la littérature ou de l'écriture. J'ajoute par manière de boutade, parodiant une formule célèbre, quelque chose comme : de toute façon, si je ne m'intéresse pas à la science, elle s'intéresse à moi. C'est vrai, non ? Depuis pas mal de temps la science, je devrais dire : la technoscience, a plus changé la vie que la poésie, non ?

— Pour le meilleur et sans doute pour le pire.

— Si c'est un savant qui le dit...

On en restera là cette fois-ci. Je n'ai pas envie de me justifier, et la justification, si elle est nécessaire, revient en dernière instance aux spectacles eux-mêmes, c'est-à-dire aux spectateurs. À part ça, tout est permis au théâtre, ce qui ne veut pas dire qu'on puisse faire théâtre de tout. C'est une autre histoire. J'y reviendrai peut-être.

C'est vrai, j'aurais pu faire un travail à partir des *Métamorphoses* d'Ovide, sans y frictionner des considérations biologiques sur les protéines infectieuses, la maladie de CJ ou la néoténie ; peut-être était-il déjà plus difficile de le faire sans référence au débat sur les rapports de l'homme et de l'animal, de la culture et de la nature, tant il est vrai que chez Ovide, comme dirait Calvino, la contiguïté est telle qu'on passe vite de l'autre côté de la barrière ; il ne faut pas grand-chose pour qu'une jeune fille se change en génisse.

— Mais quelle génisse ! N'est-ce pas, Jupiter ?

— Certes. Avec ses métamorphoses, Ovide n'explore-t-il pas cette frange douteuse, cette zone incertaine entre l'homme et l'animal ?

— L'assaut des frontières, c'est ainsi que Kafka définissait la littérature, si je me souviens bien.

— En tout cas, je ne voudrais pas faire croire que j'ai derrière la tête l'idée de réconcilier l'esprit littéraire de finesse et l'esprit scientifique, je n'ose pas dire de géométrie, pour que nous cessions d'être « unijambistes », comme dit Alain. Pas le moindre œcuménisme dans ma démarche ; je mourrai non réconcilié.

— ??

— J'ai plutôt envie de compliquer les choses : ne pas faire trop simple et troubler le jeu, troubler un peu le théâtre, qui demeure sans doute la pratique symbolique (je ne dis pas culturelle ou artistique) la plus fermée ou rétive à la science et à la technique. Le vœu de Brecht d'un grand théâtre de l'ère scientifique n'a pas été exaucé, et la littérature dramatique en est quasiment restée à *La Vie de Galilée*. Cela explique-t-il le tchékhovisme ambiant, terre d'asile où se réfugie l'esprit littéraire terrorisé par la technique et la science ? Le théâtre comme valeur refuge. Refuge de l'humain.

Comme si le théâtre n'était pas une machine ; comme si le comédien n'était pas une machine ! De là à penser que ce théâtre, du coup, peint l'homme de toujours... Curieux quand même de voir que l'*Homo russicus* (je ne sais pas si cela peut se dire) de Tchekhov, donc de la fin du tsarisme, est devenu notre coqueluche et notre porte-parole. De l'universalité des ventes de cerisaie à la fin du XIX\ :sup:`e` siècle en Russie... Vous pensez, une humanité d'avant 17 !

— Tu veux dire qu'avec notre passion morbide pour Tchekhov...

— Morbide, je ne sais pas ; pathologique, peut-être.

— Nous faisons l'impasse sur le communisme ?

— Nous fantasmons une humanité qui n'aurait pas été confrontée au communisme réel. L'avant-communisme comme fantasme du postcommunisme.

— C'est une thèse.

— Mais je n'aime pas les thèses. Et si j'avais des loisirs, j'aimerais mieux relire Dostoïevski que de monter Tchekhov.

Je reprends. La science, et ces temps-ci la biologie tout particulièrement, apporte le trouble à l'époque. En ce sens, elle domine la scène intellectuelle, si scène il y a encore ; la littérature est derrière nous, la politique est réalisée, si « réalisée » qu'elle n'a même plus besoin d'être réaliste (c'est le plus menteur qui gagne), la philosophie officielle est soluble dans les ministères, etc. Quant à la culture officielle, si j'ose un pléonasme, elle est commémoration administrative et entretien du patrimoine (nous, au théâtre, c'est le répertoire).

— C'est un peu court, jeune homme.

— Mais ça fait du bien. Et ce n'est ni ma faute ni mon mérite de vivre dans une époque que la science domine. Je n'y puis rien si c'est elle qui apporte les mauvaises nouvelles. Ce qui, au passage, prouverait qu'elle pense. Surtout si la mauvaise nouvelle est vraie.

— Pour le dire autrement, comment veux-tu fréquenter quelque œuvre que ce soit sans qu'elle soit contaminée par l'angoisse du jour ? Ce qui au passage est un autre problème que celui de l'increvable et rassurante actualité de nos chefs-d'œuvre.

— Tout ça pour me dire qu'on ne peut ressortir les histoires de génisses d'Ovide sans en passer par nos vaches folles ?

— C'est un peu abrupt, mais ses génisses et nos vaches broutent dans le même pré, le pré carré de notre imagination. De là l'épidémie.

— Est-ce que cela explique que le spectacle n'aurait pu être une simple transposition sur un plateau des *Métamorphoses* d'Ovide, dans la série adaptation au théâtre de textes non dramatiques ?

— Démontrer que le théâtre peut accueillir des textes qui ne sont pas faits pour lui n'est plus à mon ordre du jour. Non, mais l'idée du caractère épidémique de la science ne me déplaît pas : ça circule dans le pays, dans nos têtes, dans nos cerveaux.

Alain a raison : la question est celle de la littérature. Beaucoup plus que celle du théâtre ou alors celle du théâtre compris comme genre littéraire, même s'il ne s'agit pas ici d'écrire des pièces.

La littérature comme production (activité), non comme produit. Sloterdijk est probablement dans le vrai quand il dit qu'on est sorti ou en train de sortir de l'époque littéraire (qui est celle des humanités, de l'humanisme aussi) ; être sorti de cet humanisme-là signifie aussi que la science a dérobé au texte l'expression des mystères de la vie. Peut-être même à la poésie. Mais le texte de la nature, c'est le scientifique qui le lit, même si on ne sait pas très bien qui l'a écrit ou si Dieu est un écrivain. Mais on sait, et ce n'est pas rien, que le logos est inscrit dans la matière.

— Ou permet à celle-ci de s'écrire.

— Faut-il rapprocher ces remarques du constat d'Alain qu'il n'y a plus de littérature scientifique, selon la règle du « un résultat, une idée, un article » ? Cela prouve que la science n'est pas ou plus une conversation entre amis. Serions-nous sortis du XIXe siècle ?

8 JUILLET 2002

— Mais Ovide ? Pourquoi déterrer Ovide ? Par impuissance à quitter l'école ?

— Si on me pressait de dire pourquoi Ovide, je répondrais : parce qu'il chante les formes et que, chez moi, ce mot de forme est d'actualité. Une des raisons, mais pas la seule comme tu sais, du retour à Ovide et aux *Métamorphoses*, c'est cette curiosité pour ce mot, un mot qui ouvre une voie, un mot qui en a appelé un autre, celui de traité. J'ai eu envie de me lancer dans un *Traité des formes* en plusieurs actes (spectacles) et à coulisse, comme tout bon théâtre qui se respecte. Tout ça un peu au pif, espérons.

J'aime la forme (oui, justement) un peu désuète du traité. Un *Traité des formes* après la série du *Traité des passions*, le projet me plaît. Et cela permet d'éviter de raconter des fables ; cela évite les méprises sur mon esthétique. Peut-être le terme de traité cache-t-il une denrée plus contemporaine, quelque chose comme une navigation, aimé-je dire, au sens Internet, une errance aussi, pas un voyage d'un point à un autre, une traversée, mais des traitements de textes... Une balade ? Un théâtre baladeur ou, mieux, une baladeuse. Je préfère la baladeuse à la servante. Du reste, si on me demande ce que je fabrique dans la vie, je suis toujours en peine de répondre, mais, si j'avais vraiment le couteau sous la gorge, je dirais que je fabrique des formes. D'autres écrivent bien

Paludes. Fabriquer une forme a d'abord un sens polémique : cela signifie que je n'« administre » pas de message, que je ne délivre pas du sens, que je ne suis pas maître de ce que peut signifier l'objet fabriqué ; je n'en dispose pas. Non, je me livre à une expérience et je la livre, la propose, et le spectateur en dispose, qui pendant deux heures aura une expérience à faire avec sa sensibilité, j'allais dire, tout sens suspendu. Pur formalisme, si tu veux, mais pas compris comme pure contemplation d'une forme belle. Encore une fois, il faut rappeler que l'œuvre d'art est une expérimentation, pour l'artiste comme pour celui qui la reçoit, une expérience « pour la forme » dans laquelle on ne reçoit pas un message ; on pense, mais on pense avec son corps. Donc il n'y a rien de plus matériel et corporel que ce formalisme-là.

— CQFD ?

— Ne te moque pas.

— Je chante les formes, dit à peu près Ovide en commençant. Chanter les formes et en fabriquer, ce n'est pas la même opération. Inventer des formes, ce n'est pas la même chose que d'être sensible à celles qui sont à notre disposition dans le monde.

— Ça va ensemble quand même. Tu ne peux nier l'invention formelle des *Métamorphoses*. Si on lit encore Ovide, ce n'est pas à cause du message qu'il nous aurait envoyé (ce serait quoi, au fait ?), mais pour l'effet que sa lecture ne laisse de nous faire. C'est cela, sa valeur d'usage.

— Façon d'être contre les contenus, les significations, le sens, le message, l'idée, ou même le style. « À bas le style ! »

— Picasso.

— Oui, Picasso.

— Si j'aime les formes, c'est parce que je suis un empiriste. L'œuvre d'art n'a pas d'idées. Il y a assez d'éditorialistes qui en ont.

Forme : est-ce qu'on joue trop sur le mot ? Question à poser aussi à Alain ? Qu'est-ce que la forme pour lui (sa « passion des formes », dit un commentateur) ? Lui, il doit penser à la fois la production, le maintien et l'évolution des formes organiques spécifiques. Ça ne se passe pas vraiment comme chez Ovide. Qu'est-ce que le biologiste fait de ça ? Quelle graine peut-il en prendre ?

Le biologiste est confronté à la stabilité des formes, à la permanence même de ces formes (ataviques) : en un sens, il ne connaît pas la métamorphose, alors que le poète en prend pas mal à son aise avec la nature. La métamorphose est cela même qui n'arrive pas dans la nature. Dans la nature, les jeunes filles ne se transforment pas en vaches et un être humain ne se change pas tous les jours en pierre ou en oiseau. Le biologiste doit rendre compte de la permanence d'une forme, pourquoi d'un œuf de poule sort toujours une poule, et pas comment l'amoureux du coin pourrait être changé en poule. Ce qui intéresse le poète — et cela paraît bien antithétique du point de vue du savant —, c'est la fluidité des formes ; non pas connaître la nature, mais lui faire la nique.

Autre chose : sait-on vraiment pourquoi Ovide a écrit ses *Métamorphoses* ? Le sait-on ? Que ce soit un genre à la mode n'explique rien. Le poète n'a écrit jusqu'alors que sur l'amour et il a fait une tragédie sur Médée. Qu'est-ce qui le pousse à chanter les formes qui se transforment en des corps nouveaux, ou quelque chose d'approchant ? Ce serait vraiment son côté pythagoricien ? Et qu'est-ce que son pythagoricisme cache ?

— Rien du tout. Ce que j'aime chez lui, c'est qu'il montre tout ; en ce sens, si j'ose dire, chez lui, tout est sensible. Il n'y a pas d'arrière-monde, même les dieux sont, c'est le moins que l'on puisse en dire, sensibles. Rien à cacher. Tout ce qui est, et même ce qui ne peut pas être (la métamorphose) est visible, peut être perçu. Les *Métamorphoses* sont un éloge du visible. Contre l'invisible, les arrière-mondes et les transcendances. Au fond, il n'y a rien de mystérieux là-dedans.

— Le simple culte des apparences.

— Mais je ne parlerais pas de culte. Ovide, c'est l'immanence généralisée. Un éloge du visible, j'y tiens.

— Ce n'est pas pour rien qu'Ovide a nourri nos peintres pendant tant de siècles.

— « Il n'y a que les gens superficiels qui ne jugent pas sur les apparences. Le vrai mystère du monde est le visible, pas l'invisible. » Oscar Wilde, *Le Portrait de Dorian Gray*.

La sanction de la forme, c'est sa viabilité (caractère viable, une voie, mais aussi fœtus viable) ; c'est une composition (question de poétique), la question aussi de la viabilité de l'œuvre. Il faut qu'elle tienne le coup. Mais qu'est-ce qui prouve qu'une forme théâtrale est vivante ou même qu'elle est viable ? Dans le travail de répétition, je sens à l'instant si ceci ou cela peut être viable (de la vie et une voie) ; est-ce le travail de l'intuition, de l'imagination ? J'ai dit ailleurs que c'était une question de tact. Mais quelle est la sanction ? Le succès, le fait que ça passe auprès du public ? Délicate, toute cette explication avec la forme : il serait plus expédient de partir de l'idée de manipulation. On a tenté une manip pour faire convenir la poésie et la science, cela dit un peu bien massivement.

Pour le mot de la fin de cette journée : curieusement, Alain me parle de Théophile Gautier. Il faudrait rouvrir *Émaux et Camées*, « la pâte universelle/Faite des formes que Dieu fond ». J'avais plutôt envie de lire Le Douarin. Le monde à l'envers.

10 JUILLET 2002

Je me souviens des difficultés, il y a un an, à comprendre les premiers vers du poème d'Ovide. Apparition de formes nouvelles dans, sur les corps, à moins que ce ne soit des formes qui apparaissent dans des corps par transformation. D'autre part, qu'est-ce que cette nouveauté ? Est-ce à dire qu'avant Daphné le laurier manquait à la nature ? Qu'il y a vraiment création de formes nouvelles en ce sens ; il n'y avait pas le corail, etc. Voilà quelque chose qu'il aurait fallu thématiser. Mais le poète, quand il raconte ces histoires, connaît déjà le laurier, le corail... Avant Callisto, il faut imaginer une voûte céleste sans Grande Ourse ? On peut penser qu'il y avait déjà du laurier, mais la Grande Ourse est bien une création liée à la métamorphose de Callisto. Difficile.

Comment traduire les premiers vers du poème ? « Inspiré par mon génie, je vais chanter les êtres et les corps qui ont été revêtus de formes nouvelles, et qui ont subi des changements divers », dit le Vieux de 1806. Voilà qui est économique. Je l'appelle familièrement le Vieux, ce traducteur du début du XIXe siècle qui me parvient par Internet[1] et auquel, quand je m'ennuyais un peu, en lisant, en traduisant, j'allais rendre visite sur son site pour lui demander conseil ou voir combien le temps avait passé.

— J'ai le projet de dire comment les formes changent dans les corps.

— Comment les corps changent de formes.

— Ou : comment les formes changent de corps.

---

1. On peut consulter la traduction de G. T. Villenave (1806) sur le site : www.fusl.ac.be/Files/General/BCS/META/00.htm

— Le changement de formes.

C'est cela qui est curieux, ces formes qui changent de corps, qui vont dans des corps nouveaux.

Je me suis souvent interrogé sur les raisons qui me font tant tenir aux textes classiques, à une Tradition, donc. Pourquoi ai-je besoin de ces vieilleries ? J'ignore le pourquoi de ces retrouvailles ; une passion d'antiquaire ?

— De brocanteur, plutôt, vu l'état dans lequel se retrouvent ces vieilles choses sur ta scène.

— D'accord. Ah ! je les entends déjà : si vous voulez faire de la biologie, faites-vous biologiste. On m'a souvent reproché de vouloir faire faire au théâtre des choses dont il n'est pas capable, au motif que le théâtre, c'est le théâtre. Et que la science, c'est la science, comme les affaires sont les affaires. En régime postmoderne, un chat est un chat. Pas de métamorphose. Si vous voulez parler de la vache folle (qui, en passant, n'intéresse plus grand monde, elle est déclassée de grande peur, de ces grandes peurs dont se nourrit le mythe, à un problème de santé collective ou, mieux, à un problème économique, régulation du marché), eh bien ! parlez de la vache folle. Nul besoin de convoquer Io et toutes les fables mythologiques où paraissent des génisses.

— Mais la protéine infectieuse est le produit d'une métamorphose : ça fait une cohérence thématique.

— Quel rapport ?

— Peut-être aucun.

— Mais tu parlais des classiques.

— Pourquoi j'en ai toujours besoin ? Du mal à penser que c'est complètement foutu, voir plus haut. Il y a quelque chose de perdu mais peut-être d'« encore là » dans cette littérature, et peut-être un peu de mon humanité dans ces humanités classiques. Il y a que j'ai cru à la littérature comme accès direct à l'universel. Le lycée classique des années 1950-1960, un certain professeur de lettres et sans doute mon père m'ont convaincu de cela. Et Sartre qui m'a donné la littérature.

— Pour te la reprendre aussi sec.

— Pour la garder, disons. Mais le lycée parvenait encore à imposer les classiques (plus que je ne pensais à l'époque où ces classiques m'ennuyaient, la revanche d'Ovide est tardive, mais, même en tenant compte du décalage, ça a quand même marché) aux jeunes esprits et à leur faire croire, comme dirait Sloterdijk, à la « validité universelle des lectures nationales[2] ». Ça a duré un peu au-delà de 1945, contrairement à ce qu'indique l'auteur, sans doute, bon an mal an, jusqu'en 1989. J'ai déjà dit ailleurs que les chefs-d'œuvre classiques ne pouvaient plus être intacts mais qu'on pouvait jouer dans leurs décombres. Autre version : je me repais de morts ; le théâtre (le mien) comme dévoration, repas totémique ; je m'incorpore leur esprit. Est-ce moi qui attire les morts ou le contraire, comme dans *Le Triomphe de la mort* de Breughel où des squelettes « très actifs », comme dit Canetti, sont occupés à tirer à eux autant de vivants ? Et Canetti dit que la vitalité des morts n'a qu'un seul but : attirer à eux les vivants. (*Histoire d'une vie. Le flambeau dans l'oreille* p. 128-129). Faut-il résister aux morts ? Ou s'abandonner à eux ? Qui suce qui ? La vitalité des morts est plus grande que celle des vivants, et pas besoin de les rencontrer, nulle transaction avec eux, un rêve. Sont dociles, ne parlent plus et sont dans le domaine public. Dernière hypothèse : Ovide m'a prêté son immortalité (« s'il y a quelque vérité dans mon poème, je vivrai ») derrière laquelle je me cache. Ce n'est pas le mort qui importe mais la caution de l'immortel, une espèce de parapluie. Tout ce qui sera dit dans le spectacle le sera sous son autorité, même mes conneries. Ventriloquer Ovide. Petit subterfuge.

— Bien anodin.

— Mais j'en reviens à l'injonction essentielle, celle d'être de son temps. Il y a bien de l'écriture contemporaine, elle est même aidée par l'État. Tout le monde vous dit : soyez votre propre contemporain. La vie se mange chaude ; pourquoi repasser de vieux plats et encore n'en repasser que des reliefs ?

— Puisque tu parles cuisine, je répondrai à ta place, je te connais : par gourmandise.

— Du reste, qu'est-ce qui te dit que j'ai envie d'être mon propre contemporain ? « Mal informé celui qui se dirait son propre contemporain. »

— Mallarmé.

— Oui, Mallarmé. Et la contemporanéité, qui la décrète ? La télévision ? L'actualité, les actualités, les médias ? Alors, j'espère bien être un peu inactuel. « Un Présent n'existe pas », dit le même. Inactuel ou intempestif. S'adresser aux autres en leur criant : je

---

2. *Règles pour le parc humain*, p. 12.

ne suis pas tout à fait d'aujourd'hui, pas tout à fait des vôtres. Peut-être que ces lambeaux, ces reliefs d'Ovide me permettent de prendre mes distances.

— Une fuite. Flagrant délit de fuite.

— Non, seulement du recyclage de vieux matériaux dans des corps nouveaux, en somme la définition de la métamorphose par le vieil Ovide. Mettre de son côté les effets « spirituels » de la distanciation par anachronisme. Profiter du choc formel entre quelque chose de canonique et d'actuel. Comme le début du spectacle : interview sur le kuru et histoire d'Io.

— Pour finir avec ça, regarde ce que je trouve : « L'Homme, au moyen de l'art, a réussi, la plupart du temps, à être plus mort que la mort », dit Céline.

— Ouf !

16 JUILLET 2002

« Tout l'univers visible n'est qu'un magasin d'images et de signes auxquels l'imagination donnera une place et une valeur relative ; c'est une espèce de pâture que l'imagination doit digérer et transformer » (Baudelaire, *Salon de 1859*). Pour nous, Ovide était un magasin de fables.

Je corrige ou précise ce que j'écrivais la dernière fois. Ce n'est que par la forme que je puis être de mon temps. Et c'est difficile. Toujours à propos de forme, je me demande encore pourquoi le nom du vieil Élie Faure est apparu dans une de nos premières conversation de travail, à Alain et moi.

— À cause de *L'Esprit des formes*.

— Sans doute. C'est un beau titre, et ambigu. Pourtant, je n'avais pas touché à ce livre depuis ma jeunesse, conduit à lui, paradoxalement, par Henry Miller ; j'en gardais un souvenir mitigé (méfiance, défiance à l'égard de cet « esprit », cette métaphysique encyclopédique), ne comprends rien en fait à ce spiritualisme qui veut être matériel (la force) ; ma culture marxisante de l'époque me barrait l'accès à cette façon de procéder ; je trouvais ça fort de café de faire une histoire de l'Art sans parler d'Histoire. Le côté Sous-Malraux (en fait probablement un Sur-Malraux) m'agaçait, et je n'entendais rien à ses grandes synthèses. Je le feuilletais pour les images. Une œuvre pas possible, vraiment, mais touchante aussi. L'anesthésiste qui, une fois qu'il a fini son boulot, réveille tous ces morts ! Ce qui était piquant, c'est qu'il défiait l'esprit des spécialistes, cela n'était pas pour me déplaire, son aspect non-prof. Et puis, on se cultivait à son contact.

Élie Faure a fait long feu. Qu'est-ce qu'il cachait ? C'est aujourd'hui, donc après coup, que je m'aperçois, en reparcourant *L'Esprit des formes*, que le second tome s'ouvre sur le chapitre « Poésie de la connaissance ». Ce souci d'articuler la poésie et la science aurait dû nous retenir. « L'imagination est la plus scientifique des facultés, parce qu'elle seule comprend l'analogie universelle. » Pas mal, bien que, pour ce qui me concerne, je n'aie pas le sentiment d'être saisi par le démon de l'analogie universelle, ne l'ayant jamais rencontré, mais on ne sait jamais.

Dommage, nous n'avons pas creusé notre intuition faurienne, nous n'avons pas foré Faure (à biffer). Son lamarckisme nous aurait peut-être intéressé : Faure voyait en effet dans le transformisme comme « la circulation d'une force unique dans les formes infiniment multiples ». Mais ce n'est que cette année qu'Alain a retrouvé le texte des *Constructeurs* consacré à Lamarck, un texte où Ovide apparaît dès la première page ! Et ceci pour l'anecdote : *L'Esprit des formes* s'ouvre sur une reproduction du combat des Centaures et des Lapithes, fronton au musée d'Olympie, voir plus bas[3]. Mais il est vrai que celui d'Olympie est bien différent de celui d'Ovide où Apollon ne paraît pas s'intéresser à la querelle ni vouloir y mettre de l'ordre. Chez Ovide, c'est plutôt le triomphe de Dionysos.

— Ainsi un spectacle est toujours l'occasion de rencontres, avec des vivants ou avec des morts.

— Et même l'occasion de fausses-vraies rencontres, comme celle avec Élie Faure. Oui, il y a eu probablement une connivence furtive à cause de la forme, une source aussi de malentendus possibles, d'analogies approximatives.

— Mais être approximatif peut être un moyen d'approcher, faire partie des travaux d'approche.

— Ouais, mais, si je n'ai jamais retenu grand-chose des démonstrations grandioses de Faure, j'ai gardé une tendre curiosité pour les petits signes qu'il n'a cessé de me faire. Exemple : il dirige chez Crès, à partir de 1922, une collection d'écrits sur l'art.

---

3. *Journal infime*, 30 octobre 2001.

Comment il la baptise ? La « Bibliothèque dionysienne », à laquelle une « Bibliothèque apollinienne » de textes scientifiques devait faire pendant. Alors, dans notre affaire, le nom d'Élie Faure devait déjà cacher celui de Dionysos, qui allait prendre beaucoup d'importance. Élie Faure, masque de Dionysos. Amusant. Des pierres dans notre jardin. Et surtout ceci à quoi je n'avais, à l'époque de ma première petite rencontre avec Élie Faure, pas été sensible : son affection pour Claude Bernard que, Prochiantz aidant, on aurait pu exploiter davantage, ce Claude Bernard qui allait devenir une des figures tutélaires de notre théâtre et prendre place dans notre bibliothèque imaginaire.

— Tiens, à propos de Claude Bernard, Faure écrit : « Le savant doit être un poète, le poète un savant. »

— Et toc.

— Ceci encore : « Je voudrais que l'*Introduction* de Claude Bernard, préface de la philosophie moniste de demain, devînt le livre de chevet des peintres, des sculpteurs, des poètes » (II, 314). Tout un programme, en somme ; nous voici dans l'action : un théâtre qui se pique de science, et une science qui se mêle au théâtre. Je note aussi que Faure avait déjà sa polémique et son mannequin de tir ; pas encore le Cognitiviste d'Alain, mais un positiviste pas mal borné aussi, l'infernal Le Dantec. À exploiter.

Au commencement, il y avait la forme, mais Claude Bernard nous conduit à un autre mot clé, celui d'expérience. Tu peux cliquer dessus. Quand j'y pense, si je me suis fait faiseur de théâtre, c'est par goût de l'expérience, pour trouver, même pas retrouver, un rapport à l'expérience, que ma condition d'intellectuel, ardemment voulue pourtant, m'avait fait manquer. Bref, je n'avais pas envie de passer ma vie à faire des discours ou à soutenir des thèses, encore moins à en faire soutenir[4].

— Qu'est-ce qu'une expérience ?

— Je vois un lapin, je suis physiologiste : qu'est-ce que je peux en faire ? Je vois un chien : et si je le dératais ? Le réel doit être manipulable.

— Qu'est-ce qu'une expérience ?

— Qu'est-ce qu'un lapin pour Claude Bernard ?

―――――――――

4. Le lecteur attentif à ma biographie notera que je m'y suis... tenu.

— Pas du tout la même chose que pour Lewis Carroll ; c'est quelque chose que l'on peut trafiquer. Mon rapport à l'expérience, puisque tu me poses la question, c'est le coup du lapin. Je ne travaille pas à partir de la réalité (pas une démarche mimétique), pas à partir des fruits de mon imagination, je n'en ai pas, je travaille à partir des mots et des phrases sur lesquels mon incessante manie de lire me fait tomber. Je ne lis plus véritablement par plaisir, par plaisir désintéressé, ni pour m'informer ou me former (chercher des vérités qui guident mes pas dans ce qui me reste à vivre), mais je lis en traquant la phrase, la citation, qui pourra me servir d'objet d'expérience à faire sur le théâtre.

— Évidemment, triturer des phrases, c'est moins cruel que de mettre les animaux à table, je veux dire sur la table de dissection.

— Liaison ?

— De l'expérience à l'imagination, quelque chose comme ça.

— Ah ! l'imagination. Par exemple, j'aime à considérer la « théorie » de l'évolution comme une belle production de l'imagination, l'œuvre d'un artiste. Je souhaiterais comprendre, dans le cas de Darwin, où, comment, l'imagination, l'intuition interviennent vraiment ? Et, toujours du point de vue de l'imagination (donc pas de la vérité), comment ça marche, comparé au mythe de la genèse, par exemple, ou encore, autre cas de figure, à la naissance du monde telle que la décrit Ovide...

— Élie Faure fait la remarque que le système de Ptolémée, que l'on peut considérer comme entièrement détruit par la science, n'a pas empêché la civilisation grecque d'atteindre au plus décisif, au plus harmonieux équilibre.

— Alors ?

— Alors rien. C'est comme cette histoire de foie lavé : quelle est la part de l'imagination, de cette folle du logis, là-dedans ? Penser à refaire l'analyse, ne pas se contenter de la moyenne de résultats, défier le sens commun ou la pratique habituelle, c'est de l'imagination ? Il y a aussi à tirer parti de son fameux *Cahier de notes*. Il faudrait que je sois capable de décrire dans mes cahiers à moi, et sans fatuité, c'est-à-dire sans être complètement antipathique, *my creative method*, la manière dont mon imagination travaille, d'abord dans le prélèvement des citations, le prélèvement de phrases, de bouts de textes qui me semblent pleins de promesse théâtrale. Ce n'est pas pour sa vérité ou même pour sa beauté poétique (de papier) que ceci ou cela m'arrête, c'est parce que j'ai l'intuition de son rendement sur les planches. Car je n'ai pas d'imagination au sens où on entend par là l'aptitude à inventer des fables. (C'est une autre histoire.)

— Mais revenons à la métamorphose. As-tu, après ce premier spectacle, le sentiment que ce travail sur les *Métamorphoses* t'a un peu transformé ?

— Je n'ai pas de réponse. Cet après-midi, dans mon demi-sommeil, un vieil homme me poursuivait en me répétant qu'il cherchait la formule morphologique de l'univers. Et je répondais sans cesse par cette phrase : « Gens de théâtre, encore un effort pour être morphologistes ! » Un cauchemar.

18 JUILLET 2002

Je me relis. Comme il est vain de spéculer sur tout ce bricolage, qui n'est qu'une façon de revenir un peu à la pensée sauvage et de nous refaire ou défaire de la pensée logique ou assertive. Mais je ne suis pas mécontent de mon histoire de lapin. L'ennui, c'est qu'il n'y a pas de lapin sur la table de dissection. Ou, pour le dire tout à fait autrement : ces spectacles que je fais, c'est toujours la rencontre (mais pas forcément tout à fait fortuite) d'une machine à coudre et d'un parapluie sur une table de dissection. L'important, bien sûr, c'est la table de dissection.

Reste que mon allure est plus mallarméenne que maldororienne (toutes choses égales d'ailleurs). Dans mon travail, je ne cherche pas la raison mais la rime. La forme suspend le sens, allège le spectateur de la pesanteur du sens, le fait planer dans le « vide de la signification ». La question de l'analogie n'est que celle de l'absurde : deux et deux sont ovipares (Chomsky).

Analogie ? La « joie allégée » dont parle Mallarmé dans « Crise de vers ». Le chant comme joie allégée. De la Transposition. Faire que les choses s'allument de reflets réciproques.

— Il y aurait une tout autre manière d'attaquer la chose, par le *Sonnet à la science* de Poe traduit par Mallarmé. La science qui dépossède le poète : « N'as-tu pas banni de son flot la Naïade, du vert gazon l'Elfe et moi des rêves d'été sous le tamarin ? »

— La science n'a pas vraiment dépossédé la poésie. Commentez et discutez.

— Certes, ceci demeure : la littérature avant toute chose. Pourtant, je ne parviens pas à lire tout bonnement ces fables à dormir debout et à me laisser bercer par elles. Je ne peux écouter Ovide chanter les commencements du monde en faisant abstraction de ce que la science a appris à l'honnête homme de mon temps.

— Big-bang...

— Oui, big-bang. Je me demande souvent pourquoi nous (les hommes) ne nous sommes pas contentés de la fiction. Que cherchait-on d'autre ? Ne me dites pas que c'est la vérité. De quel taux de vérité avons-nous vraiment besoin ? Car je ne fais pas allégeance à la science ; si je suis sincère, et pourquoi ici ne le serais-je pas ? ce n'est pas la science qui m'importe vraiment, mais ce que j'appellerais une dernière fois la littérature, une dernière fois, comme Kafka a dit : « de la psychologie une dernière fois ». Il ne s'agit donc pas de scientiser le théâtre mais plutôt de littérariser la science. Une revanche à prendre ? La littérature qui fait un pied de nez à la science ? Le côté *Bouvard et Pécuchet* ? La revanche ? Peut-être. Tout énoncé scientifique, toute information scientifique, une fois transportés sur la scène, déplacés au théâtre, perdent leur contenu de vérité, deviennent fiction. C'est cela qui m'intéresse : tout mettre dans le même sac. Ce sont des procédés de distanciation : donc ma stratégie n'est pas que l'énoncé scientifique contamine le discours littéraire et augmente sa teneur en vérité ; l'intention de derrière, c'est plutôt de verser le discours scientifique du côté de l'imagination, de la fiction. Borges considérait la philosophie comme une branche de la littérature fantastique, de même pour la science.

Voilà ce que j'appelle le trouble du théâtre. Il faut spéculer sur la charge d'imagination qu'un énoncé peut avoir et le déterritorialiser.

— Mallarmé (*il entre*) : Tout devient suspens, disposition fragmentaire avec alternance et vis-à-vis, concourant au rythme total, lequel serait le poème tu, aux blancs ; seulement traduit, en une manière, par chaque pendentif.

(*Il allait sortir, se ravise*).

— Mallarmé : Au contraire d'une fonction de numéraire facile et représentatif, comme le traire d'abord la foule, le dire, avant tout, rêve et chant, retrouve chez le Poëte, par nécessité constitutive d'un art consacré aux fictions, sa virtualité.

19 JUILLET 2002

Une mouche bourdonne et prouve l'été dans l'appartement parisien. J'essaie, puisque c'est l'exercice de cet été oisif et sombre, de revenir sur ce qui a été fait et je m'interroge une nouvelle fois : ai-je changé ? Tel qu'en moi-même mes petits spectacles me changent. Je m'endors là-dessus et rêvasse à ce théâtre qui prolifère depuis le spectacle sur Montaigne qui avait été à l'origine du Lucrèce, de Shakespeare et de Cervantès. Curieux animal que le cortex. Comment expliques-tu qu'il y avait déjà Élie Faure dans le coup, dont le *Montaigne* décida, à cause de ses premiers-nés, Cervantès, Shakespeare et Pascal, dit-il, de spectacles à naître : les *Intermèdes* de Cervantès et plus tard *Shakespeare-les Sonnets*, un bon souvenir[5].

— Mais tu n'as rien fait sur Pascal.

— Pourquoi je n'ai jamais fait de spectacle sur Pascal ? Très bonne question, je te remercie de me la poser. Parce que, contrairement à ce qu'on pense, on ne peut pas faire théâtre de tout. Pascal ? Aucune intuition théâtrale le concernant, désolé. Il dit ce qu'il a à dire, un point c'est tout. Il n'y a qu'à le lire.

— Facile. Au fait, tu as vu ? Dans ton édition du *Montaigne*, éditions G. Crès et Cie (21, rue Hautefeuille, Paris) de 1926, on annonce « prochainement » *L'Esprit des formes* (1 vol.). Encore un de ces signes. Ou de ses signes.

— Pourquoi Ovide, donc ? C'est la faute à Montaigne. Dans ma vie, c'est toujours la faute à lui. Ma méthode ? Mais c'est le « fagotage », dont parle Montaigne, rien d'autre. Mes tentatives de théâtre ? Mais ce ne sont qu'essais, exercitations, exercices aussi avec des citations. C'est la manière dont ces citations tiennent ensemble qui m'appartient ; c'est ça, la forme, leur forme, leur mise en une forme (mise en scène). Ovide me renvoie à Montaigne, mais c'est Montaigne qui invite Ovide : « Le premier goût que j'eus aux livres, il me vint du plaisir des fables de la Métamorphose d'Ovide. » Montaigne cite Ovide soixante-treize fois. Il détient une autre clé de la métamorphose : se voir évoluer, « reconnaître le train de (ses) mutations ».

— Oui, se regarder changer ; c'est quelque chose dont je n'avais pas conscience en commençant. Revenir sur sa forme propre et

---

5. Allusion à quatre spectacles réalisés avec Jean Jourdheuil *Le Rocher, la lande, la librairie*, d'après Montaigne (1982-83) ; *Cervantès-Intermèdes* (1983-84) et *Shakespeare-les Sonnets* (1989-90), *Lucrèce De la nature des choses* (1990-91).

se poser en même temps la question de savoir ce que c'est que changer. Regarde Montaigne : il s'écrit en train de changer. Le train de mes mutations, c'est le passage d'un spectacle à l'autre, l'exercice égotiste de se raconter en train de changer, la recherche de sa forme propre. Il faudra revenir là-dessus.

— Et, inversement, cette curiosité chez Montaigne pour l'hérédité, ce par quoi on ne change pas, en quelque sorte ; il y pense parce qu'il a hérité de son père la maladie de la pierre, et ce qu'il en tire, c'est toute une rêverie biologique : « Quel monstre est-ce, que cette goutte de semence de quoi nous sommes produits porte en soi les impressions, non de la forme corporelle seulement, mais des pensements et des inclinations de nos pères ? Cette goutte d'eau, où loge-t-elle ce nombre infini de formes ? » (*ibid.*, 741). Il faut imaginer Montaigne biologiste du développement.

— En tout cas, on sait qui il lirait aujourd'hui.

Montaigne. Une passion héritée, par-dessus le marché. Lien avec ce qui précède. Dois-je insister ici ou non sur ce que je lui dois ? Outre la manie du doute hyperbolique (je le tiens de Montaigne plus que du Descartes de la *Première Méditation*, remarque pédante). Mon scepticisme aussi. Je ne crois pas aux idées qui sont toutes fixes. Mais le mouvement de pensée (ou de penser) quel plaisir, comparable à celui de bouger ou de respirer. J'aime surtout comme Montaigne a mis en doute les pensées de son temps.

Montaigne (*Philippe Clévenot*) : c'est mettre ses conjectures à bien haut prix que de faire cuire un homme tout vif.

Ses conjectures ! Tout est dit. Vois comme il dénonce d'avance la tyrannie de l'opinion. C'est Élie Faure qui le remarque : nous lisons encore Montaigne alors que personne ne croit plus ce que croyaient ses contemporains[6]. Montaigne, selon Faure, ne serait pas une préface à l'esprit européen, mais « le commencement de la fin de l'illusion occidentale en laissant à l'individu décidément émancipé de ce même pessimisme, la seule ressource de le vaincre avec ses propres armes pour parvenir à vivre au milieu des ruines de cette illusion » ?

— Les ruines d'une illusion. Qui dit mieux ?

---

6. Montaigne le sait bien : « Combien de choses nous servaient hier d'articles de foi, qui nous sont fables aujourd'hui ? » (I, XXVII, p. 181).

20 JUILLET 2002

À propos de forme, la citation de Montaigne que je ne retrouvais pas : « Il n'est personne, s'il écoute, qui ne découvre en soi une forme sienne, une forme maîtresse, qui lutte contre l'institution et contre la tempête des passions qui lui sont contraires. » C'est cette forme mienne que je chercherais d'œuvrettes en œuvrettes ? Émouvant. Faire quelque chose qui vous ressemble, est-ce si important ? Au bout du compte, et dans le meilleur des cas, oui, vous ressemblerez à ce que vous avez fait. Rapport de cette forme avec l'Hymne, le chant personnel ? (Creuser tout cela.) Se connaître soi-même, question toujours ouverte, même si, comme moi, on ne se connaît que trop.

On me fait sourire quand on nous rebat les oreilles avec la perte des grands récits dans nos ténèbres postmodernes. Et l'évolution, c'est quoi ? Excuse-moi d'y revenir. Tous les matins, on y va de notre récit de nos commencements ; tous les matins, on se découvre un nouvel ancêtre. Donc Ovide ne nous étonne pas quand il reprend les choses au chaos initial. Le chaos ; moi, c'est un mot que j'aime bien et que je trouvais prometteur, mais Alain s'en débarrassait toujours d'un revers de la main. Je revenais à la charge. En vain. Il me répondait toujours par les mêmes mots, ceux de notre poète : « amas en un même tout ». On dérivait, parlait d'autre chose, on rêvassait par exemple sur la métamorphose comme échec du déterminisme. On aimait bien les métamorphoses parce qu'elles mettent du désordre dans les affaires de la nature. Et nous nous disions qu'une science qui en a fini avec le déterminisme est plus à même de comprendre la poésie d'Ovide.

— Et le chaos ? J'aurais aimé être chaoticien, rien que pour le mot.

— Profession ?

— Chaoticien.

21 JUILLET 2002

Je laisse à regret pour l'instant le chaos de côté. Je cite Maréchaux : « Les théologiens du Moyen Âge ne s'y sont pas trompés, qui voyaient en lui une *Bible des poètes*. Tout est dit, tout est écrit pour qui sait lire les *Métamorphoses* : l'œuvre est une encyclopédie du vivant, une géographie universelle, un atlas de l'esprit humain, un kaléidoscope de paysages intérieurs, une histoire de l'humanité, une enfance des systèmes de pensée, une épiphanie des mystères, une théologie cachée, etc. »

Un livre comme celui d'Ovide se substitue au monde. Plutôt que d'aller chercher dans la réalité, dans le monde la nourriture de l'art (théâtre), travailler à partir d'un texte encyclopédique, un texte qui à lui seul est tout un monde, et déjà un monde artificiel. Maréchaux parle d'encyclopédie du vivant, c'est bien. Une œuvre qui ne fait pas concurrence à l'état civil, comme celle de Balzac, mais à la Nature, purement et simplement. Les *Métamorphoses*, une histoire naturelle.

Rien à voir : cette phrase obsédante, cette nuit, dans un rêve : le Diable gît dans le bétail.

22 JUILLET 2002

Ainsi, Montaigne revient, comme toujours : la bibliothèque (la librairie) à la place du monde. Increvable borgésisme aussi. L'intérêt que je devrais avoir pour le monde ou la vie se déplace vers un livre. Ainsi, j'aime les œuvres qui remplacent le monde et en dispensent. J'ai un rapport difficile avec (ou à) la réalité ; j'essaie toujours d'être dispensé de réalité comme j'étais dispensé de gymnastique au lycée. J'ai toujours tâché de mettre des mots entre le monde et moi. Cela donne un art livresque, et alors ? Moi-même, ne suis-je pas de part en part livresque ? « J'ai passé ma vie à lire et à analyser, à écrire (ou à m'essayer à écrire) et à jouir de l'écrit. » (J. L. Borges, *L'Art de poésie*, p. 7). Je ne suis pas écrivain même si je me suis un peu essayé à écrire, avec, à ce qu'il semble, des résultats moindres que Borges, mais je suis livresque, ça oui. La vie, la réalité brutale, brute, ne me dit pas grand-chose. Il me faut des intercesseurs, certaines œuvres. Une infirmité sans doute, mais qu'y puis-je désormais ? La réalité est trop compacte, trop lisse : je ne sais par où l'aborder. Je glisse dessus. Stratégie sournoise, je le sais, un art de l'esquive, et alors ? Un livre est toujours plus léger que la vie. Ça filtre bien.

— C'est quoi cliniquement, cette pathologie?
— Je n'en sais rien. Continuons.

Montaigne fait donc le présent d'Ovide (amphibologique). Il le cite dès le chapitre 2, « De la tristesse », du premier livre ; on y voit Niobé pétrifiée de douleur. Au passage, il n'est pas indifférent de remarquer que Montaigne s'en prend d'entrée de jeu à la passion triste qui habille la sagesse, la vertu, la conscience. Ce n'est pas un mauvais début. Derrière la sagesse, la vertu, la conscience se cache la tristesse. Mais il est surtout notable que Montaigne attaque son œuvre par l'effet de stupeur qu'un événement violent peut causer sur l'homme. Ce qui le met au cœur de la question de la métamorphose, ce qui se passe quand on est arrivé à un point de rupture (de douleur, par exemple), à une limite, et qu'il faut passer de l'autre côté. Voir ce que dit Lacan là-dessus, fin commentateur d'Ovide[7].

Ovide, dans mon histoire théâtrale personnelle, c'est le corollaire de Lucrèce, son complément, son pendant, plus de dix ans après. Lucrèce part de la nature, Ovide de la culture. C'est-à-dire de la mythologie et des fables. Mais c'est quand même aussi une histoire naturelle. Comme le note Italo Calvino, dans les deux cas (Lucrèce et Ovide) la réalité est comme pulvérisée. Voir ce que je disais plus haut sur l'allégement et la légèreté.

23 JUILLET 2002

Le goût d'Ovide m'est revenu plus en le traduisant qu'en le relisant. En rouvrant les *Métamorphoses*, j'ai même cru faire fausse route. Le classique, l'auteur des classes, donc de mon adolescence scolaire, avait le dessus, et l'ennui du lycée avec. Mais je persévérai, me fiant à la première intuition. Depuis que je faisais du théâtre, j'étais persuadé qu'Ovide me ferait un bout de conduite. J'aimais l'homme, car j'aime les dépressifs, mais il est surtout le héros d'une des plus increvables énigmes de l'histoire littéraire et littéraro-politique : on ne connaît toujours pas les motifs de son exil. (Il a vu ce qu'il ne devait pas voir, qu'est-ce que ça veut dire ?) Et cet exil est une métamorphose. Le poète mondain qui réussit dans la capitale, on le change en exilé qui en arrive presque à perdre son latin — pathétique, il devient poète gète, la pire métamorphose, celle d'un Romain en barbare —, mais dont la plainte nous parvient du fond des siècles. Vive l'élégie. Ce soir, c'est étonnant, si longtemps après que le poète a disparu, je suis

---

7. Cf. J. Lacan, *Le Séminaire, Livre VII. L'éthique de la psychanalyse.*

là, bêtement attendri devant mon clavier, à plaindre encore cet homme. Salut l'artiste !

24 JUILLET 2002

Pourquoi Ovide ? Je n'ai pas à prouver l'actualité d'un chef-d'œuvre intemporel. C'est plutôt le contraire que je chercherais : un écho du présent dans le passé, une incandescence, notre présent qui est incandescent dans ce passé tenu pour mort. Une lueur, un leurre, peut-être. Il faudrait retrouver ici l'esprit de Walter Benjamin. La question n'est pas celle de l'actualité d'un texte, mais celle d'un passé citable, encore vif, c'est-à-dire d'un présent qui va se faire voir (se donner à voir) dans ce passé-là. Difficile. Ce que je dis là devrait m'obliger à m'expliquer sur mes processus de distanciation personnels ; passer d'une parole familière de maintenant à une citation d'un texte vieux de deux mille ans, et retour. Ce que j'appelle, l'effet « Tigres d'Arménie », toujours eux. D'un texte de fiction (poétique) passer à une bribe de discours scientifique, comme si de rien n'était, et inversement. Jouer avec l'ancien et le contemporain, le vrai et le fictif, le noble et le familier, le philosophique et le trivial (ah ! le trivial), tout mettre sur le même plan sans hiérarchie, ça, c'est de la distanciation.

26 JUILLET 2002

Ovide : sa plainte me plaît. Cela n'apparaîtra pas dans ce premier spectacle, plutôt dans le second (*Une chimère en...*) sur la plage de Costanţa, la Tomes actuelle, en Roumanie, son lieu d'exil. J'ai beau dire, j'aime les gens qui se plaignent.

Mais il faut commencer, commencer encore, commencer toujours. Je n'en suis qu'au chaos, et il faut aller du chaos à l'homme, le vrai chemin. Et on ne peut que tomber sur le poème de l'âge de fer. Question : la violence et sa représentation ; comment une société se représente sa propre violence. Se la représente ou se la présente ? Que peut le théâtre dans cette affaire ? Il ne peut pas lutter avec la violence en temps réel, en direct. Faut-il tenter de la montrer comme notre époque le veut (effet Sarah Kane) ou la passer par les mots comme on passe par les armes. Par exemple raconter des histoires horribles, mais avec une certaine complaisance. Réfléchissez là-dessus. *Ut pictura theatrum,* one more time.

27 JUILLET 2002

Écrire un grimoire, comme Mallarmé, bien sûr. Indéchiffrable, voire. En tout cas un grimoire à ne pas lire continûment. À prendre et à laisser.

> Car j'installe, par la science,
> L'hymne des cœurs spirituels
> En l'œuvre de ma patience
> Atlas, herbiers et rituels. (Mallarmé, *Prose.*)

Oui, faire un herbier. Mes citations.

29 JUILLET 2002

Retour à la case départ, aux rapports entre science et art. Je vais être simple et sincère là-dessus. J'attends de la science qu'elle flanque des baffes aux littéraires. J'en attends des vexations contre l'esprit, contre la crédulité, contre l'extravagance des constructions idéologiques et spirituelles, contre ceux qui se paient de mots. C'est ainsi que la *Biologie des passions* me plut. Tout ce qui ramène la pensée à la matière et qui casse certaines représentations communes du réel. Tout ce qui pense contre Dieu et les prêtres, contre cette mauvaise poésie (pas toujours mauvaise, c'est vrai) de la pensée religieuse. Qu'on appelle un chat un chat et une fable une fable. Qu'on me demande de croire en la Genèse, voilà qui offusque aussitôt en moi la part la plus vive et réactive de mon cerveau (de ma pensée) ; mais quand le poète Ovide me raconte ses histoires à dormir debout, sans rien me demander, voilà qui m'excite l'esprit. Pourquoi ? Parce que c'est un discours sans présomption. On n'a jamais brûlé personne au nom d'Ovide. On ne peut pas en dire autant des théologiens et de certains philosophes. Ovide ne meut ou n'émeut que ceux qui le veulent bien (je ne parle pas des écoliers du temps jadis). Le mythe n'a d'autre autorité que d'être racontable. Cela résume un peu sèchement la pensée de

Paul Veyne[8]. Que l'on puisse raconter un mythe suffit à lui conférer son autorité ; c'est racontable, ça se raconte, donc ce ne peut être complètement inepte. C'est la réception (celui qui reçoit) qui confère l'autorité à la chose racontée.

30 JUILLET 2002

À utiliser : « Une soif ardente s'empara littéralement de moi ; depuis lors, je ne me suis en fait plus occupé de rien d'autre que de physiologie, de médecine et de sciences naturelles » (*Ecce Homo*, « Pourquoi j'écris de si bons livres », *Humain trop humain*, § 3).

Ce serait quelque chose comme : pourquoi je fais de si bons spectacles ? Parce que je me suis préoccupé de biologie. Le corps à la place de la psychologie. Une vexation à l'égard de la plus grande partie de la littérature dramatique. Là où vous voyez de l'âme, je ne vois que du corps. Pourquoi il s'est agi des passions, ce n'est pas un hasard. Pour rester nietzschéen, tout spectacle est le monument commémoratif d'une crise. Mais qui ne dure pas, le monument, pas la crise. Pas de concrétion ; une poésie, mais volatile (pas de la *Dichtung*). Peut-être une médication plus qu'un monument. Ou une manière de s'inoculer le mal. Penser la technique m'intéresse.

31 JUILLET 2002

Je réponds à un journaliste : « Je ne remplis pas un programme ; il n'y a pas de nécessité pour moi, de nécessité culturelle, d'urgence intellectuelle pour que j'intéresse le théâtre à la biologie. Inutile de dire que ce n'est pas non plus pour occuper un créneau oublié par la concurrence. Je ne peux que vous raconter comment je suis tombé dedans, comment c'est arrivé. Comment j'en suis venu à rêver à un *Traité des passions*, que ces passions m'ont conduit à la *Biologie des passions* que grâce à JDV, le vivant est venu occuper le théâtre (au fait, on dit spectacle vivant) que je tente de faire. Et là, cela se bricole, se tricote. Bricolage et tricotage sont les deux... Le vivant oblige à revenir à la question de l'artificiel (l'IA, Turing, etc.), ainsi de suite jusqu'à ce *Traité des formes* dont

---

8. Paul Veyne, *Les Grecs ont-ils cru à leurs mythes ?*, Paris, Seuil, 1983.

notre génisse et ce pythagoricien sont les deux premiers héros... J'avais envie de citer Nietzsche pour vous répondre : "Une soif ardente s'empara littéralement de moi ; depuis lors, je ne me suis en fait plus occupé de rien d'autre que de physiologie, de médecine et de sciences naturelles" (*Ecce Homo*, "Pourquoi j'écris de si bons livres", *Humain trop humain,* § 3). Du coup, cela m'obligeait à intituler un chapitre : "Pourquoi je fais de si bons spectacles" ; mais j'ai promis d'arrêter le pastiche. »

Sérieusement : ce qui m'intrigue vraiment dans la science, ce n'est pas la science qui m'est interdite, mais la curiosité pour la manière dont un cerveau scientifique fonctionne ; comment il manœuvre, comment il pense, façon qui m'est évidemment très étrangère. Voyez là le goût pour une *forme* de pensée. D'où aussi ma fascination pour Turing, et mes années Turing. Un jeu : la science pense-t-elle ? Je répondrai par une autre question : Alan Turing pense-t-il ? Pour l'avoir quelque peu fréquenté, j'ose répondre par l'affirmative, même si je ne puis vraiment argumenter. Sais-je, moi l'interdit de science, ce que c'est que l'indécidabilité ? Bien sûr que non, de là la frustration, et ça rend méchant, la frustration.

On n'en sortira pas. Je fais un rêve plus simple, ce pourrait être une fable, un petit roman à écrire, une pièce à faire : Alan Turing, bourré d'hormones femelles par sa castration chimique, donc en pleine métamorphose (le côté jeune Tirésias du personnage).

Oui, il tombe sur les *Métamorphoses* d'Ovide dans la traduction (anglaise mais du XVIe siècle) de sir Golding. Qu'en fait-il ? Imaginons. Si, au lieu de tomber sur Tolstoï à la fin de sa vie, si au lieu d'essayer d'écrire des nouvelles à la Forster, il avait découvert la question des langues naturelles en se confrontant à la poésie d'Ovide...

(*Inachevé, forcément.*)

3 AOÛT 2002

Journal, cahier, infime, informe. Infirme ?

La science, encore une fois. Après avoir réfléchi *more theatrico* à Faust, Turing, Bernard ou Prusiner, au vivant et à l'artificiel, je doute de l'existence de ce fameux désir de savoir qui animerait l'homme de science. Désir de savoir ou besoin de vérité, comme on voudra. Et si c'était davantage la curiosité du nouveau qui l'excitait ? L'homme de science serait ainsi un artiste. La passion du nouveau vaut bien celle de la vérité.

— Ça ne veut pas dire grand-chose.
— C'est vrai et ce n'est pas nouveau.
— Reprenons.

Été 2002

JOURNAL INFIME

8 JUILLET 2002

Tout sauf Cottard

Hier soir, un peu trop bu, Jean-François m'interroge : « Pourquoi écris-tu ? » En effet, après six livres, cinq trop difficiles et un trop facile, on peut admettre que la question se pose. À quoi bon insister ? D'où vient cette manie ? Je pense au grand dadais qui, à la résolution des équations différentielles, préférait la lecture de *La Recherche*, pas le journal, mais celle du temps perdu ; un premier pas de côté esquissé aux interclasses. Pourquoi cette manie du pas de côté vers le littéraire ? Un commencement de réponse serait que cette première lecture et les relectures qui suivirent ne cessèrent de me conforter dans une préférence pour certains caractères décalés. Pas la Verdurin dont la sûreté de goût dans le choix des ornements humains de son salon annonçait déjà la princesse de Guermantes, un plan de vie dessiné comme un plan de carrière. Pas Vinteuil ou Elstir, trop évidemment au-dessus du lot. Non, c'est du côté de Saint-Loup, Odette de Crécy ou, pourquoi pas ?, Swann qu'il eût fallu aller chercher. À défaut d'une réussite non usurpée que seul le génie permet ou justifie, Vinteuil ou Elstir justement, un ratage élégant. Bref, tout sauf Cottard.

Voilà qui claque comme un mot d'ordre. Pauvre Cottard ! Je n'ai plus le texte en mémoire et, étant en voyage, *La Recherche* n'est pas à portée de main, mais il me reste l'image d'un homme un peu bourru, excellent médecin, assez profondément inculte ; le pur produit de cette dichotomie positive, imposée par le système scolaire, entre scientifiques et littéraires. Entendons-nous bien, il ne s'agit pas ici d'un plaidoyer pour la sauvegarde du médecin cultivé ou de geindre sur la perte de l'honnête homme compétent sur le beau, le bien, le vrai — de tels caractères existent toujours —, mais d'interroger la pertinence ou même la réalité de cette séparation. À défaut d'être tout, on voudra toujours simplifier. Là réside la force des choix dichotomiques : sciences/lettres (ou arts), homme/femme, cerveau droit/cerveau gauche. Sommes-nous donc tenus de vivre comme des unijambistes ? Et devons-nous accepter cette injonction de la logique comme une loi de la nature ou, pire encore, de la pensée ?

10 JUILLET 2002

La science pense

« Mon cerveau sait ce que je pense, mais je ne sais pas ce que pense mon cerveau. » Encore moins comment il pense. Soyons clairs, personne ne sait comment pense le cerveau, ni ce qu'est la part du cerveau dans ce qu'on appelle communément penser. Je me suis suffisamment échiné sur ce thème dans *Machine-Esprit* sans remettre le couvert. Ce qui me semble acquis, c'est que la dichotomie déjà évoquée transmise par un système scolaire qui non seulement hiérarchise les sciences — Auguste Comte —, mais sépare la science de la philosophie — que pèse là la littérature ? — ne peut pas rendre compte de « comment je pense ». Là, il s'agit bien du sujet scientifique puisque l'interrogation serait sans objet ou différente, si j'étais « homme de lettres » et non « de science ». La véritable question sera donc : comment un scientifique pense-t-il ? On admettra facilement que la pensée du littéraire n'est pas logique, pas totalement en tout cas. Pense-t-il d'ailleurs ? Bonne question. Pour la science, la biologie en particulier qui a une trouille bleue de tout ce qui n'est pas de l'ordre de l'observable, du quantifiable ou du calculable (le cadavre vitaliste est toujours dans le placard), il est admis que l'esprit logique gouverne sans partage. Pourtant, au-delà de la dichotomie art/science, la question se pose : existe-t-il dans la pensée scientifique un irréductible qui se rattache à l'autre moitié du ciel, un irréductible qui passerait le plus souvent inaperçu, mais sans lequel la science ne penserait pas, serait pure logique et pure technique ? Or nous prétendons que la science pense. Prologue : tant pis pour toi, Heidegger !

Cela peut étonner qu'un scientifique écrive. Il est même des pays où écrire est mal vu. En Allemagne, par exemple, un scientifique qui écrit est, à tout le moins, et sous bénéfice d'inventaire, suspect de médiocrité. Ou alors présénile. Reconnaissons aux Français, pas tous, il en existe aussi d'étroits, qu'ils sont plus tolérants.

Notons que la disparition de l'écrit, au quotidien, est un phénomène assez récent. Si on examine les cahiers d'expériences de Claude Bernard, on sera frappé par les nombreuses notes qui dépassent la sécheresse du compte rendu expérimental et qui sont reprises, pour une part, dans *Cahier de notes*. Il s'agit d'interprétations, d'idées sur ce qu'il faudrait faire, de réflexions philosophiques, d'incises polémiques parfois très méchantes. Aujourd'hui les cahiers de laboratoire sont essentiellement des protocoles, des sorties d'imprimante et des photos sans autre indication. La religion du fait brut qui seul a droit d'exister, de subsister. Tout le travail caché, subjectif, s'accomplit par oral avec les collègues. Le discours interne, la réflexion personnelle, la trace de ses essais et de ses erreurs, sont perdus. Or ce travail par la relecture immédiate ou différée, la lecture s'il s'agit d'autrui, qu'il autorise, conserve le cheminement de la pensée, permet d'explorer des voies laissées de côté et de converser avec l'auteur, soi-même ou un collègue, pas forcément contemporain. Conversation entre amis, dirait Jean-François. Il peut fournir l'aliment d'intuitions véritablement novatrices, celles qui échapperaient au seul travail de la logique au débotté de l'expérience, ce que Bernard désigne pour lui-même quand il déclare : « Je représente la part d'invention » ou encore « Je me suis jeté à travers champs ».

Notre nouvelle façon, moderne, de travailler sans prendre de notes et sans continuer ce travail chez nous, le soir, se reflète assez bien dans la structure des revues scientifiques. En effet, s'il en existe encore qui autorisent un certain jeu (au sens du jeu dans les rouages), la plupart d'entre elles réclament que le texte reste au plus proche de l'expérience, sans digression ou spéculation, les faits, rien que les faits et la comparaison des faits, ceux des expériences présentées et ceux de la littérature scientifique avoisinante.

Écrire de façon parallèle, c'est donc introduire, dans une activité structurée autour de la collecte urgente des faits, ce lent travail souterrain qui peut, avec la chance — celle qui fait surgir des correspondances —, conduire à des vues nouvelles. Ce n'est pas du temps perdu, c'est réinvestir la durée, se redonner du temps, le temps retrouvé. La liberté aussi. La part du rêve dans la science.

11 JUILLET 2002 (LE MATIN)

Écrire

Je relis mes notes pour remarquer que je n'ai peut-être pas assez insisté sur le fait qu'il existe une littérature scientifique. Que le terme même de littérature ne désigne pas seulement l'activité poétique ou romanesque. Dans le désordre et au fil du retour en mémoire, Waddington, His, Haeckel, Darwin, Spemann, Lamarck, se sont exprimés au cours de longues monographies riches en digressions. Des chercheurs contemporains n'hésitent pas non plus à le faire, même si cela ne correspond plus à la forme normale de la publication. L'essai passe toujours en douce, en force si l'argument est d'autorité. Certains en ont acquis le droit, ou se le sont donné. Ce n'est cependant pas faire preuve de nostalgie, il ne manquerait plus que ça, que de dire que nous sommes devenus prisonniers, à un degré inégalé, du : « un résultat, une idée, un article ». L'article sera court, si possible, pour être envoyé aux journaux les plus cotés où son intérêt sera évalué par quelques jeunes ignares qui n'ont pas eu le temps, toujours lui, ni le courage, surtout lui, de poursuivre dans un métier trop au-dessus de leurs petites forces.

Ces journaux pratiquant le tri éditorial des travaux qui seront, cette épreuve une fois surmontée par une minorité d'entre eux, effectivement soumis à la critique des pairs, collent ainsi aux idées les plus répandues ou à la mode, développées par quelques figures éminentes qui contrôlent de fait, directement ou non, ce qui doit et, surtout, ne doit pas être publié. La ligne est ainsi donnée à tous ceux qui veulent œuvrer dans le même sens, le bon évidemment, avec récompenses à l'appui. La science étant aussi une structure courtisane, tout concourt à favoriser une politique aguicheuse et conservatrice, celle de tabloïdes souvent prestigieux qui sont à la littérature scientifique ce que les romans Harlequin sont aux *Mémoires* de Saint-Simon.

La littérature scientifique, celle qui est sérieuse, ne se nourrit pas uniquement des expériences du laboratoire ou des lectures contemporaines. Elle comprend que les faits les plus récents ne rendent pas obsolètes les observations ou réflexions anciennes. Si le dernier mot de la science contenait tout son passé, il en contiendrait aussi tout le futur comme la graine d'une plante est à la fois le passé et l'avenir de la plante, sans surprise sur sa forme. Fin de l'histoire. Les grands anciens nous ont laissé des livres, on peut y apprendre des faits et y trouver le combustible de sa propre réflexion, voire y trouver des points de vue, au sens littéral. Nourrir ainsi son intuition, c'est se donner la chance de créer la surprise.

Bref, cette littérature scientifique passée et présente, celle qui échappe, *via* le livre ou l'essai, au calibrage, à la façon des pommes, autorise une part de risque. C'est aussi par cet aspect qu'elle s'apparente à la littérature au sens commun du terme ; Leiris, toujours l'histoire de la corne du taureau, ou plutôt de son ombre. Il n'y a que dans cette prise de risque que peuvent se trouver des rapports nouveaux qui auraient échappé à une écriture condensée et présentée comme un moment, le moment le plus avancé, de la vérité. Le livre, avec ses ajustements progressifs, son exploration de domaines éloignés, est propice à des rencontres inattendues et fécondes. Il restitue un peu de ce qui est perdu des discussions quotidiennes, des lectures dispersées ou, plus fréquemment, de ce discours entre soi et soi que l'on peut se tenir dans des périodes de rêverie, le jour, et souvent la nuit quand les yeux sont rivés au plafond. Évidemment, il y a là relâchement de la rigueur, mais, si on veut bien, d'une part le reconnaître, et d'autre part accepter que la science est un discours du doute, pas un énoncé de vérités, alors le mal sera limité.

N'en déplaise à Cuvier, les rêveries de Geoffroy Saint-Hilaire sur l'équivalence entre la segmentation du tégument chez les arthropodes et la suite des vertèbres chez les vertébrés ou sur l'inversion dorso-ventrale de la structure nerveuse entre les deux embranchements, si elles manquaient de rigueur, ne manquaient pas de vision, d'intuition surtout. Tout le monde n'est pas Geoffroy, dira-t-on. Certes, mais tout le monde n'est pas non plus Cuvier. Demandez à Lamarck ce qu'il en pense.

On pourrait d'ailleurs argumenter que c'est peut-être dans ce relâchement de la rigueur, tant décrié par la censure puritaine, que se joue la capacité d'invention, dans cette zone d'ombre qui n'est plus tout à fait dans la continuité logique de ce que nous considérons comme un fait établi, une vérité scientifique et qui n'est pas, non plus, une pure invention romanesque. Bref, il s'agit d'explorer cette zone encore mal définie qui devra, pour reprendre une métaphore bergsonienne, se condenser pour devenir véritablement scientifique. Cette zone, appelons-la territoire de l'intuition, est, je l'admettrai volontiers, extrêmement dangereuse. Effectivement, tout le monde n'est pas Geoffroy parce que tout le monde n'a pas la culture scientifique de Geoffroy, celle d'un homme qui, pour reprendre les termes mêmes de Bernard, a « vieilli dans la pratique expérimentale ». Les intuitions justes viennent à ceux qui ont une longue et quotidienne pratique de la science, « ont été trompés mille fois » et qui, par cet entraînement à réfléchir sur leur objet — l'écriture sert aussi cette réflexion —, ont acquis une forme de connaissance que l'on pourra qualifier de sens biologique. Il en est de même, évidemment, pour les disciplines autres que la biologie. Jean-François parlerait de tact.

De là à conclure qu'écrire, c'est travailler, il n'y a qu'un pas. Alors ne demandez pas où certains trouvent le temps d'écrire, ils ne trouvent pas le temps d'écrire, ils travaillent.

11 JUILLET 2002 (LE SOIR)

D'Arcy Thompson

L'écrit n'est pas autiste, il est aussi une façon de converser avec les autres. En 1975, alors que je m'exerçais, dans le département de chimie du MIT, à la séquence d'un fragment d'ARN messager — j'y reviendrai peut-être car c'est une histoire de forme —, je suis tombé sur l'édition abrégée de *On Growth and Form* de D'Arcy Thompson. Cette première lecture ardue, je m'intéressais peu à la morphogenèse (c'est ce que je croyais en tout cas), fut sans doute, pour le « moléculariste » que j'étais, chimiste du vivant plutôt que biologiste, la première indication d'un problème sur le statut de la biologie, sa place par rapport aux autres disciplines. D'Arcy Thompson ne fait pas mystère, en effet, de son but de faire entrer les sciences de la vie dans l'âge positif en les mathématisant, position qui me serait sans doute parue naturelle sans le côté par trop militant, donc suspect, de l'argumentation. Ce point de vue physicaliste considère le vivant comme une matière molle dont la forme se développe sous l'action de forces physiques : tensions de surface, adhésion, viscosité, etc. Idée suffisamment séduisante, à l'époque, pour que, quelques années plus tard, ayant relu D'Arcy Thompson plusieurs fois, en particulier en 1985 alors qu'en année sabbatique à New York je préparais le premier jet des *Stratégies de l'embryon*, je réinterprète des données sur la différenciation de la cellule nerveuse, sa polarité, en termes de propriétés physiques différentes des deux types de prolongements neuronaux, dendrites et axones. Dans un article publié en 1989, nous proposons que les dendrites combattent la tension de surface en augmentant leur adhésion au substrat, alors que la stratégie des axones reposerait sur un accroissement de viscosité, le tout avec référence explicite à D'Arcy Thompson. Sourires amusés de certains collègues. Mais ce n'était pas une coquetterie, et je récidivai en 1995, cette fois, en essayant de traduire ces forces physiques en termes moléculaires.

C'est en écrivant *Les Stratégies de l'embryon*, en 1985 donc, que la relecture de D'Arcy Thompson me lança sur la piste de deux scientifiques qui sont restés membres permanents de mon panthéon personnel : Claude Bernard et Gawin de Beer. Gawin de Beer, non pas parce qu'il est cité par D'Arcy Thompson, mais parce qu'il s'intéresse chez D'Arcy Thompson au dernier chapitre de *On Growth and Form*, celui de la méthode des coordonnées, pour proposer qu'il préfigure le concept de gène de développement comme agent non seulement du développement, mais aussi de l'évolution, annonce donc de cette discipline dite « Evo-Devo ». Qu'on relise *Embryos and Ancestors*, livre clé de Gawin de Beer, hélas jamais traduit en français ; ce n'est pourtant pas faute de l'avoir suggéré.

Quant à Claude Bernard, il est spécifiquement cité par D'Arcy Thompson comme celui qui aurait fait la moitié du chemin (en donnant un statut positif à la physiologie) pour sortir la biologie de l'ornière métaphysique, D'Arcy Thompson se donnant pour charge de mathématiser la zoologie (et la botanique évidemment), se posant ainsi en nouveau « Newton du brin d'herbe ». Là encore, le lecteur intéressé pourra chercher des compléments d'information dans *Machine-Esprit*. Je reviendrai sur Claude Bernard, comment faire autrement tant son œuvre a nourri ma réflexion de biologiste au cours des douze dernières années.

Exemple simple que je dois à Jean-François quand il me demande de m'expliquer. Si je n'avais pas écrit *Les Stratégies de l'embryon* en 1985 (livre dont les cinq autres découlent) et pris pour cela le temps de m'arrêter, un an seulement, pour lire les réflexions de quelques maîtres sur la biologie du développement (la liste est longue de ceux qui ont suivi de Beer et D'Arcy Thompson dans le panthéon de mes références), jamais je n'aurais tant soit peu compris la nature des questions posées par la recherche dans laquelle je m'étais lancé, tête baissée. Si j'ai pu proposer quelque chose de légèrement nouveau, en fait et je l'ai compris par la suite grâce à *Histoire naturelle de l'esprit (suite & fin)*[1] un développement d'une idée d'Alan Turing, c'est sans doute à la lecture et à l'écriture, indissociablement mêlées, que je le dois.

12 JUILLET 2002

De quel droit ?

Écrire un journal, fût-il infime, c'est, inévitablement, parler de soi. Surtout quand il s'agit de s'expliquer avec la place de l'écriture, du sujet donc, dans l'activité scientifique. Cette outrecuidance n'est acceptable que lorsqu'elle est le fait des savants achevés, je veux dire reconnus, ou plutôt reconnaissables : prix scientifiques internationaux, ornements à la boutonnière, appartenance à des sociétés savantes, positions académiques enviées. J'ai bien l'âge, à mi-chemin entre cinquante et soixante ans, qui confère une certaine respectabilité de l'expérience, mais c'est peu. Je ne prétends cependant pas être rien, juste le minimum de pouvoir institutionnel pour m'assurer, comme aux collègues avec qui je fais ce petit bout de chemin, le niveau de tranquillité nécessaire à notre travail. Désolé, il existe des sujets de la science. Revenons à nos génisses.

14 JUILLET 2002

Genomic Biology. Les machines pensent-elles ?

C'est le titre d'un article de synthèse publié par Roger Brent dans la très prestigieuse revue *Cell*. Cet article m'a été donné au cours d'une réunion informelle organisée par l'anthropologue

---

1. *Turing-machine* (1999) et *Histoire naturelle de l'esprit (suite & fin)* (2000) sont les deux spectacles de J.-F. Peyret consacrés à Alan Turing.

américain Paul Rabinow alors qu'il était professeur invité à l'École normale supérieure. Un des thèmes de l'article est que les moyens modernes d'analyse, par exemple de tous les gènes ou de toutes les protéines exprimés dans une cellule ou un organe, sont tels que l'information ne peut plus être traitée par des chercheurs qui travaillent sur le mode d'évaluation d'hypothèses dit *hypotheses-driven research*. Roger Brent reconnaît que « nous ne sommes pas encore dans la terre promise » et que, il semble s'en affliger, « la plupart des conclusions fortes continueront de venir de l'expérimentation directe » à opposer aux techniques informatiques d'analyse. « Le problème évidemment — c'est Roger Brent qui parle — est que l'expérimentation directe demande des chercheurs brillants qui ont reçu des années de formation en biologie [...]. Il n'existe pas assez de ces chercheurs pour résoudre les problèmes biologiques actuels dans un temps raisonnable. » D'où la nécessité de développer de meilleures techniques qui ne demanderont pas des expérimentateurs trop talentueux.

Je ne suis pas en désaccord, au contraire, avec l'idée que les développements techniques, en particulier ceux de la bio-informatique, seront nécessaires et doivent être favorisés sans pusillanimité. Nul passéisme de ma part dans le choix de ces citations. Ce qui m'intéresse ici est de savoir si ces seules machines pourront produire des résultats véritablement nouveaux. En quelque sorte, je vois dans cette approche une nouvelle mouture de la question posée par Turing : « Les machines pensent-elles ? »

Pour raccrocher cette question à celle de la littérature scientifique, *De l'origine des espèces* ou *La Philosophie zoologique* appartiennent à la littérature scientifique, on pourrait proposer une « expérience par la pensée ». Par la pensée ou même, pourquoi pas ? réelle, si elle est faisable. Un nouveau test de Turing en quelque sorte. Supposons que nous soyons en mesure de rassembler toutes les informations dont disposait un Lamarck ou, plus tard, un Darwin et qu'on les organise en vue d'un traitement bio-informatique. Cela correspond sans doute à une masse importante de données, mais l'argument de Brent, ainsi dénommé par commodité puisque très largement partagé, repose bien sur la nécessité de traiter cette masse d'informations apportées par des techniques nouvelles, aussi appelées techniques à haut débit.

Que peut-on attendre d'une telle expérience qui consiste, à cent cinquante années de distance, à comparer les conclusions qu'un cerveau, par exemple celui de Darwin, fonctionnant dans le travail de l'écriture qui mêle logique et intuition, et les techniques les plus modernes en matière d'informatique, peuvent sortir d'une même masse de données ? Retrouverons-nous la théorie de Darwin, sur laquelle repose presque toute la biologie contemporaine ? Si oui, ce sera assez rassurant à la fois sur les capacités du cerveau humain et sur celles des outils inventés par ce cerveau. Cela signifierait que les deux « machines » ont les mêmes capacités opérationnelles, sans préjuger de l'identité des voies empruntées par le cerveau de Darwin et par nos machines modernes. On peut aussi supposer que les ordinateurs nous donneront la théorie de Darwin, plus d'autres, créant ainsi des lignes de recherche nouvelles. Mais on doit aussi envisager le cas où les ordinateurs ne donneront que des solutions distinctes de la théorie darwinienne de l'évolution. Que faire dans un tel cas ? Proclamer, en l'état actuel de l'évolution des techniques, la suprématie du cerveau humain ou remettre en cause la théorie de l'évolution ?

15 JUILLET 2002

Formes

Il y a deux ans, au cours de l'été 2000, le projet « Métamorphoses », celui dont est né *La Génisse et le Pythagoricien*, m'a été proposé par Jean-François. Je n'avais du texte ovidien que des souvenirs scolaires et confus. Si on ajoute que ce projet s'articule sur d'autres lectures littéraires, scientifiques et philosophiques — prologue/Heidegger —, on conçoit l'ampleur de mon inquiétude. Mais en même temps je savais, par expérience, que ce type de travail apparemment éloigné de celui que je dois fournir, socialement, de par ma profession, m'a toujours fait progresser, non seulement d'une façon générale (le rattrapage de mon retard scolaire), mais aussi dans la manière d'aborder, de côté, mon propre objet de recherche qui est fondamentalement la morphogenèse. Par ailleurs, il y avait là un aliment, une incitation à ressasser de vieilles lubies, Claude Bernard toujours lui, mais aussi Bergson dont la lecture de *L'Évolution créatrice* m'avait troublé, encore tout jeune homme, puis bien plus tard impressionné par sa profondeur quand je tâchai de m'expliquer sur la fascination doublée de méfiance de Claude Bernard pour Auguste Comte. Je n'en ai, en effet, jamais fini avec l'exploration de l'ambivalence de Bernard pour le fondateur de la philosophie positive. Comme si nous étions toujours pris dans ce même effort bernardien d'arracher la physiologie à l'ornière métaphysique sans la laisser verser dans l'autre ornière, celle d'un réductionnisme physicochimique négligeant toute spécificité aux sciences du vivant, d'où l'*Introduction*, aussi vrai qu'un chien mort diffère d'un chien gambadant. Ne pas laisser le vivant échapper du vivant, nutrition et embryogenèse silencieuse, autre voie par où accéder aux formes. Autre raison de me pencher sur les métamorphoses.

16 JUILLET 2002

Élie Faure

D'autres noms sont venus, Élie Faure, à cause de *L'Esprit des formes* dont la relecture s'est révélée décevante par rapport à notre projet, mais aussi à travers un texte que je ne retrouvais pas mais qui, dans mon souvenir, consacrait un chapitre à Lamarck, texte que je m'obstinais à intituler *Les Phares* quant il s'agissait des *Constructeurs*. Sans doute par un glissement vers Nietzsche, auquel Élie Faure, dans ce même livre, consacre aussi un chapitre, ou Baudelaire, mystérieuses correspondances sur lesquelles se sont bâties nos conversations en Dordogne en été, puis dans un hiver qui ne m'a pas laissé que de bons souvenirs. Ailleurs aussi nous avons conversé.

L'introduction d'Élie Faure et son texte sur Lamarck — je viens de retrouver le livre, qui ne nous a donc pas servi — éclairent *a posteriori* à quel point des lectures anciennes, oubliées jusqu'à leur titre, peuvent laisser des traces. Admirable cortex ; écrire, c'est aussi se donner des occasions de retrouver, comme sous le jeu du hasard, ces traces que tu as emmagasinées et qui d'une façon ou d'une autre, parce que leur accumulation, consciente ou non, mais certainement sélective, est l'histoire de l'individu, marquent la façon que cet individu a de penser et, s'il est un savant, de pratiquer la science.

Qu'on en juge sans s'impatienter du lyrisme qui marque le style d'Élie Faure :

« Les religions de l'Inde avaient affirmé tour à tour l'instabilité de la forme et l'éternel cheminement de la force et de la pensée à travers les aspects périssables qui sortent du chaos pour y rentrer, passent incessamment de l'un à l'autre par d'invisibles degrés et vont fournir par la dissolution à la matière universelle de nouveaux éléments de vie et de nouveaux germes de mort. Depuis que les bergers du Pinde avaient surpris dans les grottes et près des sources ou sur la lisière des bois des hommes à jambes de bouc, depuis qu'ils avaient vu dévaler par les prairies en pente des troupeaux de centaures ou poursuivi sur le gazon des jeunes filles qui se changeaient soudain en arbres pour leur échapper, depuis que les marins de l'archipel attendaient les clairs de lune ou les nuits phosphorescentes pour entrevoir, au creux des vagues, des femmes à queue de poisson tendre vers eux leurs seins en soulevant les algues qui leur servaient de chevelure, les poètes grecs et latins n'avaient pas renoncé à magnifier dans la métamorphose la loi centrale de la vie. Hésiode, les tragiques, Lucrèce, Ovide, tous la voyaient passer derrière le voile mobile et nuancé de l'intuition poétique qui précède partout la mise en lumière du fait et le passage dans la science du phénomène rigoureusement observé. »

La science est littérature aussi par le geste qui intègre et transforme les mythes dans un discours rationnel.

23 JUILLET 2002 (RETOUR DE BRETAGNE)

À quoi tu penses ?

C'est l'interrogation, la mienne, chaque fois que j'observe Jean-François aux prises avec un spectacle aux résonances scientifiques. D'où vient cette fascination ? Il faut reconnaître à la science une qualité essentielle : malgré tout ce qu'on peut critiquer concernant son fonctionnement, son conservatisme, la structure sociale courtisane de la Cité scientifique, sa soumission à certains intérêts économiques, elle reste attachée à l'idée de nouveauté. On ne trouvera pas un chercheur, digne de ce nom, pour nier que le but premier de la recherche scientifique est de créer des connaissances nouvelles. Il ne s'agit pas d'un hymne au progrès, puisque la notion de progrès est qualitative, mais d'un engagement contre le conservatisme, la nostalgie, le renfermé ; une ouverture vers le risque, l'aléatoire, l'inconnu, le nouveau, l'expérimental. Bref, le double refus d'un positivisme béat, du type soviétique « la révolution scientifique et technique » (à prononcer en slogan, sans respirer) et un finkielkrautisme aggravé, passéiste et bucolique, « la vache était la part encore aimable de l'homme », merci pour lui, je cite de mémoire.

Je me trompe peut-être, mais il me semble que c'est ce que la science peut avoir de fascinant, être un lieu où, parce qu'il s'y passe encore quelque chose, il y a motif de polémiquer, de se battre. La science est effectivement vivante. C'est ce qui excite et qui fait peur, car le vivant est à la fois mort et création de formes, évolution vers des rivages inconnus, sexué et débordant, se moquant du puritanisme conservateur des mausolées. Ce geste créateur de formes, expérimental en ce qu'on ignore ce qui va survivre au travail avec les acteurs (en répétition, ou à partir de textes jetés autour de la table), est mis en scène par Jean-François. Comment savoir quelle morphologie éphémère, quelle chimère séduisante ou monstrueuse, les deux peut-être, va surgir et si elle va résister ? La structure est vivante et expérimentale, double emprunt fait à la science. Voilà qui tranche avec un théâtre dont la fonction essentielle est de conserver des textes et de les mettre en scène. Combien de *Mouettes* cet hiver ? Ce n'est pas que ça me tourmente, mais on peut quand même s'interroger sur le peu de place, quantitativement parlant, laissé à l'expérimentation au théâtre. Il n'y aurait donc plus rien à inventer ? Qui a décrété la fin du théâtre ?

10 AOÛT 2002

Théâtre

Jean-François : « D'accord, mais le théâtre et la littérature, ça fait deux. Mettons que je commence à comprendre ton rapport à la littérature, mais ce que tu fais ici, dans un théâtre, avec de vrais acteurs, ça veut dire quoi ? »

C'est vrai que, selon une optique de pure efficacité scientifique, j'aurais mieux à faire que de perdre mon temps avec les *Métamorphoses*. D'autant plus qu'à partir de janvier 2002 je me suis pointé à quelques répétions, aux Lilas, puis à Strasbourg. Ce n'est pas la porte à côté et, point de vue TGV, ça traîne. D'un autre côté, c'est aussi mon droit de préférer passer mes loisirs de cette façon. Personne ne s'offusque quand un collègue passe les siens sur une plage à construire des châteaux de sable avec ses moutards. Chacun son château.

Ça, c'est pour la culpabilité ! La question mérite une interrogation. Une réponse, ce serait beaucoup. D'une part s'expliquer sur le théâtre. Ce que j'y cherche. Je ne dis pas « non » au théâtre de répertoire. Quand ce ne serait que pour faire pour des amis plus jeunes ce que d'autres ont fait pour moi, me donner la curiosité de grands textes, voir de grands acteurs. Une soirée chez Racine. Pourquoi pas ? Relire Proust adolescent au théâtre, la Berma. Mais, l'âge venant, je supporte de moins en moins qu'on me lise les textes. Un peu comme de voir au cinéma l'adaptation d'un livre aimé. Lucchini me fatigue à mettre ses pattes partout. Céline, je préfère écouter sa musique tout seul. Je n'ai qu'à pas y aller, à Lucchini. D'ailleurs, je n'y vais pas. J'ai mon idée des textes, ma façon de les lire. Pas touche. Pollution des œuvres comme on pollue la nature.

Pour revenir à la question, on ne peut pas totalement éliminer le côté « rencontre avec Jean-François ». Cette rencontre, organisée par notre ami commun Jean-Didier Vincent, aurait pu être brève, l'affaire d'un instant, ou se survivre sur le mode mondain, creuse. C'est le plus souvent le cas, ce pourquoi, si nous rencontrons beaucoup de gens, nous avons, au bout du compte, peu d'amis. Or cette rencontre s'est prolongée à travers une sorte de collaboration informelle. Disons que quelque chose s'est accroché autour des conversations non pas sur le théâtre ou la science, mais au théâtre et à cause de la science, la biologie surtout. Curiosité réciproque pour deux mondes étranges l'un pour l'autre, mais avec l'intuition de l'existence d'un bord commun.

Définir ce bord. Je ne peux parler que pour moi. La perception que l'intérêt de Jean-François pour la biologie n'était pas simulé. Son interrogation était perceptible : après tout, les connaissances sur le cerveau, pensée/émotions, ne pourraient-elles pas modifier, même marginalement, notre façon de penser ? Dans son cas, de faire du théâtre ? Rencontre donc puisque, à l'inverse, je me demande si la littérature, au sens large, ne peut pas influencer la façon de travailler la science. Rencontre viable dans la mesure où ce qui nous intéresse l'un et l'autre est ce que nous pouvons y gagner pour notre propre boutique. Nous n'avons pas l'intention, lui de devenir biologiste, ou moi metteur en scène. Nous sommes des professionnels, pas des zozos. Intuitivement, nous savons que, dans ce détour, temps perdu pour beaucoup, il y a un gain pour notre commerce.

Définir ce gain. C'est très difficile. Il y a bien sûr toutes les lectures qui me sont devenues obligatoires, du fait de mon trop fameux « retard scolaire » (voir plus haut). Car, s'il n'était pas question pour Jean-François de venir s'installer au laboratoire, il fallait bien que, moi, je me rende sur son théâtre, ne serait-ce que par le biais de l'écriture. J'ai donc lu ou relu. Dans un but précis, avec attention. Pas seulement des philosophes, Martin Heidegger ou Henri Bergson, mais aussi des savants, Claude Bernard, Jacques Monod, Alan Turing. Curieux comme toute relecture est une lecture neuve. À la mesure des changements qui se sont opérés dans le lecteur, le sujet, ici sujet de la science.

Mais, insensiblement, je me suis mis à lire la science, les travaux scientifiques modernes, de façon un peu différente. Pour notre recherche de laboratoire, pour le contenu des cours, DEA de neuropharmacologie, DEA de sciences cognitives, mais aussi pour ce qui pourrait concerner notre propos théâtral : le rapport mouvant entre l'homme et l'animal. Biais léger, façon de tordre le bâton, qui donne un regard décalé, comme extérieur, donc plus vrai (Céline ?). Ne plus simplement chercher des informations pour aller plus vite que le voisin mais établir un rapport plus distancié avec le quotidien, plus rapproché avec la véritable compréhension. Ma propre compréhension de sujet de la science, par où on revient à la littérature. En clair, le théâtre n'était qu'un prétexte pour poursuivre dans mon vice du « pas de côté », ne pas être dedans sans être dehors. Sur le bord, ce bord intérieur, fissure où tout s'invente, tout se joue. Ratage et banco !

Je n'irai pas plus loin, mais je crois que le rapport de Peyret au théâtre relève de la même perversité. Même dans le ratage, l'inventivité se perçoit. Expérience, expérience, expérience ! Après Jean-François, il est difficile de ne pas trouver le théâtre, l'autre théâtre, ennuyeux. Il n'y a pas de pensée sans risque.

14 AOÛT 2002

Visite au musée

Plein été. Personne au laboratoire ; pour un peu j'aurais le temps de m'ennuyer, danger. Nous décidons d'aller au musée des Arts et Métiers. Esprit des Lumières, es-tu là ? C'est beau, tous ces objets, et j'aimerais savoir comment ça marche. J'interroge l'interactif. De nouveau l'ennui. Mon regard reste esthétisant. Je ne suis ému que par une date, celle de l'échec du premier aéroplane, 1893. Une immense chauve-souris suspendue dans le hall d'honneur. Mimer la nature, premier geste puéril de l'inventeur, évocation de Léonard. N'empêche, quatre-vingts ans plus tard, le premier homme marche sur la lune. Et hop ! Vertige, obstination d'*Homo sapiens*. Comment ne pas aimer la science ?

Reste que partout se perçoit la force du mécanisme. C'est bien là qu'est logé l'esprit des Lumières, dans un mécanisme. Redoutable efficacité du mécanisme : ça marche ! Ça marche, mais ça ne me trouble pas, comment cela pourrait-il ne pas marcher, c'était écrit dans les instructions. Ce qui me trouble, c'est quand ça déraille. Imprévisible, du nouveau apparaît qui n'était pas dans le plan de l'automate. Définitions déchirées du vivant entre le certain et l'imprévisible, l'assurance et le risque. Apollon contre Dionysos ? Trop dichotomique, Apollon séduit par Dionysos. Prière de ne pas noyer les petits.

Ce débat entre Apollon et Dionysos, finalement, n'est-il pas au centre de notre *Génisse* ? Sciences cognitives au sens de Turing, celui des machines qui pensent, contre sciences cognitives au sens du vivant qui se construit et se détruit dans un même mouvement de vie et de mort, qui s'adapte par ce même mouvement ? Claude Bernard ou l'autre Turing ? Le Turing de la fin, morphogenèse et métamorphose en Blanche-Neige. La pomme était empoisonnée. La faute à Newton ? Aux hormones ? Comment choisir ? Je ne veux pas choisir. Je ne peux pas choisir. Je prends tout.

Été 2001

CAHIER INFORME

5 AOÛT 2001

Au commencement, à la fin aussi, il y a la forme, les formes et leurs changements. J'ai le projet de dire comment les formes changent dans les corps. Comment les corps changent de formes. Le changement de formes. Le poème doit couvrir le temps depuis l'origine du monde jusqu'à l'époque contemporaine, il doit dire comment ça a pris forme, ce qui s'est passé pour avoir la forme que ça a. Nouer le commencement et l'aujourd'hui. Pourquoi ? L'angoisse (déjà elle) du discontinu et aussi le besoin de comprendre l'émergence depuis rien ou depuis un chaos. L'origine est plus angoissante que la fin, le néant d'avant moi aussi vertigineux, presque plus terrible que celui qui m'attend après ma mort. Ça a tellement failli ne pas arriver. L'origine est sans promesse, alors qu'au moins certains ont pu s'inventer une espérance pour après la mort. Mais avant ? Cette espèce d'éternité sans moi. Ou alors on se dit qu'en fait on était déjà là, qu'on a déjà vécu dans un autre corps, qu'on a en somme toujours déjà vécu, même si l'on s'en souvient mal. Pythagore, lui, se souvient de ses vies antérieures.

Donc, au commencement, Ovide fait cette hypothèse : un dieu a créé le monde, à moins que ce ne soit la nature. Une précision qui ne tombe pas dans l'oreille d'un sourd.

— Un dieu ou la nature la meilleure (est-ce bien traduit ?) mit fin au conflit initial où chaque élément était un obstacle pour l'autre.

— Qu'est-ce que le chaos ?

— Une masse informe et confuse.

— Oui, un bloc inerte, un entassement d'éléments mal unis et discordants.

— Amas en un même tout.

— La terre n'était pas encore suspendue dans l'air, équilibrée par son propre poids.

— Partout où il y avait la mer, il y avait aussi la terre, il y avait l'air. Ainsi, la terre était instable, la mer n'était pas navigable, l'air manquait de lumière : rien ne conservait sa forme propre. Chaque élément était un obstacle pour l'autre, parce que dans chaque corps le froid faisait la guerre au chaud, l'humide au sec, le mou au dur, le léger au lourd.

— Un dieu ou la nature la meilleure mit fin à ce conflit en séparant la terre du ciel, l'eau de la terre, l'air dense de l'éther fluide. Il (ou elle) démêla ces éléments, les tira de la masse obscure et attribua à chacun une place distincte, les unit par l'harmonie et la paix. Le feu vif et sans poids de la voûte céleste s'élança vers les régions supérieures du monde. Le plus proche de lui, c'est l'air presque aussi léger. La terre, plus dense que les deux, attira les éléments les plus massifs et se tassa sous son propre poids. L'eau enveloppa le tout, occupa la place qui restait et emprisonna le monde solide.

— Etc.

La naissance du monde, la nature des choses, se fait par abstraction de formes. Cette façon, poétique, de raconter les choses, vaut bien (question) la version scientifique.

— Big-bang...

— Oui, big-bang. Mais le big-bang, je ne suis pas certain d'y rien entendre ; il faut toujours que je relise l'explication. Elle ne se grave pas dans mon cerveau. Peut-être que la version scientifique a peu de vertus adaptatives, alors que celle des poètes... La vérité importe-t-elle, ou bien toutes les réponses se valent-elles ?

— À condition qu'elles soient poétiques, qu'elles vous emmènent par-delà le vrai et le faux.

— Oui. Big-bang : singularité du début de l'univers. Mais qu'est-ce que la singularité ? Il vaut mieux prendre les choses autrement, à rebours, et s'interroger sur la beauté de la science. Ou bien sur la beauté de la nature qui séduit la science. Trouver des choses là-dessus. Est-ce la nature qui est belle ou est-ce la théorie ? Le désir de savoir, cette fameuse *libido sciendi*, est-elle désir de beauté ? Et ce désir, c'est quoi ? Une ivresse ? C'est cela qu'il s'agirait de comprendre (et dans ce spectacle), je dirais : au-delà du mythe de Faust. Et de celui de Prométhée, bien sûr. Rien sans Dionysos.

Bon, le chaos. Amas en un même tout. J'aime cette expression, tronquée au demeurant. Amas en un même tout d'éléments discordants. L'amas et le tout. Et le même tout, une trouvaille, non ? D'un chaos l'autre : depuis des années, je tourne autour de la question du chaos, de la théorie du chaos, comme un moustique autour de la lampe, en sachant que cette théorie pourrait justement décrire mon vol. Je me dis qu'avec le chaos il y aurait peut-être matière à spectacle ; ce n'est pas le projet d'une théorie de tout qui m'intrigue (je me méfie de ce qui permet de tout penser), mais la rêverie sur les formes. Dire que la côte bretonne, toute déchiquetée qu'elle est, obéit à une forme que l'on peut décrire, il y a de quoi attirer le chaland. Et que tout cela soit venu de l'étude de la pluie et du beau temps ! Une science (comme un art, du reste) sensible au temps qu'il fait (ou qui a quelque chose à en dire), le rêve ! Mais je n'arrive pas à avoir une vraie discussion là-dessus avec Alain ; rien qu'un sourire moqueur au souvenir d'une soirée Mandelbrot à l'École normale où le personnage déchaîna chez nous deux une ironie fractale. J'envie Alain parce qu'il a des gens à qui s'en prendre, et joyeusement. Mais moi, dans mon métier, avec qui discuter ? Les professionnels de la profession et moi, nous ne faisons pas le même métier. Du moins me le font-ils sentir.

8 AOÛT 2001

Et l'homme dans tout ça ? Pardon : l'Homme, ce présomptueux. La science me réjouit quand elle fait subir des vexations à l'orgueil humain, c'est-à-dire à l'esprit humain (prononcer tumain), quand elle s'en prend aux fables métaphysiques qui bourrent le mou et le crâne de la foule des crédules. Si la science remet l'homme à sa place (pas au centre de l'univers, pas au sommet de la Création, pas même au centre de lui-même), tant mieux. Mais quand elle en profite pour se mettre elle-même au centre de tout, en position de tout penser, elle retombe dans l'outrecuidance qu'elle était censée ruiner. Métaphysique ou l'outre-mesure.

J'y reviens : mais l'homme dans tout ça ? Est-ce encore une question philosophique ou simplement journalistique ? Quand même : la place de l'homme dans l'univers, question increvable et source intarissable de poésie, parce que d'angoisse. Une fois remis à sa place, l'homme (l'Homme) est où ? One more time. Comment Ovide s'en tire-t-il ?

— Un animal plus sacré et intellectuellement plus capable, et qui pourrait dominer les autres, manquait encore.

— Mais comment a-t-il été créé ?

— Alors, soit : le dieu, quel qu'il soit, celui qui est à l'origine de ce monde meilleur, l'a formé d'un germe divin ; soit : la terre toute récente, récemment séparée des hautes régions de l'éther, a gardé quelques germes de son frère le ciel et Japet, un des Titans, père de Prométhée, en les mélangeant avec des eaux de pluie, les a façonnés à l'image des dieux, la mesure de toutes choses. Tandis que, tête basse, les autres animaux tiennent leurs yeux attachés sur la terre, il a donné à l'homme un visage tourné vers le ciel qu'il lui ordonna de contempler, en levant ses regards vers les étoiles.

— Ainsi, la terre, il y a peu encore, masse grossière et sans représentation, se transforma et se couvrit de figures d'hommes jusqu'alors inconnues.

Toujours le même refrain. Grandeur et misère de l'Homme. Ou alors : grandeur ou misère de l'homme. D'un chaos l'autre. Voyez à quelle vitesse cet animal, censément la fierté de la nature, devient catastrophique. Voilà ce qui est beau chez Ovide, voilà ce que j'aime chez un poète. Ah ! vous autres humains, vous voulez de l'origine divine, vous êtes fiers de votre station debout ; ah ! vous regardez les étoiles et le ciel. Le résultat ne tarde pas. Voyez la catastrophe de l'âge de fer. Car, dans toute cette affaire, c'est bien de catastrophe qu'il s'agit. Et Dieu créa Shakespeare.

— L'âge de fer, celui où l'or est la pire des choses.

— Bien vu, bien dit. L'âge de fer fut donc le dernier. Tous les crimes se répandirent avec lui sur la terre. La pudeur, la vérité, la bonne foi disparurent. À leur place dominèrent l'artifice, la trahison, la violence, et la coupable passion de posséder. Le marin confia ses voiles à des vents qu'il ne connaissait pas encore ; et les arbres, qui avaient vieilli sur les montagnes, en descendirent pour flotter sur des mers inconnues. La terre, auparavant commune aux hommes, ainsi que l'air et la lumière, fut partagée, et le laboureur méfiant traça de longues limites autour du champ qu'il cultivait. Les hommes ne se bornèrent point à demander à la terre ses moissons et ses fruits, ils osèrent pénétrer dans son sein ; et les trésors qu'elle recelait, dans des antres voisins du Tartare, vinrent aggraver tous leurs maux. Déjà sont dans leurs mains le fer, instrument du crime, et l'or, plus pernicieux encore. La Discorde combat avec l'un et l'autre. Sa main ensanglantée agite et fait retentir les armes homicides. Partout on vit de rapine. L'hospitalité n'offre plus un asile sacré. Le beau-père redoute son gendre. L'entente est rare entre les frères. L'époux est une menace pour la vie de sa femme ; et celle-ci, pour la vie de son mari. Des marâtres cruelles mêlent et préparent d'horribles poisons : le fils hâte les derniers jours de son père. La piété languit, méprisée ; et Astrée quitte enfin cette terre souillée de sang, et que les dieux ont déjà abandonnée.

— AH ! PIETAS.

— Crimes de toutes sortes ;

— Pudeur, vérité, bonne foi en allées.

— À la place : tromperie, perfidie, violence, passion de la richesse.

— Le navigateur livra ses voiles aux vents.

— Qu'il connaissait mal.

— Les pins, longtemps dressés à la cime des montagnes, devenus navires, plongèrent dans les flots inconnus.

— Le sol, jusque-là bien commun, comme l'air et la lumière du soleil, fut limité par l'arpenteur circonspect.

— L'homme ne se contenta pas de demander à la terre des moissons et une nourriture légitime, mais il pénétra jusque dans ses entrailles pour y arracher les trésors, sources de nos malheurs, qu'elle y avait cachés et qu'elle avait relégués près des ombres du Styx.

— Bientôt le fer pernicieux et, plus pernicieux encore, l'or, en étant extraits, parurent au jour, et avec eux la guerre qui a besoin de l'un et de l'autre pour combattre et brandit dans sa main ensanglantée les armes bruyantes.

— On vit de vols ; l'hôte n'est plus en sécurité auprès de l'hôte, ni le gendre auprès du beau-père ; entre frères aussi, l'entente est rare.

— L'époux médite la perte de son épouse, l'épouse celle de son époux.

— Les horribles marâtres mélangent aux boissons de livides breuvages.

— Le fils, avant l'heure, s'informe de l'âge de son père.

— La piété est terrassée, et la vierge Astrée, la Justice, quitte cette terre trempée de sang.

— PIETAS, PIETAS, PIETAS, de grâce !

Je dis Shakespeare. C'est pire encore parce que, chez l'Anglais, l'anthropophagie est rare, il est au-delà de cette barbarie ; ça saigne dans *Titus Andronicus*, mais ils ne se boulottent pas les uns les autres, tandis que Lycaon... Gageure : comment Lycaon peut-il provoquer des frissons d'horreur chez un citoyen qui a le nez dans TF1 ? Le récit du déluge peut glisser sur lui comme flotte sur plumes de canard. Il en a vu d'autres.

— Tu exagères. D'abord, ceux qui vont au théâtre, et surtout au tien, ne font pas l'audimat de TF1.

— (*péremptoire*) Tout le monde regarde TF1, même ceux qui n'ont pas la télévision.

— Question que l'on doit poser quotidiennement sur TF1, après le *prime time* : qu'est-ce que l'Homme ?

— Encore ! L'homme est l'animal tragique, si vous tenez absolument à ce que je réponde à la question. Finitude et culpabilité.

— Vous ne croyez pas qu'un bon déluge pour effacer tout...

— Eh bien, posez-lui la question, à l'Homme ; il a les moyens désormais de tout effacer.

— Mais peut-être pas ceux de recommencer.

— Je n'en sais rien.

Les frissons de l'horreur. Par exemple, je vous explique, très calmement, ce qui m'arrive : je veux crier et, à la place, je me mets à aboyer ? Ou je me mets à mugir quand je voudrais pleurer ? Imaginez ma dernière plainte avant que d'être un arbre ? Il y a là matière à improvisations pour comédiens professionnels.

11 AOÛT 2001

Il faudrait avancer, tenter une sortie hors du livre I (mais quel livre !) et continuer à traduire. Mais je n'aime pas Phaéton (livre II), ce jeune con qui pique la voiture de sport de son père et la plante. Le problème, c'est qu'il ne plante pas que lui. Il fout un bordel tel que Jupiter est obligé de tout reprendre de zéro. Tout réparer, toute la plomberie de la nature : rétablir l'eau des fontaines, remettre en marche les fleuves, sans parler des océans. Remettre de l'herbe sur la terre, des feuilles aux arbres. Le boulot n'empêche pas le Maître de l'univers, une fine braguette, de draguer une jeune nymphe pour qui il conçoit une passion brûlante qui, par conséquent, l'enflamme jusqu'aux os ; suivez mon regard. Le salaud, il se déguise en Diane pour aborder la minette. Voilà au moins une infidélité dont ma femme ne saura rien ; ou si elle l'apprend, un coup pareil me paie bien de la querelle conjugale, etc. Il la tire, et remonte satisfait vers l'éther. La jeune victime tombe enceinte. Mais Junon sait tout, et décide de lui ravir sa beauté. Elle la prend par les cheveux, la jette à terre, la tête la première. La nymphette lui tend ses bras suppliants, mais ceux-ci commencent à se hérisser de poils noirs ; ses mains se courbent, se prolongent de griffes crochues qui lui servent pour marcher. Sa bouche, il y a peu le délice de Jupiter, se change en gueule démesurément ouverte. Pour que ses prières ou supplications ne puissent inspirer la pitié, la parole lui est ôtée. De sa gorge ne sort qu'une voix rauque et menaçante qui terrorise. Devenue ourse, elle garde cependant les mêmes sentiments qu'avant ; ses gémissements témoignent de sa douleur. Elle lève ses mains, quelles mains !, vers le ciel et, sans pouvoir parler, ressent toute l'ingratitude de Jupiter.

— Junon, quelle épouse ! Quelle Elvire ! Les épouses ne changeront donc jamais ? À exploiter. Qu'est-ce qui resterait des *Métamorphoses* si Zeus (Jupiter) avait été heureux en ménage ? Car même Jupiter redoute son épouse (alexandrin). Conte à la Rohmer : une épouse transforme sa rivale en ourse, métaphoriquement s'entend. Une femme jalouse change toujours sa rivale en ourse. Proverbe scythe.

(*Plus tard.*)

Tout en m'assoupissant sur le livre II, je reviens sur l'histoire d'Io qui a quelque chose d'obsédant ; ça va devenir la fable mascotte de notre aventure. La génisse, mascotte du spectacle. Pourquoi cette vache me trotte-t-elle dans la tête ? Qu'est-ce qu'une génisse ? Une génisse n'est pas une mouette. L'évolution vous le dira. Peut-être que cette génisse nous fait glisser progressivement vers nos prés, nos vaches, nos fantasmes.

Une autre histoire de vache, en attendant.

— Le gazon d'une montagne. Un troupeau royal ; des taureaux. Jupiter donne l'ordre qu'on ramène le troupeau vers le rivage où la fille du puissant roi du pays avait l'habitude de venir jouer avec ses compagnes. Le pouvoir et l'amour ne font pas bon ménage et n'ont pas même demeure. Abandonnant son sceptre, le père et souverain des dieux, dont la main est armée de la foudre aux trois pointes, qui, d'un signe de la tête, ébranle l'univers, prend l'apparence d'un taureau. Il se mêle au troupeau, mugit, promène sa beauté dans l'herbe tendre. Il a la couleur de la neige vierge de tout pas et que la pluie n'a pas détrempée. Son cou est gonflé de muscles, et son fanon pend jusqu'aux épaules. Ses cornes sont petites, mais on pourrait croire qu'elles ont été faites à la main et elles sont plus belles qu'une gemme d'eau pure. Son front n'est pas menaçant, son regard n'est pas terrifiant. Ses traits respirent la paix. Europe s'émerveille devant un si bel animal et qui ne semble pas rechercher le combat. Mais, malgré sa douceur, elle n'ose pas le toucher. Bientôt elle s'approche, elle tend des fleurs à son mufle blanc. L'amoureux se réjouit et, attendant le plaisir espéré, il couvre ses mains de baisers. Il a du mal, il a vraiment du mal à différer le reste. Le voilà qui folâtre, qui bondit dans l'herbe verte, où il couche son flanc de neige sur le sable fauve. Peu à peu, ayant dompté la crainte de la jeune fille, il offre son poitrail à ses caresses de jeune fille, ou ses cornes pour qu'elle les orne de guirlandes de fleurs. La princesse ose même, sans savoir qui la porte, s'asseoir sur le dos du taureau. Le dieu alors quitte progressivement la terre et le rivage sec, baigne ses pieds perfides dans le bord de l'eau, puis avance plus profond et emporte sa proie en pleine mer. Apeurée, la jeune fille se retourne vers la plage d'où elle a été enlevée. Elle se tient de la main droite à une corne et de l'autre s'appuie sur la croupe. Ses vêtements ondulent au vent.

— Comment intéresser le théâtre, un théâtre, à ces métamorphoses ?

— Délicat, puisque le théâtre ne peut justement pas les montrer ; il y a peu d'apparence qu'une comédienne se transforme en génisse. Les peintres avaient de la chance, qui ont pillé Ovide.

Mais au théâtre ? Le non-représentable n'est pas facile à présenter surtout dans un théâtre qui n'est pas un théâtre de la représentation : ne restent que les mots. C'est avec la poésie de la métamorphose qu'on peut toucher le client.

Un comédien : Et je fais quoi de mon corps pendant que je raconte ces horreurs ?

Moi : C'est justement ce que j'étais en train de me demander. L'important, ce n'est pas de donner à voir, mais à imaginer. On ne va pas mettre des cornes à la jeune fille qui racontera l'histoire d'Io, si c'est une jeune fille qui le fait. En réalité, il faudrait faire ressentir au spectateur, essentiellement grâce au texte — je suis désolé, j'en tiens pour un théâtre à texte —, que ça pourrait lui arriver, qu'il pourrait se métamorphoser, qu'il ne faudrait pas grand-chose pour que ce cauchemar devienne réalité. Et je ne vois que les mots pour y parvenir.

Un comédien : Il me semble quand même que pour nous la difficulté, c'est de traiter le moment même de la transformation, le moment où, par exemple, Daphné sent ses extrémités se durcir (le Bernin a de la chance), etc.

Moi : Ce soir on improvise. Je vous ai apporté huit petits exercices. Vous lisez à la table, à tour de rôle, mais vous pouvez aussi vous lever et marcher vers le plateau.

    1.

        — Il s'enfuit terrifié,
        — se réfugie dans la campagne silencieuse,
        — et se met à hurler et cherche en vain à parler ;
        — toute sa rage afflue à sa bouche,
        — son désir invétéré de meurtre se tourne contre le bétail,
        — et le voilà encore qui se plaît dans le sang.
        — Ses vêtements se changent en poils,
        — ses bras en pattes.
        — Il devient loup,
        — C'est un loup !
        — C'est un loup !
        — mais il garde des vestiges de sa forme première :
        — le poil gris, l'allure farouche,
        — le regard luisant,
        — image de la férocité.

2.

— Elle pâlit, épuisée par la rapidité
— d'une course si violente.
— fixant les eaux du Pénée,
elle dit :
— S'il est vrai que les fleuves participent
à la puissance des dieux,
mon père, secourez-moi !
terre, ouvre-toi pour moi,
ou détruis cette beauté qui va m'être fatale !
— Elle a à peine achevé cette prière
— que ses membres s'engourdissent ;
— une écorce légère presse son corps délicat ;
— ses cheveux verdissent en feuillages ;
— ses bras s'étendent en rameaux ;
— ses pieds, naguère si rapides,
— se changent en racines,
— oh ! ils s'attachent à la terre !
— Maintenant la cime d'un arbre couronne sa tête
— qui conserve tout son éclat !
(*Un temps.*)
— Apollon l'aime encore.
— Il tient la tige dans sa main,
— et,
— sous l'écorce nouvelle,
il sent palpiter un cœur.
— Il embrasse les rameaux, les couvre de baisers.
— l'arbre paraît les refuser encore.
— Apollon :
— Voilà. Tu ne peux plus être ma femme,
tu seras mon arbre.
Le laurier ornera désormais mes cheveux,
— et sa lyre et son carquois.
— Oui. (*lisant comme pour en finir*) Il parera le front des
guerriers du Latium, lorsque des chants d'allégresse célé-
breront leur triomphe et les suivront en grande pompe au
Capitole : tes rameaux, unis à ceux du chêne, protégeront
l'entrée du palais des Césars ; et, comme mes cheveux ne
doivent jamais sentir les outrages du temps, tes feuilles
aussi conserveront une éternelle verdure.

— C'est ce qu'il dit en effet ; et le laurier,
inclinant ses rameaux,
parut reconnaissant ;
un léger frémissement agita sa tête.
Une des comédiennes remarque qu'Apollon paraît bien vite consolé, avec son arbre. Au pied de son arbre, il devait quand même avoir l'air d'un...
Moi (*l'interrompant*) : Continuons.

3.

— Elle se nourrit de feuilles d'arbres et d'herbes amères ;
— elle couche à même la terre ;
— elle boit des eaux bourbeuses.
— Mais c'est Io, c'est notre génisse.
— Chut ! Elle voudrait tendre à Argus des bras suppliants, hein ?
— elle n'a pas de bras à tendre à Argus.
— Elle tente de se plaindre ;
— un mugissement sort de sa bouche,
— un son qui l'emplit d'horreur,
sa propre voix l'épouvante.
— Elle vint aux rives de l'Inachus
où elle avait coutume de jouer ;
quand elle aperçut dans l'eau
ses cornes nouvelles,
— son mufle,
— éperdue, elle recula,
— elle se fuyait elle-même !
— Les Naïades, Inachus,
ne la reconnaissent pas.
— Elle, elle suit son père, suit ses sœurs,
se laisse toucher
— se laisse admirer.
Le vieil Inachus cueille des herbes qu'il lui tend :
— elle lèche les mains de son père,
— puis les baise ;
— elle ne peut retenir ses larmes.
Si les mots seulement pouvaient venir,
elle demanderait secours,
elle parlerait, dirait son nom,

— ses malheurs.
— À la place des mots, les lettres
que son pied a tracées dans la poussière
sont la triste révélation
de sa métamorphose.

La comédienne, qui était sortie, rentre sur le plateau, le visage caché par son exemplaire des *Métamorphoses*.

Comédienne (*lisant en découvrant progressivement son visage derrière le livre*) : Les poils tombent de son corps, ses cornes décroissent, ses yeux arrondis s'allongent, sa bouche se resserre, ses épaules et ses mains réapparaissent, chacun de ses sabots disparaît et fait place à cinq ongles. Il ne reste rien de la génisse sinon son éclatante beauté. La nymphe, qui n'a plus besoin que de ses deux pieds, se redresse ; elle hésite à parler de crainte de mugir comme une génisse, elle s'essaie timidement aux mots si longtemps interdits.

Moi : Passons à 4. Haut, le chœur !
— Aussitôt comme un serpent,
il se tend en un long anneau.
Il voit sur sa peau durcie
pousser des écailles
son corps devient noir
des taches bleuâtres apparaissent.
— Il tombe en avant sur sa poitrine
— ses jambes se réunissent
— s'amincissent en une queue arrondie et pointue.
— Il lui reste ses bras,
et ses bras, il les tend
et dans des larmes qui coulent
sur son visage encore humain,
— il s'écrie :
— Cadmus : Mon épouse, approche,
approche, malheureuse,
tant qu'il reste encore quelque chose de moi,
touche-moi, prends ma main
— tant que j'ai une main,
— tant que je ne suis pas
tout à fait devenu serpent.
— Il veut encore parler,

mais sa langue vient de se fendre en deux,
et les mots n'obéissent plus.
Chaque fois qu'il veut
faire entendre une plainte,
il siffle ; c'est la seule voix
que lui laisse la nature.
— Harmonie : Cadmus, reste.
Quitte cette apparence monstrueuse.
Cadmus, mais que se passe-t-il ?
Où sont tes pieds ?
Où sont tes épaules,
— tes mains,
— ton teint,
— ton visage,
— et tout le reste ? Pourquoi, dieux du ciel,
vous ne me changez pas moi aussi en serpent ?
— C'est ce qu'elle dit.
— Et lui, il léchait le visage de sa femme,
et, comme s'il les reconnaissait,
il s'approchait de ses seins,
s'insinuait, enlaçait, gagnait le cou comme avant.
— Tout le monde est terrifié.
— Mais elle, elle caresse
le cou glissant du serpent.
Et soudain ce sont deux serpents
qui rampent, se confondent dans leurs enroulements
et se glissent dans la forêt voisine
où ils vont se cacher.

Un comédien : Après s'être sifflé ces serpents, soufflons un peu, si peu que ce soit.

— Si un enfant se moque de toi, change-le en lézard.
— Lézard !

La comédienne se lève de la table, emporte sa chaise sur le plateau, la pose avec précaution, la regarde et s'assoit. Elle travaille son immobilité. Un des comédiens entre et vient se placer debout derrière la chaise. Il approche son visage de celui de la comédienne, et lui souffle, mais avec violence, le texte qu'elle répète en se forçant à rester immobile.

La comédienne (*répétant le texte*) :

5.

Je courais, il me serrait de près, comme, d'une aile tremblante, la colombe fuit l'épervier, comme l'épervier presse la colombe tremblante. J'étais aussi rapide que lui mais moins résistante ; j'étais incapable de soutenir longtemps cette course. Mais je courais toujours, le soleil dans le dos. Je vis une grande ombre s'allonger devant mes pieds. Une illusion de la peur ? Peut-être, mais j'entendais le bruit terrifiant de ses pas et je sentais le souffle violent de sa bouche dans mes cheveux. J'étais épuisée. Je m'écrie : « Au secours, Diane, sauve celle qui porte tes armes, celle à qui tu as si souvent confié ton arc et tes flèches. » La déesse fut touchée. Elle tire un épais nuage et le jette sur moi. À peine suis-je enveloppée de ses brouillards : le fleuve tourne autour de moi, et il ne sait pas où me prendre ; deux fois il fait le tour de la cachette où m'a enfermée la déesse. Deux fois, il m'appelle : « Aréthuse, Aréthuse ! » Imaginez mon émoi ! Celui de la brebis quand elle entend gronder les loups près de la bergerie, celui du lièvre qui, caché dans son buisson, aperçoit les gueules des chiens et n'ose plus faire un mouvement. Cependant, Alphée ne bouge pas ; il voit que les traces de mes pas s'arrêtent là : il surveille l'endroit du nuage. Je suis assiégée ; une sueur froide coule sur mes membres, et des gouttes azurées couvrent tout mon corps. Là où je pose le pied naît une mare ; une rosée tombe de mes cheveux, et, en moins de temps qu'il ne faut pour le raconter, me voici changée en fontaine. Mais le fleuve reconnaît dans cette eau celle qu'il aime, et il se dépouille de l'apparence humaine et, pour s'unir à moi, reprend sa forme liquide. Alors la déesse de Délos fend le sol et m'entraîne dans d'obscures cavernes jusqu'à Ortygie, l'île aux cailles ; ce fut elle qui la première m'a ramenée à la surface de la terre, sous les cieux.

Moi : Et qu'est-ce qu'on fait d'Hécube ? Ovide est encore pire qu'Euripide, on dirait. Tiens, lis. Et de 6.

Un comédien : Elle le regarde farouchement tandis qu'il profère ses parjures ; la colère monte en elle et déborde ; elle le saisit, elle appelle à l'aide la foule des mères captives, et enfonce ses doigts dans les yeux du traître qu'elle arrache de leurs orbites — la colère lui donne des forces —, elle plonge ses mains dans la plaie, elle fouille, souillée du sang du criminel, non plus les yeux mais les cavités vides où ils furent.

Les Thraces, révoltés par le sort de leur souverain, se mettent à lancer des traits et des pierres contre la Troyenne. Mais voilà qu'avec des grognements rauques elle poursuit à coups de dents la pierre qu'on lui a jetée, et, de sa bouche ouverte pour parler, sortent, malgré ses efforts, des aboiements.

Tous :

Elle n'avait pas mérité cela.
L'âge de fer est devant nous.

Et le 7 ?

— À peine nos bouches assoiffées ont-elles vidé les coupes, la cruelle déesse touche nos cheveux avec sa baguette, voilà que je me sens, j'en ai honte, mais je le dis quand même, me hérisser de soies. (Je sens des soies se hérisser sur moi.) Déjà je ne peux plus parler ; à la place des mots, j'émets de rauques grognements. Je bascule en avant, le visage vers la terre. Je sens que ma bouche se durcit en groin retroussé ; mon cou se gonfle de muscles, mes mains, qui m'avaient permis de saisir la coupe, impriment des pas par terre. Avec mes compagnons d'infortune je suis enfermé dans une étable.

Un autre comédien vient à son secours :

— Un comédien : Pendant l'incantation de Circé, nous nous relevons au-dessus de terre et nos soies tombent, la fente qui séparait nos pieds en deux disparaît, nos épaules reviennent, et au-dessous de nos coudes reparaissent nos avant-bras. Notre chef pleurait, et, pleurant nous-mêmes, nos bras à son cou, nous l'embrassons étroitement. Nos premières paroles furent le témoignage de notre gratitude.

Moi : Soulagement général.

La comédienne : Vous permettrez que je tire ma révérence, fasse une sortie, si vous aimez mieux. Je fais le 8.

Six nuits et six jours,
sans manger,
sans dormir,
j'errai au hasard,
par les monts, par les vallées.
Le Tibre me vit le dernier ;
épuisée par la douleur et la marche,
je vins me coucher sur sa longue rive.
Là, toute en larmes, j'exhalais

d'une voix faible des plaintes
que le chagrin rendait harmonieuses
comme le chant funèbre du cygne près de mourir.
À la fin, la souffrance consuma la moelle de mes os ;
mon corps se dissipa et s'évanouit
peu à peu dans l'air léger.
(*Elle sort.*)

Moi : Fin.

Un comédien : Oui, il faudrait choisir là-dedans. Je verrais ça sur le mode du défilé de mode ; impassibilité, sourires figés, gestes convenus, et tout le monde sur le même tempo.

Moi : Qu'est-ce qui est le plus angoissant ? Le changement de forme, la métamorphose proprement dite, le passage de l'humain à ce qui n'est plus humain, animal ou végétal, ou bien le pire n'est-il la perte du langage (perdre son latin, cf. *supra* aussi), le moment, juste ce moment-là, le moment singulier où l'on cherche encore à dire sa plainte, et c'est un cri d'animal qui sort de votre gorge. Autant qu'au change de forme, c'est cette espèce d'accident cérébral qui m'intéresse, la métamorphose liée à la privation de la parole (et pas forcément à celle du sentiment, de la pensée, le drame). Perte de la main aussi.

Excursion théorique. Le théâtre épique, *one more time*. Que donne-t-on à voir quand on raconte des bouts de ces fables ? Celui qui les raconte doit-il avoir une identité définie, être un personnage ? Au commencement du moins, ce sont les comédiens en personne qui parlent. Mais, le jeu du théâtre aidant, chacun sait que ce n'est pas en son nom tout à fait qu'il s'exprime. Il est déjà un autre. Mais qui ? Il faudrait faire dire le texte comme par le premier venu, comme si ces événements merveilleux pouvaient arriver à tout le monde. Le merveilleux, le monstrueux, est d'une banalité !

En dînant avec Alain hier soir, comme un scrupule *in extremis* :

Lui : Au fait, tu crois vraiment qu'il peut y avoir un théâtre d'Ovide, ou quelque chose comme ça ?

Moi : Je t'ai déjà expliqué comment j'étais à nouveau tombé sur l'auteur des *Métamorphoses*. Ce qui ne justifiait pas, c'est vrai, d'en faire du théâtre. Et quel théâtre ? Donc je ne peux que bafouiller une boutade : pourquoi Ovide ? Et pourquoi pas Ovide ? On en a vu d'autres. Ovide me travaille, je n'ai pas d'autre moyen que d'essayer de faire une passe au spectateur pour lui refiler le bébé, ou la patate chaude. Cela ne signifie pas qu'il y ait un théâtre d'Ovide ou qu'Ovide soit justiciable d'un traitement théâtral (cela dit, ça lui est déjà arrivé, et même de son vivant, puisque à Rome on « dansait » ses textes). Il n'y a aucune raison de faire du théâtre avec Ovide, mais suppose qu'un homme de théâtre rencontre Ovide, il ne peut qu'essayer d'en faire du théâtre, avec l'espoir que le spectateur à l'autre bout saisira quelque chose de cette poésie que la simple lecture ne lui aurait pas offert.

— Lui : Serait-ce grave si, au bout du compte, le résultat a peu à voir avec Ovide ou une adaptation honnête de sa poésie sur les planches ?

— Moi : Ovide est un combustible ; il n'est pas dans notre cahier des charges de faire une version pour le théâtre des *Métamorphoses*. Je dis seulement que, n'ayant désormais plus que le théâtre pour m'exprimer, et ressentant le besoin de me défaire d'Ovide ou d'en finir avec lui (mais toi aussi, apparemment, tu as des comptes à régler avec lui), je n'ai pas d'autre choix que de tenter une manip théâtrale, mais qui peut foirer. Cela ne signifie donc pas qu'Ovide est gros d'un théâtre, ni qu'il y ait dans son œuvre quelque chose qui appelle particulièrement le théâtre. Mais cela ne signifie pas le contraire non plus. Je n'en sais rien, c'est tout.

— Lui : Personne ne saura jamais.

— Moi : Si on éprouve un attrait pour un livre comme les *Métamorphoses,* ou si l'on est encombré par lui parce qu'il vous résiste, qu'on se dit qu'on ne peut pas rester comme ça, livre ouvert et bras ballants, et qu'il faut faire quelque chose, c'est-à-dire en faire quelque chose, quelles possibilités s'offrent à nous ? On peut se contenter de le lire et relire jusqu'à ce que ça passe. On peut aussi le traduire pour se l'approprier ou l'apprivoiser. On peut écrire sur lui ou à partir de lui, faire des thèses, des commentaires ou bien divaguer un peu, improviser à partir de lui, faire des *remake* de ses fables, je ne sais, écrire un roman. Mais moi, puisque le lire ne me suffit pas, que le commentaire ne me tente pas, que l'affabulation m'est interdite, que j'aime bien traduire, eh bien, je traduis au petit bonheur de l'expression et, comme je suis faiseur de théâtre, je jouerai avec cette traduction, j'imaginerai un jeu de théâtre avec elle. Il ne s'agit pas d'une adaptation. Comment je lis certains de mes livres ? la plume à la main, mais non pas pour noter ce qui est le plus intéressant, le plus digne d'intérêt du point de vue de, comment dire ? la pensée ? Non je note, je collecte des genres de citations, je fais collection de citations. C'est-à-dire que je prélève ce dont j'ai l'intuition que cela peut me servir au théâtre.

— Lui : Que cela peut y faire son petit effet ?

— Moi : Si tu veux. C'est ainsi que je relis et retraduis les quinze livres d'Ovide, en captant au vol ce dont je puis faire mon miel. Il faudrait formuler cela de manière moins vieillotte. Ou que je creuse un peu cette idée de ce qui pourrait être activé sur une scène. Ce qui pourrait s'actualiser, etc. Qu'est-ce qui nous fait citer un texte à comparaître sur une scène ? En tout cas, pas sa valeur patrimoniale, ni tout à fait sa valeur de matériau au sens brechtien. Je ne suis pas un conservateur de grands textes, et j'ignore tout de la pertinence qu'il y a à faire usage d'un auteur classique sur une scène d'aujourd'hui. Contrairement aux apparences, le théâtre n'est pas un musée, les choses ne sont pas retirées de la circulation (des vivants) pour qu'on les observe, le mieux restaurées du monde, et avec détachement. Au contraire, dans le théâtre tel que je le vois ou le fais, des bribes (ma collection) de grands textes sont remises en circulation dans l'ici et maintenant de la représentation de telle ou telle date, fragments recyclés sans doute pour servir à quelque chose d'autre que ce à quoi ils étaient destinés. Le texte d'Ovide pourrait être comme des fenêtres qu'on ouvre sur la fable. Je ne suis pas un fanatique des musées. Je me sens proche de Bonnard qui disait que, dans les musées, ce qu'il y a de mieux, c'est les fenêtres. Il faudrait que les morceaux d'Ovide soient non pas les pièces du musée, ses tableaux, mais ses fenêtres.

— Lui : Des fenêtres au sens informatique du terme, aussi.

— Moi : Oui, on peut cliquer dessus.

Nous en venons ensuite à Io que nous avons retenue tous les deux. Nous sommes en effet convenus tous les deux de relire par-devers nous le texte et de comparer le résultat. Io nous a retenus tous les deux.

— Lui : Quel jeu de théâtre, comme tu dis, peux-tu imaginer à partir de l'histoire d'Io ?

— Moi : Je ne sais pas, et il est difficile de le dire au restaurant. Ce qui me plaît dans cette histoire, c'est qu'elle reste très réfractaire à l'interprétation. On la comprend et on ne la comprend pas du tout. D'accord, il y a la libido de Jupiter, la jalousie de Junon, et la métamorphose avec aller-retour, ce qui est assez rare. Que Io puisse « en revenir », redevenir humaine, mérite toute notre attention. Et ce « même génisse elle est belle » qui m'intrigue, de même que, lorsqu'elle redevient femme, elle garde l'éclatante blancheur de la génisse, ou quelque chose comme ça. Étonnant, non ?

— Lui : Elle ne peut plus parler, c'est vrai, mais elle peut encore écrire avec ses sabots… Quel drôle d'animal !

J'aurais pu ajouter qu'il y a un autre cas de métamorphose avec retour à l'humanité de départ, celle de Macareus que Circé a métamorphosé en pourceau avec ses copains (livre XIV). Dès qu'il boit le vin, la coupe, il sent son corps se hérisser de soies (*saetis horrescere cœpi*) ;

— Je sens mon corps se hérisser de soies.

— Il ne peut plus parler, il ne peut plus que « *pro verbis edere raucum murmur, et in terram toto procumbere vultu* ». Et les membres qui lui avaient servi à prendre la coupe imprimaient des pas sur le sol. Donc : « *Tantum medicamina possunt !* » L'intéressant aussi, c'est que les breuvages ne suffisent pas, il faut également la baguette de Circé et les paroles magiques. Et qu'est-ce que cette manie de transformer en pourceaux tous ceux qui passent ? Mais cette fois encore, c'est la raison pour laquelle j'en parle, il y a la métamorphose de retour à l'humanité. Tandis que Circé prononce ses incantations, Macareus raconte que ses compagnons et lui se redressent, que leurs soies tombent, que la fente qui séparait leurs pieds en deux moitiés s'efface, etc. C'est une véritable érection : « *Quo magis illa canit, magis hoc tellure levati erigimur.* » De nouveau la station debout.

Être à la hauteur de l'effroi que provoque un tel texte, voilà la difficulté. Comment au théâtre aujourd'hui susciter un étonnement mêlé d'effroi (voir plus haut). Il faut peut-être commencer les fables par le milieu, au moins pour compliquer les choses, compliquer cet étonnement. Commencer par le milieu, voilà qui est assez kafkaïen. Voir Deleuze.

— Oui, voir Deleuze.

15 AOÛT 2001

Retour en arrière en relisant la traduction du livre I. Jupiter, voyant que les hommes (Lycaon) en sont à l'anthropophagie, efface tout et recommence (déluge, déluge, déluge !). Anti-Beckett : ici, ce n'est pas comment finir, comment finir encore, comment toujours finir, mais comment commencer, commencer encore, commencer toujours. Pas fin de partie, mais début de partie. Après le déluge, il faut bien recommencer. Un homme et une femme, chabadabada, Deucalion et Pyrrha, le fils de Prométhée, la fille d'Épiméthée, ça promet. Qu'allons-nous faire ? Qu'est-ce qu'ils vont faire ? Vont-ils se reproduire ? Et comment ? Curieux qu'ils soient si vite persuadés qu'il faut repeupler la terre (le repeupleur *vs* le dépeupleur, toujours Samuel), et qu'ils ne trouvent pas d'emblée le moyen… Curieux que la sexualité (un peu teintée d'inceste, mais ça ne devait pas leur faire peur) ne leur paraisse pas la solution. Ce n'est pas Adam et Ève. Pourquoi faut-il trouver un autre mode de reproduction que la sexualité ? Parce que cela prendrait trop de temps et que l'espèce de clonage par jets de pierre (les os de ma grand-mère) permet une reproduction rapide et massive ? Un vieux rêve donc ? Tâcher de faire sentir à chaque spectateur le vif de la situation : faut-il prendre la responsabilité de donner la vie, ici la redonner ?

— Les pierres — qui le croirait si la tradition ne le garantissait ? — ramollissent et, en ramollissant, prennent forme nouvelle. Bientôt elles s'allongent, leur nature s'adoucit, et on peut y reconnaître, quoique encore vaguement, une figure humaine, comme elle sort du marbre, à peine ébauchée, pareille à une statue imparfaite. Puis la partie de la pierre, imprégnée d'humidité et mêlée de terre, se change en chair. Ce qui est solide et rigide devient de l'os. Ce qui était veine reste veine. Ainsi, en peu de temps, et par la volonté des dieux, les pierres lancées par les mains de l'homme deviennent des hommes, et des pierres lancées par la femme naissent à nouveau des femmes.

— Voilà pourquoi nous sommes une race dure, à l'épreuve de la fatigue, et donnons la preuve de notre origine.

Je note que cette procréation artificielle, fantastique, a un avantage sur une plus naturelle : elle fabrique des hommes plus costauds et semble améliorer l'espèce. Tiens, tiens. L'artifice (le non-naturel) est supérieur au naturel.

Ceci aussi : la nature travaille comme un sculpteur, une étrange nature, c'est vrai, mais qui déduit quand même la vie de la pierre, le vivant du minéral ; des formes vivantes naissent de la pierre comme le sculpteur abstrait une forme du bloc de marbre. Comparaison qui intrigue puisque la forme œuvrée par le sculpteur n'est pas vivante, et qu'elle tire peut-être sa beauté de ne pas être vivante ; c'est même son drame, celui, en tout cas, de Pygmalion, comme on verra. Une hypothèse au passage : si la nature imite l'art, est-ce à dire que l'artiste devra travailler comme la nature ? Il ne faut pas imiter la nature, il faut travailler comme elle.

— Picasso.

Se défier du commentaire ; laisser les récits exister avec leur puissance d'énigme ; de la pierre naît du vivant, par exemple ; c'est cela, leur poésie. Ovide doit nous garantir cette poésie. Poésie : conditions d'une pensée poétique. Le plaisir de la pensée poétique. Utiliser le retrait du théâtre pour cela. Le théâtre comme lieu d'aisance intellectuelle. Le théâtre peut être un lieu d'exception de la pensée pour un état d'exception de celle-ci. L'excepter notamment de la philosophie, du régime philosophique. De la pensée déplacée, comme on dit personne déplacée. Est-ce cela, la perversion ou perversité de l'artiste ?

J'ai eu cette naïveté de croire à la possibilité d'une pensée, d'une parole qui ne serait absolument pas assimilable par quelque institution que ce soit, la théâtrale et surtout l'universitaire. Une parole réfractaire. Le théâtre auquel je tiens, un théâtre de l'ère scientifique, comme disait l'Autre, c'est un théâtre d'enquête notamment sur l'homme et la technique, et on pourrait dire, à la lumière des questions posées par la biologie d'aujourd'hui, sur la production de l'homme par sa technique même.

Est-ce que, par exemple, l'exploration des frontières entre le vivant et l'artificiel, entre l'homme et l'animal, mais aussi entre l'homme et les dieux fait partie de l'enquête ? Mais, au théâtre, on se doit de penser poétiquement, car les idées y vieillissent vite. Confrontation avec Ovide de ce souci de la science actuelle, une curiosité mêlée d'effroi.

L'homme n'est jamais défini parce qu'il n'est pas définitif. Mais sait-on ce que c'est qu'avoir figure humaine ? Ovide montre qu'il ne faut pas grand-chose pour que l'on perde (la) forme humaine.

Confrontation du fond de l'air scientifique avec un état de la pensée mythique.

17 AOÛT 2002

Ovide est plus fort que moi : j'en arrive à oublier le spectacle à faire. Il faut que je trouve quelque chose, ne serait-ce qu'une astuce, une ruse pour sortir du piège que je me suis tendu à moi-même. Quelle est pour nous la réalité de la métamorphose ; en quoi pouvons-nous nous métamorphoser aujourd'hui, où sont les limites de notre humanité ? Quelles expériences pouvons-nous faire, non exactement de notre inhumanité — c'est un autre pro-blème, mais lié —, mais de notre non-humanité. Nous pouvons nous métamorphoser en machine (j'en ai déjà parlé précédem-ment), nous pouvons nous changer en animal ou changer l'animal que nous sommes (anthropotechnique). Nous pouvons notam-ment devenir des vaches folles. Il suffit d'en manger. Il ne peut y avoir sens ou pertinence à citer aujourd'hui Ovide à des specta-teurs de théâtre que dans le contexte des métamorphoses actuelles de l'homme. Ou de l'animal. De là la biologie et le biologiste. L'homme n'est jamais défini parce qu'il n'est pas définitif, soit. Il n'a jamais été aussi peu définitif que ces derniers temps.

Une histoire de génisse. S'intéresser à Prusiner et à sa lutte contre la doxa scientifique, et le dogme bpv, bactéries, parasites, virus. Il faudrait peut-être « creuser » le personnage, de même que celui de Gajdusek. Le côté : Pasteur contre Félix Pouchet et le débat sur la génération spontanée qui était une belle idée, et poétique. L'idée forte et nouvelle d'une protéine infectieuse. Métamorphose du prion sain en prion morbide. Il en faut toujours deux. Il y a une dramaturgie là-dedans.

Essai de dialogue, à partir d'un texte envoyé par Alain :

— Oui, Prusiner a montré que ces ATNC (agents transmissibles non conventionnels) sont insensibles aux agents physiques (cha-leur, rayonnements ionisants) et chimiques (acides minéraux forts, aldéhydes de type formol), résistent à tous les procédés qui dégradent les acides nucléiques, mais sont sensibles à ceux qui détruisent les protéines. Et jusqu'à lui, Prusiner, tous les agents infectieux connus possédaient une information génétique capable de s'exprimer et de se multiplier dans un organisme vivant, comme font les bactéries, les parasites et les virus.

— Il faudrait rendre un hommage, retentissant l'hommage...

Quand le fait qu'on rencontre est en opposition avec une théorie régnante, il faut accepter le fait et abandonner la théo-rie, lors même que celle-ci, soutenue par de grands noms, est généralement acceptée.

— Non, on n'a pas lu Prusiner.

— Ouais, c'était pas un virus.

— Gajdusek s'était trompé ?

— Non, il ne cherchait pas un virus, ce n'était pas son problème. Mais, de son temps, il était évident que tout agent infectieux était une cellule ou un virus. Dans les années 1960, on voyait des virus lents partout. Mais il fallait montrer qu'il s'agissait d'un agent infectieux. Le prendre à quelqu'un et le refiler à quelqu'un d'autre.

— Une protéine en principe ne se reproduit pas. Un virus entre dans une cellule ; il fait plein de petits virus, détourne la machinerie cellulaire ; la cellule meurt en lâchant les virus qui vont infecter les autres. Processus exponentiel. Mauvais, si on ne réagit pas. Pareil pour une bactérie. Septicémie, hop !

— Dans tous les cas, pour faire un animal à partir d'un premier, pour faire un descendant, il faut copier de l'information, en général de l'information génétique. C'est dans le génome du virus ou de la bactérie, donc de l'ADN ou de l'ARN. Le dogme, c'est que l'ARN messager donne des protéines ; mais l'idée qu'une protéine puisse se reproduire sans passer par de l'ADN ou de l'ARN, c'est une idée folle.

— Pardon ? Si. Pour voir s'il y a de l'ADN, on met des enzymes qui dégradent l'ADN ; on appelle ça des DNAses, qui mangent l'ADN. Alors, quand on traitait ces extraits de cerveaux à la DNAse, c'était toujours infectieux ! Pareil pour la RNAse.

— L'agent infectieux inconnu n'était dénaturé qu'à très haute température. C'est pourquoi en chauffant moins les farines animales…

— Étrange, une protéine qui n'est pas dénaturée à 200 ou 300 degrés. Un agent extrêmement mystérieux. Pas d'ADN, pas d'ARN, pas d'information génétique. Peut-être des sucres, des lipides ? Beaucoup de choses. Prusiner montre que c'étaient des protéines. Mais l'idée de protéine infectieuse n'est pas très bonne ; ce n'est pas une protéine infectieuse puisque l'idée d'infection implique l'idée de reproduction. Ce n'est pas une protéine qui se reproduit, c'est une protéine qui est modifiée dans sa forme, du reste, une protéine qu'on a naturellement dans le cerveau. Toutes nos cellules cérébrales expriment à leur surface cette protéine dans une forme qui n'est pas une forme pathogène. Cette protéine a une fonction, mais on ne la connaît pas. Cette protéine a deux formes, une forme   et l'autre ß. Sous la forme   , tout va bien ; sous la forme ß elle cristallise. Cette protéine sous forme infectieuse transforme les   en ß. Les protéines qui sont dans le cerveau, elles ont de l'ADN, puisque c'est l'ADN qui fait la protéine ; l'information génétique est déjà là. Arrive une protéine anormale qui commence à transformer les autres en protéines anormales ; elle les vampirise ; tout le monde devient vampire. C'est plutôt une protéine vampirique qu'infectieuse dans son fonctionnement. Quand toutes ces protéines sont devenues ß, toxiques, c'est pas joli dans le cerveau.

— Prusiner a eu beaucoup de mal à imposer cela ; il a failli tout perdre, puis a été métamorphosé en prix Nobel.

— « Quand le fait qu'on rencontre est en opposition avec une théorie régnante, il faut accepter le fait et abandonner la théorie, lors même que celle-ci, soutenue par de grands noms, est généralement acceptée. »

— Claude Bernard.

— Oui, Claude B.

— Mais c'est vraiment une histoire de métamorphose, de changement de forme ; la protéine existe sous plusieurs formes. Une bétamorphose. Une cristallisation ; ça commence par un point. Et ça gagne.   est en hélice, ß en feuillet.

— Non, ça ne change pas la séquence, ça change la structure. La séquence, c'est l'ordre des acides aminés qui constituent la protéine.

— C'est ça : une pétrification cérébrale. Ça fait des plaques, comme dans toutes les maladies neurodégénératives.

— Faudrait des bétabreakers.

Ça, c'est du théâtre ! N'empêche qu'il faut toujours réinventer le théâtre, un théâtre. Chaque fois cela recommence ; étrange situation de ne pas avoir de tradition sur quoi s'appuyer, d'être chaque fois un apprenti. Ce sur quoi seulement je puis théâtralement me fonder : le métier des comédiens et les corps de métier du théâtre, et le fait que l'expérience se déroule dans un théâtre. Ce qui fait que le travail est professionnel. Mais hérétique. Ou corsaire, dirait Pasolini, toutes choses égales d'ailleurs. Ce n'est pas parce que des gens viennent s'asseoir dans un espace appelé théâtre, que d'autres commencent à s'agiter en mimant un truc sur la scène qu'il y a pour autant du théâtre, que ce spectacle est du théâtre. J'aime bien que le théâtre commence de zéro, ait chaque fois à faire les preuves de son existence, une épreuve aussi, que le début soit pour le moins ambigu, que le théâtre ait à naître, qu'il ne soit pas donné, une donnée de la convention. Voilà pourquoi, très tôt dans l'élaboration de ce spectacle, est venue l'idée d'un commencement sur le mode du *talk-show* télévisé, genre canapé de FOG où un comédien semble répondre à des questions qu'on lui pose sur l'état des connaissances sur le prion aujourd'hui. Ce qui est dit à ce moment-là ne doit pas être de la fiction, mais de l'information que la littérature scientifique ou de vulgarisation, ou des émissions spécialisées peuvent procurer. Ce qui appartient déjà au théâtre dans cette opération, c'est que les choses sont dites par une personne non autorisée, un comédien. Donc un certain trouble est déjà jeté, à la fois sur le théâtre et sur le propos scientifique.

J'imagine :

Au commencement nous sommes dans un studio d'une émission de télévision : un fauteuil en cuir suffit. Le comédien est en train de se faire maquiller quand le public entre. Sur des moniteurs passent alors l'enregistrement vidéo par le même comédien du début du discours de Pythagore du livre XV. Puis interruption. Retour dans le studio. Le comédien, qui est encore le spécialiste, répond à des questions ou participe à un débat (mais on n'entend que ce qu'il dit, pas les autres voix, pas les questions) sur la vache folle, le prion, la maladie de Creutzfeldt-Jakob. Ce qu'on dit là est très sérieux. Et aussi le degré zéro du théâtre. De la pure information scientifique. Puis on repasse à la suite du texte de Pythagore, mais il y a une panne d'image, on n'entend plus que la voix du comédien mais très amplifiée ou qui se promène dans la salle. Cela attire les comédiens qui se présentent à une entrée de la salle. Ils connaissent ce texte, et commencent à jouer avec pendant qu'ils explorent la grotte à la torche et voient les peintures. Après, retour au premier comédien. (Comment les comédiens ont-ils disparu momentanément ?) Il continue son discours. Il peut arriver jusqu'au passage sur la fluidité des formes. C'est-à-dire que ce comédien n° 1 peut se retrouver le commentateur de ce que vient de dire Pythagore par la voix (le corps) truchement des autres comédiens.

Quel texte du Pythagore d'Ovide pourrions-nous utiliser ? Je cherche dans le livre XV. Je traduis et je découpe un peu en différentes voix que les autres comédiens qui ont à charge de promouvoir le petit théâtre d'Ovide pourront se partager.

— Combien il est criminel d'engloutir des entrailles dans des entrailles, d'engraisser son corps vorace en le bourrant de la chair d'un autre corps, et d'entretenir la vie d'un être vivant par la mort d'un autre être vivant.

— Barbare ! Cyclope !

— Regrets de l'âge d'or. Mais c'est lui le premier qui reprocha à l'homme de servir sur sa table la chair des animaux, le premier, il tint ce discours de sagesse.

— Mais que personne n'écouta.

— Dans cet âge antique, que nous avons appelé âge d'or, l'homme vivait content du fruit des arbres, des plantes des champs ; et il ne souillait jamais sa bouche de sang. Alors l'oiseau balançait, sans danger, ses ailes dans l'air ; le lièvre errait sans crainte dans les campagnes ; la crédulité du poisson ne l'accrochait pas à l'hameçon funeste. Aucun être n'employait, aucun ne craignait ni les pièges ni les leurres : tout était en paix. Mais le premier, quel qu'il soit, qui, abandonnant l'innocente frugalité de cet âge, plongea des chairs dans son ventre avide ouvrit le chemin du crime. C'est, je veux le croire, par le carnage des bêtes féroces que le fer commença à être ensanglanté.

Éditorialiste : Ne mangez pas de viande animale, car se cache peut-être dans l'animal une âme amie, un parent, un frère. Nous sommes aussi des âmes ailées et nous pouvons aller nous loger dans le corps des bêtes sauvages ou nous installer dans celui des animaux domestiques. Il y a possiblement de l'humain dans chaque animal. N'entassons pas leur chair sur des tables dignes de Thyeste. Quelle cruelle habitude, quelle bonne préparation à verser le sang humain, que celle de l'impie dont le fer tranche la gorge d'un jeune taureau et prête une oreille indifférente à ses mugissements, de l'homme capable d'égorger un chevreau qui pousse des vagissements d'enfant ou de se repaître d'un oiseau qu'il a nourri de sa main ! Quelle distance y a-t-il entre de tels actes et le crime véritable ? À quoi ouvrent-ils la voie ?

song :
    Il y a des céréales
    Des fruits ployant les branches
    Sous leur poids
    Il y a sur les vignes
    Des grappes gonflées de jus
    Il y a des plantes savoureuses
    D'autres que la flamme attendrit

Ni le lait ni le miel
Que la fleur de thym parfume
Ne vous sont interdits
Prodigue, la terre vous offre
Ses trésors et des mets délicieux
Elle garnit vos tables
Sans meurtre ni sang.

— Ce sont les bêtes sauvages qui apaisent leur faim par de la chair.

— Et encore, pas toutes.

— Les moutons, les chevaux et les vaches…

— Et encore, pas toutes.

— se nourrissent d'herbe. Seuls les animaux cruels, féroces, se plaisent à dévorer une nourriture sanglante. Les tigres d'Arménie, les lions irascibles, les ours, les loups.

— Quel crime que d'engloutir des entrailles dans des entrailles, bourrant pour l'engraisser son corps vorace avec la chair d'un autre corps, et d'entretenir la vie d'un être vivant par la mort d'un autre être vivant ! Au milieu de tant de richesses que produit la meilleure des mères, la terre, tu ne trouves rien de mieux que de broyer de ta dent cruelle, à la manière des Cyclopes aux gueules béantes, des corps lamentablement déchirés. C'est au prix de la vie d'un autre être que tu pourras apaiser la faim d'un ventre vorace ?

— Barbare ! Cyclope !

Éditorialiste : On peut très bien comprendre qu'il ait fallu à l'homme, pour se protéger, tuer des animaux dangereux ; fallait-il pour autant s'en repaître ? Droit de tuer mais devoir de ne pas manger.

— Par la suite, on poussa plus loin le sacrilège. La première victime qui, à ce qu'on croit, mérita la mort, fut le porc parce qu'il avait de son groin recourbé déterré les semences et ruiné les promesses de l'année. Le bouc, ayant mordu la vigne, fut, dit-on, immolé sur l'autel de Bacchus qui voulait sa vengeance. Tous deux furent les victimes de leur propre faute. Mais, paisibles brebis, quelle était votre faute, vous qui êtes nées pour entretenir la vie des hommes, vous qui portez dans vos mamelles gonflées un nectar, vous dont la laine fournit de moelleux vêtements, vous qui nous êtes plus utiles vivantes que mortes ?

— Vous nous êtes, paisibles brebis, plus utiles vivantes que mortes.

— Et le bœuf, animal pas très rusé et sans malice, inoffensif, simple, né pour supporter les fatigues, qu'a-t-il fait pour mériter ça ?

— C'est comme la vache. C'est pareil.

— Tuer le bœuf, c'est égorger son laboureur. En plus, c'est un sacrilège, et l'on met ce crime sur le compte des dieux ; on s'imagine que les dieux du haut des cieux prennent plaisir à voir couler le sang d'un jeune taureau laborieux. Une victime sans tache, remarquable de beauté (cette beauté est sa perte), parée d'or et de bandelettes, qui est là debout devant les autels, elle écoute les prières sans se douter de ce qui se prépare, on lui pose sur le front ces produits des champs, fruits de son ouvrage, et elle reçoit le coup fatal, teignant le couteau qu'elle venait peut-être de voir dans l'eau claire. On arrache ses viscères aussitôt, on les interroge, on y cherche les intentions des dieux. Et après vous osez vous en repaître ; il faut vraiment que soit grande votre faim pour les nourritures interdites !

— Donc, et que la *pietas* (vous traduisez ça comment ?), la solidarité des vivants, la piété, la solidarité familiale (il y en a même un qui traduit ça comme ça), que les devoirs de famille ne soient pas vaincus par votre gloutonnerie ; donc gardez-vous, au nom des dieux, par un crime sacrilège de chasser de leur demeure des âmes parentes des vôtres. Que le sang ne nourrisse pas le sang.

Pythagore : Et puisque je suis lancé, je vous dirai qu'il n'y a rien qui dure dans l'univers entier. Tout passe, toute forme est passage, le temps lui-même s'écoule d'un mouvement continu tout pareillement à un fleuve. Pas plus que le fleuve, l'heure rapide ne peut s'arrêter.

Et nos corps aussi sont sujets à des changements continuels ; ce que nous fûmes hier, ou ce que nous sommes aujourd'hui, nous ne le serons plus demain. Il fut un temps où, rien qu'un germe, simple promesse d'un être humain, nous séjournions dans le ventre maternel. La nature nous a secourus de ses mains habiles. Elle n'a pas voulu que notre corps reste confiné, à l'étroit dans les entrailles distendues de notre mère. Elle nous tira à l'air libre. Lorsque l'enfant paraît au jour, il reste étendu sans forces. Bientôt, comme les bêtes, il se traîne à quatre pattes ; peu à peu, tout tremblant, mal assuré sur ses jambes, il se met debout en s'appuyant sur ce qu'il trouve. Une fois devenu robuste et habile, il franchit le stade de la jeunesse et, sa maturité écoulée à son tour, il descend la pente de la vieillesse qui mine et détruit les forces de l'âge précédent.

C'est peut-être trop long pour un début ; faut-il s'arrêter avant les considérations sur la forme ?

26 AOÛT 2001

Qu'est-ce qu'on mange ? C'est la première question. Cette histoire de génisse, par de curieux rebonds — des sauts de génisse —, nous renvoie à la nutrition. Quand on dit vache aujourd'hui, ce n'est pas au paisible animal mangeant dans son pré qu'on songe d'abord, mais à la viande empoisonnée que nous avons probablement tous avalée. Manger entretient notre forme en nous transformant (en nous-mêmes) sans cesse. Est-ce en ce sens qu'Alain dit que la nutrition est le seul référent scientifique à la métamorphose ? Je ne suis pas certain de comprendre, mais voilà qui est dit ; la phrase me plaît, et je l'adopte, sous bénéfice d'inventaire. Et puis, il n'y a qu'à voir les magazines, la nutrition (avec le temps qu'il fait) est l'angoisse du monde la mieux partagée.

Qu'est-ce qu'on mange ? Il faut sans doute remonter au kuru, convoquer Gajdusek et ses Papous de Nouvelle-Guinée. Retour à l'anthropophagie.

Une voix : Les Forés, tribus vivant encore à l'âge de pierre dans la région des hauts plateaux de Papouasie-Nouvelle-Guinée. On s'était aperçu que la maladie touchait essentiellement les femmes (huit femmes pour un homme) et les enfants. La nourriture semblait un élément déterminant dans l'apparition de la maladie, mais on s'était aperçu que cela ne pouvait venir des plantes et des insectes, pourtant les composants essentiels de la nourriture du Papou. Alors ? On tâchait bien d'expliquer par des désordres endocriniens ou anomalies génétiques liées au sexe féminin, voire des mycotoxines (principes toxiques des champignons), ou encore l'effet des cendres des volcans, en vain. Mais on finit toujours par trouver. On s'est aperçu que la maladie était liée à des pratiques anthropophages censées conférer la vitalité des morts aux vivants, lors des rites funéraires : l'homme, guerrier et chasseur, consommait les muscles, siège de la force, et laissait aux femmes et aux enfants les parties moins nobles, dont le cerveau, hautement infectieux. Résultat : atteinte précoce du cervelet : perte d'équilibre. Mouvements oculaires anormaux et tremblements. Deuxième stade : le malade ne peut plus se déplacer qu'avec un bâton. Paralysie progressive des muscles. Certains rient en permanence ; « la maladie du rire » est un surnom donné au kuru ; d'autres sombrent dans une profonde mélancolie. Stade terminal : le malade est incontinent, infirme, incapable d'articuler un mot et de s'alimenter. La mort survient en général moins d'un an après l'apparition des premiers symptômes.

Rappel, banc-titre vidéo ou autre, quelque chose dans le genre panneau à la Brecht :

1966-1968 : le kuru puis la maladie de Creutzfeldt-Jakob sont transmis au chimpanzé par Gajdusek.

1976 : prix Nobel de médecine pour Gajdusek, pour vingt ans de travaux sur les maladies cérébrales dégénératives, qu'il attribue à l'époque à des virus à évolution lente.

Digression : **TOUS ANTHROPOPHAGES**, un dialogue. (À utiliser où ?)

— Les Grecs, qui avaient découvert miraculeusement la Raison incarnée dans l'homme, qui avaient reconnu les premiers le privilège de l'être humain dans le monde, boulottaient de la chair humaine comme de vulgaires Papous, les sauvages !

— Relisons « Des Cannibales » de Montaigne.

— Accablant, le repas de Thyeste, le sacrifice de Lycaon, et l'affaire Cronos ! Tout ça chez Socrate.

— Résumons : Dionysos bouffé par les Titans, Térée et Thyeste digérant leurs marmots, la Sphinge thébaine dévorant les garçons avec qui elle a couché, Tantale et Lycaon offrant aux dieux un repas de chair humaine, Cronos avalant les rejetons qui lui naissent de Rhéa...

— Mais Cronos, c'est de l'anthropophagie politique, l'application d'un principe de précaution, l'avalement, *katapineei*, puisqu'il sait que le gosse doit le détrôner. L'engloutit d'un coup, du coup.

— Et alors ? Ça minimise la chose ? Un coup de dent fait le cannibalisme ? Zeus aussi engloutit Métis, croyant que ça le rendrait plus malin.

— Térée, d'accord, mange son fils, mais sans le savoir.

— Donc, c'est sa femme, c'est la cuisinière qui fait le mangeur d'hommes.

— Tout ça, je vais te dire, c'est la mythologie du miel. Tu en abuses, et il se transforme en son contraire ; ça fait de la merde. Térée et Procné, une histoire de lune de miel qui tourne mal. Térée a un peu forcé sur la lune de miel, tout s'enchaîne, il séduit et viole sa belle-sœur, Philomèle, ensuite mange son fils, avant de se métamorphoser en huppe, oiseau qui se nourrit d'excréments humains. C'est un savant qui le dit.

— Ça ne me rassure pas.

(À caser quelque part) :
— Les dieux bouffent les odeurs, les hommes la chair.

— Les hommes ne sont pas des animaux mangeurs de chair crue. La nourriture humaine est inséparable du feu sacrificiel.

— Quelle terreur !

11 SEPTEMBRE 2001

— Qu'as-tu fait cet été ?

— J'ai retraduit un peu d'Ovide. À force de traduire des choses horribles...

Été 2001

JOURNAL INFIME

5 AOÛT 2001

Chaos

Ça commence par le chaos, ou plutôt la sortie du chaos. Mettons un peu d'ordre là-dedans, comme eût dit Donatien.

Qu'est-ce que le chaos ? Une masse informe et confuse. Certains pensent qu'il y a de l'ordre dans le chaos. Un ami électrophysiologiste me raconte que, dans le bruit synaptique, chaos, il existe un ordre et une fonction évolutive. Le poisson rencontrant un prédateur partira de façon imprédictible à droite ou à gauche, à cause du chaos. Le prédateur ne saurait prévoir. Une chance sur deux de s'en sortir, c'est mieux que d'y passer à tous les coups.

Très honnêtement, je ne comprends pas la théorie mathématique qui fonde son raisonnement et je lui fais confiance. Pourquoi frimer ? Il y a assez d'historiens des sciences qui font semblant de comprendre la discipline objet de leurs études. Ils deviendront physiciens, biologistes ou mathématiciens, sur le tard et du dimanche. Je préfère Bachelard. Mais après tout, pourquoi pas ? Il existe des amateurs géniaux. Allez, hop ! Un an dans un laboratoire, et j'ai tout compris. Le reste de mon existence, je rentabilise. Ça, c'est la bonne affaire ! Ils ont bien de la chance, moi, ça fait déjà trente-deux ans et je m'interroge toujours.

C'est vrai, je n'y comprends rien, mais ce qui m'agace dans les théories du genre fractale, chaos, thermodynamique (loin de l'équilibre à la Prigogine-Stengers) ou « des catastrophes », c'est leur prétention à tout expliquer hors du domaine originel de leur spécificité : la vie des cités, la construction des organismes, la structure des termitières, le déchiqueté des côtes bretonnes, le delta du Nil, la forme des neurones, celle des branches des arbres, les cours de la Bourse, la forme des circonvolutions cérébrales, etc. Un tel universalisme, je trouve ça suspect. Il est vrai que je viens de passer douze ans de ma vie à essayer de comprendre le passage d'une protéine d'une cellule à une autre. C'est petit comme ambition et maigre comme résultat.

Évidemment, il y a la dimension poétique. Ça, je comprends déjà mieux. Ovide : je chante les formes. Mais il y a aussi l'idée de l'explication mathématique universelle, la loi du grand tout. Du pur Apollon, pas l'ombre d'un Dionysos. Leiris ? La corne du taureau, encore elle et son ombre ? Un chemin par où la science se rattache au mythe en tant qu'elle répond à l'injonction d'habiter le monde, d'en donner une explication, une interprétation. Angoisse.

Jean-François me rappelle à l'ordre. D'Arcy Thompson aussi est apollinien. Clairement. Mais son échec ? Tu y as pensé, à son échec ? Tu as lu le dernier chapitre, celui sur la méthode des coordonnées ? La force de D'Arcy Thompson, comme celle d'Alan Turing, est dans l'impossible. La beauté de ces deux œuvres est qu'elles s'achèvent sur deux échecs. Mais quels échecs ! Ouverture sur les gènes de développement et morphogenèse. Des ratages comme ça, on en redemande. Les fractales, ça ne rate jamais ! Ça m'inquiète.

Jean-François me passe un morceau de sa traduction, il a retraduit les quinze livres des *Métamorphoses*.

— ...

— J'ai le projet de dire comment les formes changent dans les corps.

— Comment les corps changent de formes.

— Le changement de formes.

— Le poème doit couvrir le temps depuis l'origine du monde jusqu'à l'époque contemporaine.

— Etc.

— Un animal plus sacré, intellectuellement plus capable, et qui pourrait dominer les autres, manquait encore.

— Mais comment a-t-il été créé ?

— Alors, soit : le dieu, quel qu'il soit, celui qui est à l'origine de ce monde meilleur, l'a formé d'un germe divin ; soit : la terre toute récente, récemment séparée des hautes régions de l'éther, a gardé quelques germes de son frère le ciel, et Japet, un des Titans, père de Prométhée, en les mélangeant avec des eaux de pluie, les a façonnés à l'image des dieux, la mesure de toutes choses. Tandis que, tête basse, les autres animaux tiennent leurs yeux attachés sur la terre, il a donné à l'homme un visage tourné vers le ciel qu'il lui ordonna de contempler, en levant ses regards vers les étoiles.

— Ainsi la terre, il y a peu encore, masse grossière et sans représentation, se transforma et se couvrit de figures d'hommes jusqu'alors inconnues.

8 AOÛT 2001

Feuille de trèfle

On dit assez fréquemment, à bon droit, que toute la biologie s'articule sur la théorie de l'évolution. Mon premier travail, celui qui est objet de ma thèse de doctorat, soutenue en 1976, c'est pas d'hier, portait sur la structure du fragment 3' terminal de l'ARN messager du virus de la mosaïque jaune du navet (VMJN). Pas de rapport apparent avec l'évolution ou la morphogenèse. Patience. Le VMJN est un virus qui, comme son nom l'indique, infecte le navet, donc aussi le choux chinois, qui est de la même famille des brassiques : *Brassica napus* et *Brassica chinensis*. Son messager ou ARN code quelques protéines qui permettront la reproduction du virus. Ce messager doit aussi être reproduit, puisque chaque particule virale contient un messager. Cette reproduction du messager passe par sa copie dans la cellule infectée. Voilà pour l'essentiel de la biologie.

Quand je suis arrivé, en 1971, dans le laboratoire de François Chapeville dans l'Institut de la faculté des sciences de Jussieu, qui allait prendre quelques années plus tard le nom de Jacques-Monod, j'eus la chance de travailler avec Anne-Lise Haenni et Pierre Yot, en fait surtout avec Anne-Lise puisque Pierre devait partir pour les États-Unis afin d'effectuer un stage postdoctoral. Cette équipe venait d'observer que l'ARN messager du VMJN, un très long ARN de 2 000 bases, pouvait fixer un acide aminé, la valine, sur son extrémité 3' terminale. Cette observation était extrêmement surprenante puisque la capacité de fixer des acides aminés est spécifique d'une autre catégorie d'ARNs, les ARNs de transfert, beaucoup plus petits (moins de 100 bases). Le rôle de cette fixation, encore appelée aminoacylation, après reconnaissance par une transférase, étant de fabriquer les protéines. Chaque ARN de transfert fixe un acide aminé spécifique (il en existe vingt) et, après reconnaissance au niveau du ribosome, et sur l'ARN messager, du codon approprié, transfère l'acide aminé qu'il porte sur la chaîne polypeptidique en croissance. C'est le processus de traduction du messager en protéine grâce au code génétique : à un codon correspond un acide aminé et un seul.

Il était donc tout à fait incroyable, mais vrai comme cela fut confirmé par la suite, malgré les sceptiques, qu'un ARN messager de 2 000 bases fixe un acide aminé comme un petit ARN de transfert. Ce n'est pas seulement la différence de taille qui posait problème, mais la différence de fonction, un ARN messager porte le message, l'ARN de transfert le traduit. Il fallait donc aller à la structure. En effet, l'ARN de transfert doit sa reconnaissance par les enzymes qui fixent un acide aminé à son bout 3' terminal à sa forme très particulière dite en « feuille de trèfle ». Le travail qui me fut confié par Anne-Lise consistait donc à vérifier si la séquence d'un fragment 3' terminal de l'ARN messager du VMJN était ou non compatible avec une forme de feuille de trèfle. Cela me prit, avec son aide et celle de collègues du département de chimie du MIT, à Cambridge (USA), un peu moins de cinq années.

Au-delà du fait que ce même travail, séquencer cent nucléotides, prendrait aujourd'hui quelques jours, la première leçon retenue de cette période, grâce à la rigueur — la vraie, pas celle des curés laïques donneurs de leçons — de François Chapeville, Anne-Lise Haenni et Pierre Yot, est qu'il faut toujours aller au bout du phénomène observé, fût-il en contradiction avec les idées admises.

La deuxième leçon est qu'une molécule peut aussi être vue comme une combinatoire de formes. Mon introduction au monde de la forme se fit donc sous les auspices de la chimie et de la biologie moléculaire. La troisième a un rapport direct avec l'évolution. Le fait de trouver une structure cellulaire, l'ARN de transfert, dans un messager viral suggérait que, contrairement à une idée reçue, les virus dérivaient des cellules, et non le contraire. Se posait alors toute une série de questions sur l'utilité des virus dans l'évolution : pourquoi cette invention préjudiciable aux individus avait-elle été retenue par la sélection naturelle ?

Finalement, le dernier enseignement, un peu plus triste, fut que cette observation faite par Pierre et Anne-Lise ne reçut pas le développement qu'elle méritait, du fait de la modestie de ses trois découvreurs (n'oublions pas François Chapeville, amicalement appelé par nous Franeck) et de la structure sociale du milieu scientifique qui avait d'autres chats à fouetter que s'intéresser à une curiosité de la nature sinon à un artefact. Ce que nous savons aujourd'hui de la très grande et alors insoupçonnée variété des fonctions assurées par les ARNs me laisse supposer que l'observation de mes trois aînés a été injustement sous-estimée.

Moralité : il y a loin de l'observation à la découverte.

10 AOÛT 2001

Claude Bernard

« Quand le fait qu'on rencontre est en opposition avec une théorie régnante, il faut accepter le fait et abandonner la théorie, lors même que celle-ci, soutenue par de grands noms, est généralement acceptée. »

11 AOÛT 2001

Dendrites

C'est bien longtemps après, 1984, que je me suis retrouvé confronté dans le laboratoire de Jacques Glowinski, au Collège de France, à la question de la forme ; plus celle des molécules, mais celle des cellules, des neurones en l'occurrence. Suzanne Denis-Donini avait observé que les neurones prélevés d'une région donnée du cerveau embryonnaire ne se développaient pas en adoptant la même forme selon que les cellules, des astrocytes (ainsi nommés d'après leur forme en aster), sur lesquelles ils étaient mis à différencier, provenaient, ou non, de la même région cérébrale que les neurones.

Cette différence de forme correspondait en fait au développement, ou non, d'une classe de prolongements appelés dendrites, de *dendros* : arbres ou branches dont ils rappellent la forme. Que cette différence de forme dépende d'un problème de positions dans l'animal, celles respectives des neurones et des astrocytes, devait par la suite, porter mon attention sur une classe de gènes, les gènes homéotiques, dont l'activité lie la position des organes à leur forme. Mais il fallait pour comprendre ce lien avoir accepté celui qui existe entre forme des cellules et forme des organes, ce qui prit un certain temps et surtout de multiples expériences. De nombreuses lectures aussi, initiées en 1985 à la bibliothèque de l'Université de New York, École de médecine, et dont j'ai déjà dit qu'elles ont fourni le matériau des *Stratégies de l'embryon* puis, au fil des redites et enrichissements qui marquent un progrès dans la compréhension, de tous les livres qui ont suivi.

Si on en revient un peu à la physique de la matière molle, dont le père est D'Arcy Thompson, pour qui la morphogenèse ne s'explique que par des forces appliquées à la matière vivante, on doit, faute de rester dans la contemplation des bourgeons qui poussent, Fibonacci, s'efforcer d'établir le lien entre ces forces et les gènes homéotiques, ceux dont les mutations entraînent des changements de formes des organes, œil donne aile, patte donne antenne, comme dans les jeux enfantins, cailloux/ciseaux. Ces gènes codent des facteurs de transcription, c'est-à-dire des protéines qui régulent la transcription d'autres gènes, donc la synthèse de molécules qui sont pour une partie d'entre elles, c'est souhaitable pour la théorie, les supports de ces forces et les générateurs de leur position dans la cellule. En effet, ces forces, qu'elles soient d'adhésion, de tension ou de compression, engendreront des formes différentes selon qu'elles seront d'intensités et de localisations différentes.

Par ailleurs, il ne s'agit pas uniquement de déformer les cellules, mais aussi de lier ces déformations à la croissance, la division ou la mort cellulaires. C'est pourquoi l'approche mécanistique ne peut pas s'envisager sans les approches cellulaires et organiques. Comme la génétique du développement a déjà été convoquée et qu'identifier des gènes dont les mutations modifient les formes, c'est aussi s'interroger sur l'évolution de ces formes au cours du développement et au cours de l'histoire du vivant, on conçoit que tout se tient. Que tout du moléculaire à l'évolutif est, peu ou prou, en fin de compte, une affaire de forme.

— J'ai le projet de dire comment les formes changent dans les corps.

— Comment les corps changent de formes.

16 AOÛT 2001

Jeux

Ce texte a été pris dans la pioche pour les acteurs, une des nombreuses sources préparées par Jean-François à partir du travail, si j'ose dire, accompli au bar du Lutétia, entre autres lieux propices à la réflexion. Surtout le dimanche, avant d'aller dîner chez l'Arménien.

— Antenne donne patte ; patte donne mâchoire.

— Œil donne aile ; aile donne balancier.

— En premier lieu, toutes les prédispositions héréditairement inscrites dans l'organisme seraient représentées dans le noyau des cellules. C'est l'idée de totipotence : chaque cellule contient dans son noyau la totalité de l'information génétique.

— Plus récemment, un gène responsable du programme œil a été cloné. Exprimé au bon moment, il peut faire pousser des yeux en différents points du corps de la drosophile – et pas seulement de la drosophile, mais c'est une autre histoire.

— Autrement dit, pourquoi un œuf de poule donne-t-il, de façon irrémédiable, naissance à une poule, malgré les — il faudrait dire grâce aux — milliards d'événements qui séparent cet œuf, cellule unique, de l'organisme, milliardaire en cellules une fois achevé ?

— L'idée que notre histoire évolutive se croise avec celle des mouches et de tous les autres êtres vivants ne laisse pas de m'étonner.

— Mais la mouche drosophile écrit très peu sur l'homme.

— J'affirme la parenté entre le cerveau des arthropodes et celui des vertébrés.

— Imago, imago ! Chacun de nous est capable de distinguer un homme d'un macaque (cinq secondes).

— Il y a un plan dans l'œuf.

— C'est autre chose que de coder la couleur des yeux ou la forme des poils.

— Tout ou partie d'un organe, l'antenne par exemple, est remplacé par tout ou partie d'un organe homologue…

— Œil, aile, balancier.
— Je dis que : un donne deux et deux donnent quatre.

Dialogue :
— Nous n'avons pas d'ancêtres communs avec l'ordinateur.
— Les ordinateurs ont de la chance.
— J'admets parfaitement que, lorsque la physiologie sera assez avancée, le physiologiste pourra faire des animaux nouveaux, comme le chimiste produit des corps qui sont en puissance, mais qui n'existent pas dans l'ordre naturel des choses. Mais la physiologie devra agir scientifiquement pour opérer toutes ces modifications et se rendre compte de ce qu'elle fait parce qu'elle connaîtra les lois intimes de la formation des corps organiques comme le chimiste connaît les lois intimes de la formation des corps minéraux.
— Claude B.
— Chérie, laisse-moi le mot de la fin.
— Il faudrait vérifier tout cela dans un contexte physiologique.
— Un sujet vivant, c'est avant tout un corps excitable.

17 AOÛT 2001

Clonage

Les pierres — qui le croirait si la tradition ne le garantissait ? — ramollissent et, en ramollissant, prennent forme nouvelle. Bientôt, elles s'allongent, leur nature s'adoucit, et on peut y reconnaître, quoique encore vaguement, une figure humaine, comme elle sort du marbre, à peine ébauchée, pareille à une statue imparfaite. Puis la partie de la pierre, imprégnée d'humidité et mêlée de terre, se change en chair. Ce qui est solide et rigide devient de l'os. Ce qui était veine reste veine. Ainsi, en peu de temps, et par la volonté des dieux, les pierres lancées par les mains de l'homme deviennent des hommes, et des pierres lancées par la femme naissent à nouveau des femmes. Clonage.

— Voilà pourquoi nous sommes une race dure, à l'épreuve de la fatigue, et donnons la preuve de notre origine.

Cet autre lui-même, né de lui, seulement de lui, est-il encore lui-même ? Un aspect nous avait échappé : les mâles n'engendrent que des mâles, les femelles que des femelles. Le sexe est définitivement détaché de la reproduction, il devient pur jeu. Est-il possible de concevoir un érotisme dégagé de la question de la reproduction, donc de la mort ? Le sacré, l'art, peuvent-ils survivre ? Deviendrons-nous enfin des machines ?

31 AOÛT 2001

Clonage, historiettes et fabliaux

Elle désire porter un enfant qui lui ressemble. À soixante-deux ans, elle veut faire féconder un ovule avec la semence de son frère et se l'implanter. Les anciennes maîtresses du frère refusent. Elle recherche et trouve une donneuse qui lui ressemble et fait affaire avec elle. Elle accouche d'un enfant qui lui ressemble.

« Après le malheur de naître, je n'en connais pas de plus grand que celui de donner naissance à un homme » (Chateaubriand).

Clonage de l'enfant perdu. L'enfant est mort, mais certaines de ses cellules ont été gardées dont les noyaux seront reprogrammés par injection dans l'oocyte énucléé de la mère. L'œuf ainsi formé sera réimplanté dans la mère qui portera son fils une seconde fois. Il naîtra difforme et idiot.

Clonage pour pièces de rechange. À la naissance de l'enfant, des cellules souches sanguines sont mises de côté qui seront utilisées pour amplification ou reprogrammation, soit pour constituer des réserves de cellules en vue d'une éventuelle greffe, soit pour fabriquer des animaux chimériques porteurs de cellules humaines.

Des chercheurs ont récemment fabriqué une souris dont le cerveau est constitué de cellules humaines. La souris est restée souris, son comportement semble normal. Mais les souris ont-elles été bien analysées ? La science serait mieux servie par l'expérience inverse : fabriquer un homme à neurones de souris. Au moins, on saurait ce qu'il pense. Peut-être.

Elle est amoureuse de son frère. Une nuit, elle le fait boire et lui vole une cellule qu'elle donne à cloner, par une officine spécialisée. Vingt ans plus tard, le fils-frère la repousse. Elle le viole et elle le tue.

Il veut retrouver la femme qu'il a connue, il y a vingt ans, et qui est depuis sa compagne. Il la clone en cachette et fait élever l'enfant par une nourrice. L'enfant arrivé à l'âge de dix-huit ans devient la maîtresse de son père sous une fausse identité, et ils ont un enfant. Elle se lasse et s'enfuit avec son demi-frère avec qui elle a aussi un enfant.

Des scientifiques américains ont implanté des cellules souches cérébrales humaines dans un cerveau d'embryon de macaque : *Macaca radiata*. Ces cellules humaines se développent normalement, donnent naissance à des cellules nerveuses et à des cellules non nerveuses (la glie). Certaines pourraient être restées à l'état de cellules souches. Les conséquences pour la médecine sont importantes, les singes pouvant servir de réservoir de cellules souches humaines. Les singes sont réservés.

3 SEPTEMBRE 2001

Singe vert

Le dernier tabou de la biologie. Pour quelques jours ANDi devint un des animaux les plus fameux de la planète. Fabriqué par une équipe de l'Oregon, ANDi est le premier primate transgénique de l'histoire des espèces. Il porte dans son génome le gène codant pour une protéine fluorescente de la méduse. Ovide. Ce gène est régulièrement utilisé en biologie pour rendre des protéines fluorescentes et suivre leur localisation dans les cellules vivantes. Une mouche « verte » avait déjà été fabriquée, mais un singe vert eût été une première. Hélas, malgré la présence du gène dans le génome d'ANDi, ce singe manqua d'être vert sans doute du fait d'une insertion dans une région silencieuse du génome. Deux autre fœtus montrant une activité du gène sont morts avant la naissance. (Photo d'ANDi, très mignon dans le numéro de *Nature* en question.)

Bien que mise au point et utilisée depuis plus de vingt ans chez la souris, la manipulation des cellules de la lignée germinale est difficile à transposer directement aux autres espèces, en particulier aux primates. C'est en 1998 que fut établie une technique permettant d'augmenter considérablement l'efficacité du transfert de gène. Cette technique repose sur l'utilisation de rétrovirus (le virus du sarcome de Roux ou celui du sida sont des rétrovirus) porteurs du gène, capables de l'insérer dans le génome hôte, mais inactivés pour leurs fonctions pathogènes. C'est cette approche qui a été utilisée dans le cas d'ANDi et de ses frères. Plus récemment, une technique consistant à injecter un œuf avec du sperme mélangé au transgène a été utilisée (à Hawaï).

Mais il existe de nombreux autres obstacles. Un obstacle majeur est que les conséquences de l'insertion ne sont pas toujours prévisibles. Des chercheurs du département américain de l'agriculture ont introduit le gène de l'hormone de croissance chez des cochons, lesquels cochons transgéniques se sont effectivement mis à grandir plus vite. Mais ils devinrent arthritiques, léthargiques, bourrés d'ulcères gastriques, et les mâles perdirent leur libido !

Ces problèmes et bien d'autres sont certainement liés à l'insertion «au hasard» du transgène dans le génome. De ce fait, il peut être placé dans une région inactive (comme chez ANDi) ou dans une région active. Pire, il peut interrompre un autre gène et donc l'inactiver, le muter, avec les conséquences que cette mutation peut avoir.

Cet inconvénient a été réglé chez la souris grâce à la technique de recombinaison homologue qui permet d'insérer le transgène en place du gène normal, par exemple un gène modifié en place du gène normal (ou le contraire si l'on veut réparer une mutation à l'origine d'une maladie génétique). Cette technique suppose que l'on cultive les cellules embryonnaires, qu'on les modifie, puis qu'on les injecte dans l'œuf qui comprend alors un mélange de cellules modifiées et de cellules non modifiées (une chimère). Si les cellules modifiées contribuent à la lignée germinale (ce qui n'est pas acquis), alors la deuxième génération sera réparée (à condition de croiser de façon incestueuse, sinon il n'y a aura qu'un descendant sur deux de modifié).

« But producing chimaeras is hardly an acceptable scenario for human reproduction. So if society ever decides that tinkering with the human genome is desirable, we will need a new technology. » En effet, difficilement acceptable pour l'Homme.

Une possibilité serait de fabriquer un chromosome artificiel. De tels chromosomes comprenant un centromère, le transgène et le télomère fonctionnent bien dans des lignées cellulaires de souris et humaines. Cette technologie pourrait être utilisée en thérapie génique, mais on voit mal, aujourd'hui, comment l'appliquer aux cellules germinales. En effet, on ne sait pas comment ce chromosome passerait la méiose et comment un individu à vingt-quatre paires de chromosomes (les vingt-trois normaux plus le chromosome artificiel) pourrait se reproduire avec un individu qui n'en aurait que vingt-trois. Même si les croisements sont fertiles, il est évident que les enfants hériteraient seulement d'une copie du gène introduit et que la majorité des petits-enfants n'auraient pas le gène du tout.

Reste l'approche Dolly de transfert d'un noyau dans un œuf énucléé qui sera implanté. Pour l'homme, il faudrait prendre plusieurs cellules embryonnaires préparées par fécondation *in vitro*, les laisser se multiplier *in vitro* et tenter la recombinaison homologue qui permet le remplacement du gène déficient (voir plus haut la question de l'insertion à la bonne place). Il faudrait alors prendre le noyau de cette cellule modifiée et l'injecter dans l'œuf énucléé qui sera alors implanté dans la mère. Il doit être noté que cette technique consiste à tuer un embryon (ce sont des cellules embryonnaires qui sont utilisées pour la recombinaison homologue) pour en fabriquer un autre. Il faut aussi ajouter qu'en l'état actuel de nos connaissances les pourcentages attendus de succès d'une telle opération sont extrêmement bas. Tout cela n'excluant pas, en cas de succès, des complications ultérieures. Bref, ce n'est pas demain la veille qu'on pourra pratiquer la thérapie génique héréditaire sur l'homme.

10 SEPTEMBRE 2001

Biotique

— C'est la terre qui engendra les autres animaux aux diverses formes, lorsque l'humidité qu'elle contenait se fut échauffée sous les feux du soleil, lorsque la boue et les eaux marécageuses eurent fermenté sous l'action de la chaleur, que les germes féconds des choses, nourris dans un sol vivifiant, se développèrent comme dans le ventre d'une mère et prirent peu à peu leur forme.

— Les paysans, quand ils retournent le limon du Nil, y trouvent quantité d'animaux. Il y en a qui sont à peine ébauchés au moment où ils naissent ; d'autres sont incomplets et dépourvus de certains de leurs organes. Souvent dans le même corps une partie est vivante, l'autre n'est encore que de la terre informe. Quand l'humidité et la chaleur se combinent, elles engendrent ; toutes choses sortent de l'union de ces deux principes ; le feu est l'ennemi de l'eau, mais l'air chaud, chargé d'humidité, crée tous les êtres, et la concorde dans la discorde favorise la reproduction.

— Cette explication est scientifique, d'accord, mais le résultat, c'est aussi des monstres, à commencer par Python.

— Une occasion pour Apollon de s'illustrer.

— Ça a permis aussi d'inventer la compétition sportive.

— Oui, une compétition sportive commémore quoi ?

— Attendez, c'était peut-être d'abord un festival de musique, ensuite détrôné par le sport.

Ce n'est pas d'aujourd'hui que les fossiles nous font rêver sur l'aventure du vivant, qui commence par sa création, bien entendu. Né de la pierre. Né du minéral. Oui, mais comment ? Ce n'est guère facile d'expérimenter en évolution. Même si on arrive à créer une cellule qui se reproduit à partir de quelques éléments minéraux et organiques, par exemple en jouant, c'est Ovide qui le dit, sur la chaleur et l'humidité, ajoutons-y la pression. Quelle soupe ! Qui nous prouvera que c'est bien ainsi que les choses se sont passées ?

À un moment donné, il aura bien fallu que les premières molécules organiques nées des conditions extrêmes qui étaient celles de la terre — combien de milliards d'années ? — s'isolent au sein de quelque chose qui ressemblait à une membrane, du gras, du sucre et à l'intérieur de cette lamelle graisseuse et vaguement sucrée du matériel nucléique, probablement de l'ARN. Et des protéines, quelles protéines ? Bonnes à tout faire, lire le message, le transporter, pourquoi pas même traverser des couches de lipides ; voyager, seules ou accompagnées, d'un isolat à l'autre, protovirus né de la protocellule. Est-ce que ça existe une chose pareille ?

Remarquons que passer du minéral au végétal puis du végétal à l'animal, maintenant qu'on connaît le chemin, ça se fait tout seul. Photosynthèse, capter Phébus direct ! Nutrition, on y reviendra.

— Je n'aime pas Phaéton, ce jeune con qui pique la voiture de sport de son père et la plante.

— Le problème, c'est qu'il ne plante pas que lui. Il fout un bordel tel que Jupiter est obligé de tout reprendre de zéro. Tout réparer : rétablir l'eau des fontaines, remettre en marche les fleuves. Remettre de l'herbe sur la terre, des feuilles aux arbres. Ça ne l'empêche pas de draguer une jeune nymphe pour qui il conçoit une passion brûlante qui l'enflamme jusqu'aux os.

Pygmalion, il imite la vie, il sécrète l'ivoire. Cette femme, cette statue, elle lui vient comme une dent. Une dent à lui, une dent contre lui. C'est dur et ça peut faire mal. C'est une femme qu'il sculpta dans l'ivoire à la blancheur de neige, et la plus belle qui se puisse imaginer. Mais l'ivoire n'est pas la pierre, l'ivoire est le prolongement de la chair, la pierre n'en est que le commencement. Un commencement minéral d'avant la vie, d'avant la bactérie, d'avant la plante, d'avant le sang. Il en aura fallu du temps pour tracer le chemin qui mène de la pierre à l'ivoire.

11 SEPTEMBRE 2001

Labo, la routine

Pourquoi sont-ils tous à écouter la radio au lieu de travailler ?

Automne/hiver 2001

CAHIER INFORME

9 OCTOBRE 2001

Eh bien, continuons. Alain m'envoie pour servir d'épilogue à l'épisode de la protéine infectieuse, un apologue sur la souris déprionnée. Encore faut-il que je parvienne à caser cette métamorphose de protéine.

Je cite :

— Une voix : La meilleure façon d'être immunisé contre la maladie est de ne pas porter le gène du prion, donc de ne pas synthétiser cette protéine. Sans protéine endogène, aucune contamination possible par la protéine exogène. C'est ce qui a été démontré grâce à la fabrication de souris transgéniques dépourvues du gène. Elles peuvent manger du prion, en veux-tu, en voilà, plus même que les Papous n'en pouvaient trouver dans la cervelle de leurs parents décédés, elles ne tomberont jamais malades. Jamais ! Donc il faudrait faire bouffer les farines animales par des souris déprionnées ; on les tue et on fait des farines avec qu'on donne aux vaches, des farines garanties sans prion. Cette souris « déprionnée » est-elle normale ? Il est assez simple de répondre. Il suffit de tester sa capacité d'apprentissage synaptique. L'apprentissage synaptique, c'est le frayage synaptique au sens de *L'Esquisse* (Freud 1905) ; si le courant passe une fois entre deux cellules, une marque de ce passage est que, la deuxième fois, il passera avec une efficacité différente, supérieure (c'est la potentiation) ou inférieure (c'est la dépression). Eh bien, le prion normal modifie cette efficacité en bloquant l'action d'un médiateur gazeux (hypothèse). Et comme ce médiateur gazeux, l'oxyde nitreux ou NO, a un rôle important dans le développement cérébral et la physiologie du cerveau, il est bien possible qu'on ne puisse se passer de cette molécule de prion, même si la souris a l'air normal. Mais comment sait-on qu'une souris dans une cage est normale ? Qu'est-ce qu'elle a à apprendre ? Au passage, mais cela n'a rien à voir avec le reste, le NO est aussi un agent vasodilatateur, et le mode d'action du Viagra est de forcer la fabrication périphérique du NO et de compenser une vasodilatation localement défaillante. Rien à voir, bien entendu, avec le sujet qui ici nous préoccupe.

— On pourrait évidemment aussi déprionner *Homo sapiens*.

10 OCTOBRE 2001

Dialogue :
— Vous préféreriez manger du singe ou du chat ?
— Mais le singe est plus proche de nous.
— On mangeait Blanchette, sans problème.
— C'est quand même curieux qu'un paysan mange sa vache, qu'un laboureur mange son cheval.
— Moi, j'ai été élevé chez les paysans.
— Barbare ! Cyclope !
— Sous nos latitudes, oui.
— Quand on pense qu'on n'a que un pour cent de différence de matériel génétique avec les...
— Blanchette, je t'aurais crue plus tendre.

12 OCTOBRE 2001

Rien sans Claude Bernard. Qu'est-ce que manger ? Cette nuit, un rêve : une espèce de philosophe allemand, vieillard avec perruque blanche, tient dans sa main de manière obscène la clé d'une ceinture de chasteté (ça doit donc être Kant, association libre) et tente de se mettre sous les draps avec moi pour me susurrer à l'oreille après s'être métamorphosé en grand-mère-grand-méchant-loup : « Qu'appelle-t-on manger ? » Réveil.

— Claude Bernard (*entrant*) : Le développement et la nutrition sont les seules choses utiles à connaître pour expliquer la vie. Le reste n'est ensuite que l'étude des propriétés des tissus.

(*Il sort*)

— Le chœur : Expérience, expérience, expérience.

J'aime la définition que Claude Bernard donne du savant comme inventeur d'expérience. Regarder le texte d'Ovide comme Claude Bernard regarde la nature ou les êtres vivants, avec l'intuition et l'idée d'une expérience à faire. Regarder un chien en se demandant à quoi sert la rate. Un regard un peu torve, c'est vrai.

Exemple :

— Claude Bernard (*il revient. Sur le ton de la confidence amoureuse*) :

20 octobre 1850.

La rate a-t-elle un rôle à remplir dans la production de la chaleur animale ?

J'ai enlevé la rate sur plusieurs jeunes chiens. L'un avait deux jours, l'autre trois jours, l'autre huit jours et l'autre quatre à cinq semaines. Ils sont tous morts vers le dixième ou douzième jour sans présenter de péritonite. Seulement, l'animal paraissait se refroidir et languir dans les derniers jours. Dans les premiers jours, ils mangeaient comme à l'ordinaire, mais plus tard ils perdaient l'appétit ; la plaie de l'hypocondre chez aucun ne s'est cicatrisée. Elle restait blafarde ou noirâtre, ne suppurait pas. Il ne paraissait pas y avoir de travail inflammatoire. Chez deux de ces animaux (celui de deux jours et celui de huit jours) morts après l'extirpation de la rate, j'ai constaté que le sang était rouge comme à l'ordinaire, et les globules vus au microscope ne paraissaient rien offrir de particulier. J'ai remarqué chez ces deux animaux que tous les ganglions lymphatiques dans toutes les parties du corps étaient gonflés et ecchymosés, et comme marbrés de sang à la suite de ces ecchymoses. Est-ce que vous m'aimez ?

— Le chœur : À quoi donc sert la rate ?

De l'art de regarder : comment inventer une expérience à partir du regard porté sur quelque objet naturel, un animal, par exemple ? Sûreté du coup d'œil. Cela devrait intéresser le théâtre, non ? Si j'étais faiseur de livres, je ferais un opuscule sur les différentes manières de regarder la nature. Le peintre, par exemple, il faudrait voir ce qui se passe dans son cerveau au moment de la décision de « croquer » ceci ou cela, une pomme, sa femme, une montagne. Est-ce de l'ordre de la perception ? ou bien ça se passe dans l'imagination ? Qu'appelle-t-on imaginer ? Le peintre, voit-il encore la pomme ou déjà le tableau ? Comment, dans un signe que vous fait la nature, y a-t-il déjà la promesse d'un autre signe, celui de l'art ? Comment on « sent » qu'on peut faire une expérience à partir du réel ou d'une simple observation de celui-ci, que l'on soit peintre ou vivisecteur. Sentir, imaginer, penser, comprendre, saisir qu'il y a quelque chose à faire, qu'on peut faire quelque chose de « ça ». Aventure singulière de cette intuition-là. Le *Cahier de notes* de Claude Bernard comme carnets de croquis. Le moment où l'on va inventer quelque chose. Cet orgasme-là.

Une phrase qui « refroidit » un peu ce qui précède. : « Il ne s'agit en effet pour le physiologiste que de décomposer la machine vivante, afin d'étudier et de mesurer, à l'aide d'instruments et de procédés empruntés à la physique et à la chimie, les divers phénomènes vitaux dont il cherche à découvrir les lois. »

En art : tout procédé de montage est de l'ordre du démontage ; toute invention formelle est liée à la destruction. Un peu brutal.

14 OCTOBRE 2001

Travail de l'imagination : le type obsédé par le sucre. Le même que celui qui se demande : à quoi sert la rate ? (Exemples). À la fortune de Poe : quelque chose comme *La Vérité sur le cas de M. Claude Bernard*, un conte fantastique. Quelle place dans le spectacle va-t-il tenir, celui-là ? Son cas en effet commence à m'intéresser : Alain commence à déteindre sur moi. Ça me donne une idée : le théâtre ne doit pas se faire une teinture de science, mais celle-ci doit un peu déteindre sur lui. À creuser.

Si, un jour, je faisais un spectacle sur, à partir de, avec Claude Bernard, il faudrait faire tenir le rôle à Alain ! Je l'imagine racontant l'expérience du foie lavé. Claude Bernard ! Moi qui, naguère encore, n'avais de lui que quelques souvenirs scolaires, une lecture poussive de l'*Introduction*, à l'extrême fin de la puberté. De quoi vous flanquer des boutons. Et la seule référence qui surnageait, c'était Bergson nous expliquant qu'il était notre Descartes à nous,

Modernes, un génie qui avait commencé par faire de grandes découvertes et avait ensuite passé son temps à se demander comment il fallait s'y prendre pour les faire. J'ai encore du mal avec ce texte dont je comprends bien l'importance, mais dans lequel je glane peu de citations — mauvais signe — destinées à ma collection pour servir à la scène. C'est bête, j'ai l'impression que je ne peux pas expérimenter grand-chose à partir de l'*Introduction à la médecine expérimentale.* Pas de chance. En revanche, le *Cahier de notes* est un régal. On est aux premières loges pour assister au spectacle de sa pensée. Au fait, le savant pense.

— Claude Bernard : Chacun suit sa voie. Les uns sont préparés de longue main et marchent en suivant le sillon qui était tracé. Moi, je suis arrivé dans le champ scientifique par des voies détournées et je me suis délivré des règles en me jetant à travers champs, ce que d'autres n'auraient peut-être pas osé faire. Mais je crois qu'en physiologie cela n'a pas été mauvais, parce que cela m'a conduit à des vues nouvelles.

J'ouvre une parenthèse : (Si la chose ne paraissait trop présomptueuse, je prendrais bien à mon compte cette phrase. Ne suis-je pas arrivé dans le champ théâtral par des voies détournées et délivré des règles en me jetant à travers champs. C'est à cela que je pensais en disant plus haut que je ne peux m'appuyer sur la ou une tradition théâtrale. Enfin, il ne m'appartient pas de dire si cela m'a conduit à des vues nouvelles. Fermez la parenthèse.)

— Claude Bernard (*s'était tu pendant la parenthèse*) : Moi, je dis : je n'affirme rien, je ne sais rien ; c'est la vérité, et c'est cette ignorance où je suis qui me permet de faire des hypothèses, de poétiser, de broder, sur mon sentiment et suivant ma nature. Cette ignorance de la cause des causes fait le poète, le philosophe, quelque chose de vague et de mystérieux que je ne comprends pas, et j'en suis bien aise, car, si je savais tout, je ne pourrais plus vivre.

Nous voilà bien loin du mythe de la connaissance comme désir de tout savoir, quand ce n'est pas celui de tout expliquer. Il n'y a pas de plus belle parole d'un savant : si je savais tout, je ne pourrais plus vivre...

— Donc, Dieu n'existe pas.

— En tout cas, il ne vit pas.

En passant, cette phrase qui pourrait bien convenir à Prusiner et sa protéine erratique :

— Claude Bernard : Quand le fait qu'on rencontre est en opposition avec une théorie régnante, il faut accepter le fait et abandonner la théorie, lors même que celle-ci, soutenue par de grands noms, est généralement acceptée.

Voilà : c'est ainsi que les protéines devinrent infectieuses. Au passage : heureux savants qui rencontrent des faits !

Note dramaturgique : Selon Prusiner, le prion serait une particule infectieuse de nature protéique résistante aux procédés d'inactivation des acides nucléiques.
— Le chœur : (*Stasimon final*)
        — Une protéine ne possède
    aucun code génétique.
    Comment pourrait-elle donc
    véhiculer l'information d'envahir
    puis de se reproduire
    chez l'hôte infecté ?
    Une infection ne résulterait
    pas toujours
    de la transmission de matériel génétique ?

        — Une protéine non toxique
    pourrait changer de forme
    pour se retourner contre son hôte
    et se révéler mortelle.

        — Deux formes pour une même protéine !
        — Pourrait-on vivre sans le gène
    codant pour la protéine prion ?

        — Il y aurait une hérédité de structure
    ne dépendant pas de nos gènes.
    Transfert d'information
    de protéine à protéine,
        — au moins au niveau de leur forme.
(*Ils sortent.*)

Je rentre : à l'heure qu'il est, il est évident que Claude Bernard va alimenter notre rêverie sur la nutrition (pour autant que la nutrition soit le seul référent scientifique à la métamorphose, air connu...). Et permettre de rebondir sur Ovide, qui s'y connaît en dévoration (*cf. passim*), puisque aussi bien manger, c'est se manger soi-même et que tout animal est autophage. Voilà qui peut toucher le public, probablement persuadé, les spécialistes mis à part, que la nutrition est une combustion, qu'on brûle ce qu'on bouffe. Ça se dit.

— Si tu brûlais immédiatement ce que tu bouffes, tu n'aurais aucune faculté d'adaptation. Autonomie par rapport au milieu. On fait exactement comme les végétaux ; il y a des réserves animales de sucre comme chez les végétaux. Les deux règnes ont des phénomènes communs. La nutrition comme passage de l'inorganique à l'organique. Comme ici, chez Ovide, les cailloux qui deviennent des hommes ? Passage du prébiotique au biotique. Autre question : qu'est-ce qui se passe quand on devient un végétal ? On transforme son glycogène en amidon. Exemple de dévoration par la plante : Daphné. Qu'est-ce qui lui arrive après ? Fossilisation ou phénolisation, carapace des insectes ; envahissement par des éléments minéraux. Comment durcir ?

À propos d'autophagie, il faudrait essayer de télescoper cette réflexion avec l'histoire d'Érysichthon au livre VIII.

— Érysichthon était assez fou pour mépriser la puissance des dieux et pour refuser de brûler l'encens en leur honneur. Il avait aussi, paraît-il, violé, la hache à la main, un bois consacré à Cérès, et profané par le fer ses antiques ombrages. Là se dressait un chêne immense, au tronc séculaire, ceint de bandelettes, de tablettes commémoratives, de guirlandes, autant de témoignages d'un vœu exaucé. Souvent, sous ses branches les Dryades dansaient joyeusement. Souvent aussi, en se donnant la main, elles entouraient les quinze brasses de son tronc. On aurait dit que les autres arbres sous lui avaient la hauteur de l'herbe. Cela n'empêcha pas Érysichthon d'y porter le fer ; il donna à ses serviteurs l'ordre de couper le chêne sacré ; ils hésitaient, alors il arracha sa hache à l'un d'eux et s'écria : « Il peut être cher à la déesse, être la déesse elle-même, les feuilles de sa cime vont toucher terre. » Et, en disant cela, il balance son arme obliquement contre l'arbre qui frémit et gémit ; en un instant ses feuilles et ses glands se mettent à pâlir, et la même pâleur aussi s'empare de ses longues branches. Dès que la main sacrilège a fait une blessure dans le tronc, l'écorce fendue laisse échapper du sang, comme le sang jaillit du cou d'un taureau qu'on abat devant les autels.

— Tous les assistants sont frappés de stupeur. L'un d'entre eux ose s'interposer et retenir la hache cruelle.

— Voici, dit Érysichthon, la récompense de tes bons sentiments. Et tournant son fer de l'arbre vers l'homme, il lui tranche la tête. Puis il revient frapper le chêne duquel s'élève une voix qui dit :

— Je suis, sous ce bois qui me cache, une nymphe chère à Cérès ; je te prédis en mourant que ton châtiment est proche, et c'est ce qui me console de mourir.

Lui poursuit sa criminelle entreprise ; à la fin, ébranlé par les coups innombrables, tiré par des cordes, l'arbre s'abat, écrasant sous son poids toute une partie de la forêt.

— Cérès invente un châtiment qui aurait pu exciter la pitié en faveur du coupable, si ses crimes ne l'avaient rendu indigne de pitié : le livrer au tourment fatal de la Faim.

— Une nymphe, montée sur un char prêté par Cérès et tiré par des dragons, traverse les airs, arrive en Scythie, et là, sur le sommet du Caucase, elle débarrasse le cou des dragons de leur joug et va chercher la Faim. Elle la voit dans un champ pierreux, arrachant de ses ongles et de ses dents quelques maigres brins d'herbe. Elle a les cheveux hirsutes, les yeux caves, le visage pâle, les lèvres blanches pleines de bave, la voix rauque ; à travers sa peau sèche, on peut voir ses entrailles. Ses os décharnés percent sous les reins ; rien à la place du ventre ; sa poitrine flasque, on dirait qu'elle ne tient qu'accrochée aux jointures de l'épine dorsale. La maigreur fait ressortir ses articulations, ses genoux sont enflés, et ses talons forment une énorme saillie.

— Dès qu'elle la voit de loin, la nymphe, n'osant approcher, lui donne le message de Cérès, et sent déjà les premières atteintes de la Faim, attelle ses dragons, tourne bride aussitôt. La Faim, bien que contrariant de tout temps l'œuvre de Cérès, exécute ses ordres. Elle trouve le sacrilège endormi et l'étreint de ses bras. Elle se communique à lui par son haleine, remplit sa gorge, sa poitrine, sa bouche de son souffle et répand dans les veines vides du dormeur le besoin de manger. Puis, sa mission achevée, elle quitte ce monde d'abondance et retourne en son séjour misérable et familier.

— Le doux sommeil caresse encore Érysichthon de ses ailes bienfaisantes. En rêvant, il cherche des aliments, remue en vain ses mâchoires, fatigue ses dents sur ses dents, fait avec le gosier le geste imaginaire d'avaler des mets imaginaires et, au lieu d'aliments, il n'avale vainement que de l'air. Sans tarder, il demande qu'on lui apporte tout ce que produisent la mer, la terre, l'air ; mais, devant la table, il se plaint qu'on le laisse mourir de faim et, au milieu des plats qu'on lui offre, il réclame d'autres plats. Ce qui suffirait à une ville, à tout un peuple, ne lui suffit pas et, plus son ventre engloutit, plus il veut engloutir. Comme la mer qui reçoit en son sein les fleuves de toute la terre sans apaiser sa soif, comme elle boit jusqu'à la dernière goutte les cours d'eau des contrées lointaines, de même que le feu dévorant ne refuse jamais aucun aliment, brûle des troncs innombrables, et réclame davantage d'aliments qu'on lui en fournit davantage, de même la bouche de l'impie Érysichthon avale avidement tous les mets et en redemande. Toute nourriture l'excite à manger encore, et manger ne fait que lui creuser l'estomac.

— Pour se nourrir, pour remplir le vide de son ventre, il avait déjà mangé une partie de son patrimoine, mais n'avait pas mangé sa faim. Quand il eut bouffé toute sa fortune, il ne lui restait qu'une fille, qui méritait un autre père. N'ayant plus rien, il la vendit. Mais elle était trop fière pour accepter un maître. Tendant ses mains au-dessus de la mer :

— Arrache-moi à mon maître, toi qui eus le privilège de me ravir ma virginité.

— Neptune en effet avait eu ce privilège. Il ne repousse pas sa prière, et, comme le maître en question la suivait, il la change en pêcheur.

— Le maître : Toi qui caches le bronze de l'hameçon suspendu à ton fil sous un peu d'appât, toi qui te sers habilement du roseau, que la mer soit pour toi toujours aussi calme, le poisson dans l'eau toujours aussi crédule et ne sente l'hameçon qu'une fois pris. La femme qui, tout à l'heure, en habits grossiers, les cheveux pas coiffés, se tenait là sur la plage — car je l'ai vue —, dis-moi où elle est passée ; les traces de ses pas en effet s'arrêtent ici.

— La fille : Je ne sais qui tu es, mais excuse-moi, je n'ai pas détourné les yeux de l'eau profonde ; j'étais concentrée sur mon travail. Je prends à témoin le dieu de la mer : qu'il m'aide dans mon métier, tout comme il est vrai qu'à part moi il n'y a eu depuis longtemps, sur ce rivage, ni homme ni femme.

— Le maître s'en retourne, convaincu. La jeune fille reprend sa forme première.

— Du coup, le père voyant les dons de sa fille pour se métamorphoser, la vend plusieurs fois à des maîtres différents à qui elle échappait, changée une fois en jument, une fois en oiseau, une fois en bœuf, une fois en cerf, et fournissait son père en aliments bien mal acquis.

Mais la violence de son mal finit par épuiser tout ce qu'il était possible de manger et offrit à sa terrible maladie une pâture nouvelle. Érysichthon se mit à déchirer de ses dents ses propres membres et à nourrir son malheureux corps en rognant sur lui !

— En le diminuant, en l'amputant, en le réduisant, en prélevant sur lui. Difficile de traduire : *et infelix minuendo corpus alebat*.

20 OCTOBRE 2001

Je laisse, délaisse un peu Claude Bernard, le foie lavé, l'expérience, sans arrêter encore comment je pourrai en faire usage. Il faut que j'avance dans la lecture/traduction. Je n'en suis qu'au livre III ; il y en a quinze.

Où l'on tombe encore sur une génisse :
(*À plusieurs voix.*)
— Cadmus, chargé par son père de retrouver sa sœur, Europe (voir plus haut) : Tu la retrouves ou c'est l'exil. Le fils d'Agénor ne retrouve pas la fille d'Agénor ; il va donc consulter l'oracle de Phébus pour lui demander quelle terre il doit habiter.
— L'oracle : Tu verras une génisse dans des champs solitaires, qui n'a jamais subi le joug ni traîné la charrue. Suis-la et, dans la prairie où elle s'arrêtera, fonde les murailles d'une ville que tu appelleras Béotienne.
— À peine descendu de l'antre de Castalie, il voit, cheminant lentement (tranquillement) sans gardien, une génisse, une génisse dont le cou ne porte aucune trace de servitude. Il la suit en adorant en silence Phébus qui lui a indiqué le chemin. Il avait déjà franchi les champs du Céphise et de Panope ; la génisse s'arrête, lève vers le ciel son beau front orné de cornes, remplit l'air de ses mugissements. Et puis elle se retourne vers ceux qui la suivent, et, dans l'herbe tendre, elle se couche.
— Il y a là une forêt, au milieu une caverne, dans la caverne un serpent, fils de Mars, qui n'a fait qu'une bouchée des compagnons de Cadmus. Lui s'avance vers le bois, vêtu d'une peau de lion, avec, pour armes, une lance au fer étincelant, un javelot et son courage, la meilleure de toutes les armes. Il entre dans la forêt, il voit les cadavres, et sur eux l'ennemi vainqueur qui les couvre

de son corps immense, tout occupé à lécher le sang de leurs blessures.

— Description d'un combat. Pour le faire plus vite qu'Ovide, voir Euripide, *Les Phéniciennes* (v. 638 et suivants).

— Pallas : Pourquoi contemples-tu, Cadmus, ce serpent que tu viens de tuer ? Toi aussi, tu deviendras un serpent que l'on regardera.

— Et elle lui ordonne d'ouvrir la terre et d'y enfouir les dents du serpent, d'où naîtra un peuple à venir. Il obéit et, ouvrant de sa charrue un sillon, il sème dans le sol, suivant l'ordre reçu, ces dents d'où sortiront des hommes. Alors — c'est un prodige incroyable —, la glèbe commence à remuer, et des sillons sortent des pointes de lance, ensuite des casques agités par des têtes sous des crêtes colorées ; puis ce sont des épaules, une poitrine, des bras chargés de traits, toute une moisson de guerriers pousse avec leurs boucliers. Ainsi au théâtre, un jour de fête, quand on lève le rideau...

— À Rome, on le baisse...

— D'accord. Quand on baisse le rideau, on voit apparaître des personnages peints, qui montrent d'abord leurs visages puis peu à peu le reste, jusqu'à ce que, tirés de dessous par un mouvement lent, ils deviennent visibles tout entiers et posent leurs pieds sur le bord de la scène.

— Et voilà que ces nouveaux guerriers, ou ces guerriers nou-veau-nés, se mettent à s'entre-tuer dans une guerre plus fratricide que civile. Thèbes commence bien.

— Il n'en reste que cinq ; ils acceptent de collaborer avec Cadmus.

Encore une version de l'émergence du vivant, autre exemple d'une reproduction non sexuelle. Décidément. Autre hypothèse d'un mode de production de l'humain. Pourquoi ces guerriers nés de cette façon s'entre-tuent-ils aussitôt ? Les os de notre grand-mère la terre avaient permis l'apparition d'une race d'hommes solides ; les dents (déjà du vivant, comme, du reste, l'ivoire dans lequel Pygmalion sculptera sa jeune fille), ça mène au carnage, au tragique des frères ennemis !

Du côté de chez Cadmus : il y a les façons de naître et les façons de mourir, aussi. Que faire de la mort du petit-fils, Actéon ?

— Diane rougit d'être surprise nue. Elle aurait voulu avoir ses flèches à portée de la main ; elle prit ce qu'elle avait, de l'eau qu'elle puisa et jeta à la figure du jeune homme. Et, en répandant sur ses cheveux le liquide vengeur, elle ajouta ces paroles qui lui annonçaient sa fin prochaine.

— Diane : Tu peux maintenant aller raconter que tu m'as vue nue !

— Sans autres menaces, elle fait naître sur la tête qu'elle vient d'arroser la ramure du cerf qui vit vieux, allonge son cou, rend pointues ses oreilles, change ses mains en pieds, ses bras en longues jambes et couvre son corps d'un pelage tacheté. Et elle lui ajoute la crainte. Actéon s'enfuit et s'étonne de se trouver si rapide. Lorsqu'il aperçut dans l'eau son visage et ses bois, il allait dire : « Malheureux que je suis ! », mais aucun mot ne sortit de sa bouche. Il poussa un gémissement ; ce fut sa seule parole. Les larmes coulèrent sur un visage qui n'était plus le sien. Seule sa raison lui restait encore. *Quid faciat ?*

— Mais ses chiens l'ont vu. On connaît la suite. Le cauchemar à l'état pur. (Ici Lacan et quelque chose sur le fantasme.) Sadisme d'Ovide : Actéon conserve sa raison. Rien ne lui sera épargné. Là aussi, difficile de donner représentation (théâtrale) à une telle fable. On ne peut que narrer l'inénarrable. On pourrait jouer du passage du « il » du narrateur au « je » d'Actéon. Ainsi, le ou les comédiens peu(ven)t raconter la scène *supra* (« Diane rougit d'être surprise nue, etc. »), puis, au moment où ses chiens se jettent sur Actéon pour dévorer leur maître, passer à la première personne.

— Je suis Actéon, c'est moi, votre maître.

Et revenir au récit :

— C'est ce qu'il aurait aimé crier. Il aimerait être loin, et il est là, bel et bien. Il préférerait voir plutôt que de sentir dans sa chair les exploits de ses chiens.

Mais ses chiens l'entourent ; ils enfoncent leurs dents cruelles dans tout son corps, et déchirent leur maître caché dans la peau du cerf. Diane enfin ne se sentit vengée que lorsque, par tant de blessures, le trépas eut affreusement terminé ses jours.

L'univers commenta diversement cette action de la déesse. Les uns trouvèrent sa vengeance injuste et cruelle ; les autres l'approuvèrent et la jugèrent digne de sa sévère virginité ; et chaque opinion avait ses preuves et ses raisons. Seule l'épouse de Jupiter n'avait cure de louer ou de blâmer la déesse ; elle préférait se réjouir des malheurs de la famille d'Agénor. Sa haine contre Europe, qui fut sa rivale, s'étendait à sa postérité.

Improvisation : tenter de se faire reconnaître auprès de quelqu'un qui ne peut pas vous reconnaître.

— Je suis Actéon, c'est moi, je suis votre maître.

— Mais maman, c'est moi, c'est ton fils.

— Voir plus bas.

— Oui, plus bas.

Ovide, ou le théâtre de la cruauté. La terreur sans la pitié.

Il faudrait peut-être imaginer un narrateur (ou des) assez détaché, qui raconte la chose froidement, sur le mode informatif (comme à la télévision), et comme on montre un sujet, le document même, à l'image un comédien qui répète (je ne sais comment) :

— Je suis Actéon, c'est moi, votre maître.

Il faudrait aussi traiter Diane, raconter l'histoire de son point de vue. Elle est fière d'elle ? La pitié, elle ne connaît pas, on dirait.

Ce qui peut être efficace au théâtre pour transposer la violence des chiens, ce serait de jouer avec le catalogue de ces chiens qu'Ovide détaille à plaisir. Au-delà de ce que l'on peut gagner par le texte, morceau de bravoure pour un comédien, l'effet que procure chez le spectateur la virtuosité du travail de la mémoire. Puisque aussi bien maintenant, quand on parle du comédien à tout un chacun, celui-ci est perçu, dans la société, comme celui qui sait des textes par cœur. Comment faites-vous pour retenir plusieurs heures de spectacle ? Que faites-vous de tous ces textes ? Une fois le spectacle terminé, vous les oubliez ou bien ça revient facilement ? Et ainsi de suite. Fascination pour cette mémoire artificielle. Intéressant aussi les techniques de mémorisation chez les comédiens. Avec le prêtre, le comédien est le seul animal social qui apprend par cœur des trucs qui, en plus, ne sont pas de lui. Animal ou machine ?

— Reporter : Catalogue des chiens : Mélampus, né en Crète, et l'adroit Ichnobates, venu de Sparte, donnent par leurs abois le premier signal. Soudain, plus rapides que le vent, tous les autres accourent. Pamphagos, et Dorcée, et Oribasos, tous trois d'Arcadie ; le fier Nébrophonos, le cruel Théron, suivi de Lélaps ; le léger Ptérélas, Agré habile à éventer les traces du gibier ; Hylée, récemment blessé par un sanglier farouche ; Napé, engendrée d'un loup ; Péménis, qui jadis marchait à la tête des troupeaux ; Harpyia, que suivent ses deux enfants ; Ladon, de Sicyone, aux flancs resserrés ; et Dromas, Canaché, Sticté, Tigris, Alcé, et Leucon, dont la blancheur égale celle de la neige ; et le noir Asbolus, et le vigoureux Lacon ; le rapide Aello, et Thoüs; Lyciscé, et son frère le Cypriote ; Harpalos, au front noir tacheté de blanc ; Mélanée, Lachné, au poil hérissé ; Labres, Agriodos, et Hylactor, à la voix perçante, tous trois nés d'un père de Crète et d'une mère de Laconie ; et tous les autres enfin qu'il serait trop long de nommer. Cette meute, emportée par l'ardeur de la proie, poursuit Actéon, et s'élance à travers les montagnes, à travers les rochers escarpés ou sans voie. Actéon fuit, poursuivi dans ces mêmes lieux où, tant de fois, il poursuivit les hôtes des forêts. Hélas ! lui-même, il fuit ses fidèles compagnons ; il voudrait leur crier : « Je suis Actéon, reconnaissez votre maître. » Mais il ne peut plus faire entendre sa voix. Cependant, d'innombrables abois font résonner les airs. Mélanchétès lui fait au dos la première blessure ; Thérodamas le mord ensuite ; Orésitrophos l'atteint à l'épaule. Ils s'étaient élancés les derniers à sa poursuite, mais, en suivant les sentiers coupés de la montagne, ils étaient arrivés les premiers. Tandis qu'ils arrêtent le malheureux Actéon, la meute arrive, fond sur lui, le déchire, et bientôt, sur tout son corps, il ne reste aucune place à de nouvelles blessures. Il gémit, et les sons plaintifs qu'il fait entendre, s'ils diffèrent de la voix de l'homme, ne ressemblent pas non plus à celle du cerf. Il remplit de ses cris ces lieux qu'il a tant de fois parcourus; et, tel un suppliant, fléchissant le genou, mais ne pouvant tendre ses bras, il tourne en silence autour de lui sa tête languissante.

23 OCTOBRE 2001

Junon. Ovide la marque à la culotte (il semble bien que ce soit elle qui la porte, dans le couple). Livre III, un gros morceau décidément puisque Ovide s'attaque au remake des *Bacchantes*. De quoi aiguiser l'appétit du dramaturge. À l'affiche, l'affaire Penthée. Et le cas Dionysos. Ici, Ovide, avec des moyens non théâtraux, est bel et bien confronté avec de la matière théâtrale, avec la matière du théâtre. Et c'est par la jalousie de Junon pour Sémélé qu'il entre dans cette matière.

Texte :

— Pour Junon, ça n'arrête pas ; vengeances à la chaîne. C'est le tour de Sémélé, la maman de Dionysos.

— Junon : À quoi bon toutes ces querelles ! Il faut maintenant que je m'attaque à celle-là (Sémélé, note du metteur en scène), si je suis vraiment la grande Junon, si je mérite de tenir dans ma main droite le sceptre orné de gemmes, si je suis reine, la sœur et l'épouse de Jupiter. La sœur, c'est sûr. Je la perdrai. Mais ce ne furent peut-être que des amours furtives ? Peut-être n'est-ce qu'un affront passager ? Elle est enceinte ! Il ne manquait que ça. Son ventre révèle son crime à tout le monde, et elle ne veut être mère que de Jupiter seul. Moi qui n'ai eu qu'à peine cet honneur !

Improvisation : une scène de comédie.

— La déesse se déguise en vieille femme, la nourrice, va voir sa rivale et amène l'entretien sur Jupiter.

— Junon : Es-tu bien certaine que c'est lui ? J'espère pour toi que c'est bien lui ; on en a vu des humains se faire passer pour des dieux, rien que pour se glisser dans le lit d'épouses chastes. Si c'est vraiment lui, qu'il le prouve. Demande-lui d'apparaître dans la même puissance et sous les mêmes traits que quand il couche avec la noble Junon.

(*Un temps.*)

— Sémélé périt dans les flammes. Pourtant, Jupiter avait tenté d'atténuer la chose en n'utilisant qu'un foudre de second ordre (*tela secunda*). L'enfant à peine formé est arraché du ventre de sa mère, et, tendre encore — c'est un prodige —, est cousu dans la cuisse de son père où il achève le temps de la gestation maternelle, *materna tempora*.

— Jupiter porteur. Commentaire.

Un peu de poétique. C'est un théâtre sans personnages, soit, mais il y a des comédiens : qu'est-ce qui leur arrive ? Au commencement, ils sont eux-mêmes, pas Desdémone ou oncle Vania. Mais être soi-même, ça veut dire quoi pour un comédien ? Il est Untel ou Unetelle, mais le spectateur sait bien — c'est dans le contrat passé avec lui — qu'il ne s'engage pas à titre personnel, qu'il n'est pas à son compte, mais en service commandé, que, dès qu'il entre sur le plateau et qu'il s'y meut et y parle, il n'est plus tout à fait lui-même, même s'il n'est pas ici tout à fait un autre (personnage). Quand le comédien entre parler du kuru ou de la maladie de C-J, le spectateur sait bien qu'il joue, que tout ce qu'il dit perd par exemple la caution de la science et devient sujet à caution. Le comédien dit quelque chose sur la protéine infectieuse : qui parle ? Ce trouble m'intéresse bien (voir *Le Théâtre et son trouble*, essai à paraître, depuis le temps que je le dis). Les comédiens inventent une nouvelle personne, le neutre. Personne justement. Quelle évolution au cours du travail ? Des figures peuvent se dessiner ; du rapport entre le matériel textuel (littéraire, ici mythologique et scientifique) et quelque chose d'eux-mêmes (leur aptitude, dont je parle, à ne pas être tout à fait soi-même ni tout à fait un autre) naissent des figures, pas forcément identifiables, mais le support d'éléments qui passent ; il faudrait le dire mieux. Des personnages réels aussi bien que fictifs sont convoqués, je n'ose dire évoqués, viennent à être cités. Même sur un mode quelque peu singulier, c'est toujours au travail du comédien et à son énigme que je suis renvoyé. Faire aller ensemble des paroles toutes faites et des gestes artificiels. C'est à cette conjonction que nous travaillons, et ici sans l'alibi naturaliste du personnage. Ne pas chercher l'individuation du comédien dans le personnage, le transporter au-delà de l'individu, n'est-ce pas une aventure dionysiaque ?

Car, depuis que je relis Ovide avec des arrière-pensées théâtrales, je sens Dionysos dans les coulisses prêt à entrer. De mes lectures de jadis, scolaires et universitaires, je n'avais pas le souvenir d'une présence aussi forte de Dionysos chez Ovide, ni que, du coup, il se confrontait aussi directement à la question du tragique en réécrivant *Les Bacchantes*. Une heureuse coïncidence, puisqu'il y a un moment que le cas Dionysos m'intéresse. En sentant très bien aussi que ce sujet est au-dessus des forces de mon théâtre, au-dessus de ses moyens. Du reste, quel théâtre peut être à la hauteur des *Bacchantes* aujourd'hui ? Des *Bacchantes* ou des Bacchantes. Le théâtre est aujourd'hui tellement abstrait, deuxième ou troisième degré, que donner à voir immédiatement, sans médiation, le délire de ces femmes… Est-ce une expérience dont le théâtre peut encore rendre compte ? Cela tient sans doute aussi à la banalisation du monstrueux. La télévision a rendu le monstrueux, le terrible, complètement supportable. D'où la situation actuelle : entre sensiblerie néo-médiocre et terreur. Que pèse l'effroi dont la poésie d'Ovide est grosse face à la terreur du monde ? (11 septembre ou adolescent palestinien kamikaze et pizzeria qui saute). Du reste, comment un théâtre assez pitoyable au demeurant peut-il être un théâtre de l'impitoyable ? La cruauté, tu peux toujours courir après, même avec ton esthétique foire du Trône ou cour des Miracles, femme à barbe, homme-tronc, ou enfant-tronc, c'est encore mieux, et autres monstres.

— Je vois qui tu veux dire.

— Tant mieux, tant pis. Il ne reste que la tristesse élégiaque ?

— Peut-être. À condition qu'elle soit teintée d'ironie.

— Tu dis ça sérieusement ?

28 OCTOBRE 2001

Ça avance, comme dit le Poète. Voyez où nous conduit Ovide, à ce sacré mystère qu'est celui de la jouissance de la femme, qui en aura fait couler de l'encre... Jouissance de la femme en général et en particulier. Portrait de la femme (qui jouit) en Bacchante. Penthée, qui est assez cul-serré comme type, aimerait bien aller y voir, et à la bonne distance, car nous savons tous que, de trop près, on n'y voit pas grand-chose. Cela ne doit pas être un hasard si le Matériau-Dionysos (allusion un peu müllérienne) est inauguré par cette question de la jouissance de la femme. Je traduis un peu lestement :

— Pendant ce temps, les conversations vont bon train dans l'Olympe. Débat : Jupiter, qui avait un peu bu, « épanoui par le nectar », oubliait ses affaires importantes et discutait avec Junon qui n'avait pas grand-chose à faire non plus.

— Jupiter : Y a pas de doute ; les femmes jouissent plus que les hommes.

— Junon : Non.

— Jupiter : Comment non, Junon ? Y a qu'à demander à Tirésias ; il s'y connaît, lui qui a été homme et femme. C'est pas tous les jours qu'on change de sexe.

— Tirésias : C'est vrai. Un jour, j'ai vu deux serpents qui baisaient dans une verte forêt. Je leur donne un coup de bâton. Miracle : je deviens femme et le reste pendant sept automnes. Au huitième, je les revois. Dites-moi, je leur fais, si les coups de bâton qu'on vous donne ont assez de pouvoir pour faire changer de sexe celui qui vous les donne, je vais aujourd'hui vous en redonner un coup. Je frappe ; je redeviens homme.

— Jupiter : Et alors, la réponse à la question? Les femmes jouissent plus que les hommes ?

— Tirésias : Affirmatif.

— Junon (*furieuse*) : Tu vas voir !

Et elle le rend aveugle. Elle condamna les yeux de son juge à une nuit éternelle. Je cite.

— Jupiter : C'est vache. Pour compenser, je t'accorde de connaître l'avenir ; c'est un honneur.

On se demande encore pourquoi Tirésias, voyant deux serpents copuler, éprouva le besoin de taper dessus. On se demande encore pourquoi une question au fond d'aussi peu d'importance mit Junon dans cet état-là et lui inspira un tel châtiment. Tirésias aurait dû se contenter de voir, d'être voyeur, il aurait eu moins d'ennuis. Tu ne veux pas voir ça, le coït, tu vas voir, tiens ! tu seras aveugle.

— Dionysos arrive, Bacchus, Liber. Tirésias a tout prévu et a prévenu Penthée. Le culte nouveau est arrivé. Dionysos arrive, les campagnes résonnent des hurlements qui accompagnent ses fêtes. La foule se précipite, tout le monde, les hommes, les mères de famille, les jeunes mariées, les gens du peuple, les grands, tout le monde se presse aux mystères inconnus.

— Penthée se dresse contre. Tirésias lui dit ce qui l'attend. Il le vire.

— Penthée : Quelle folie s'est emparée de vous ? *Qui furor ?* Vous, des descendants de Mars ! Et tout ça dans le brouhaha d'une musique de sauvages. Les escroqueries d'un charlatan vous impressionnent, alors que ni l'épée dans les batailles, ni la trompette guerrière, ni les bataillons hérissés de piques ne vous ont terrorisés ; et vous voilà vaincus par des voix de femmes, par le vin, par des bandes obscènes et le crincrin de tambourins creux. Vous, les Vieux, qui avez traversé les mers pour venir ici fonder une nouvelle Tyr, y fixer vos pénates de fugitifs, vous allez vous rendre sans combattre ? Et vous, les Jeunes, dont le sang est bouillant comme le mien, vous devriez avoir des armes dans les mains, pas des thyrses, avoir la tête casquée, pas couverte de feuillage. Souvenez-vous de votre origine ; armez-vous du courage de ce dragon qui à lui seul fit périr tant de soldats. Lui, il a su mourir pour défendre les eaux de sa source ; vous, sachez vaincre pour votre gloire.

Si Thèbes doit tomber, que des machines de guerre et des soldats fassent crouler ses murailles dans les flammes et le bruit du fer. Nous serions malheureux, mais pas coupables. Nous serions à plaindre, mais nous n'aurions pas à rougir de nos larmes. Mais non, c'est un gosse sans armes qui va s'emparer de Thèbes, sans armée, ni javelots, ni chevaux, mais avec des cheveux longs mouillés de myrrhe, des couronnes, parure de la mollesse, la pourpre, l'or de ses vêtements.

Eh bien, j'irai dénoncer l'imposteur. Fils de Jupiter, tu parles !
Son culte, mon... Serviteurs, allez me chercher ce chef de bande.
Et chargé de chaînes.

— Le Roi : Où il est, Bacchus ?

— Les serviteurs : Pas vu.

— Le Roi : Où il est, Bacchus ?

— Les serviteurs : Bacchus, on l'a pas vu. Mais on a trouvé un
de ses prêtres.

Suit le récit d'Acétès et de la métamorphose des matelots tyrrhéniens, métamorphose qui semble intéresser Ovide plus que
l'histoire de Penthée, par un de ces déplacements d'accent qu'il
affectionne. Il brise la fable tragique, l'interrompt et grossit le récit
de la métamorphose en dauphins.

(*Plus tard et après réflexion.*)

Le plus étonnant, c'est l'effet de ricochet entre ce mythe de Dionysos et la manière dont le néotène (et la néoténie) a fait retour
sur notre petite scène et avec elle la question scie : qu'est-ce que
l'Homme ? Voir plus haut. Les philosophes ont la manie de répondre à cette question en définissant l'homme comme un animal
plus quelque chose, la raison, la société, comme un animal plus
une âme, que sais-je ? Ce qui nous plaisait bien avec la néoténie
et dans les conversations avec Dufour, relançant par la même
occasion nos lectures de Gould, c'est que l'homme comme néotène
est défini comme un animal imparfait. L'homme est un animal
raté, et c'est cet échec qui a fait sa réussite. Alain parle de cela
mieux que moi, mais quelle ne fut pas ma surprise de trouver sous
la plume de Dufour l'idée que l'achèvement de l'hominisation se
laisse voir dans la jouissance de la femme. Idée dont la galanterie
ne vous échappera pas.

— Une chercheuse (*ivre*) : Donc, tout concourt à nous permettre
de conclure que l'aboutissement de l'hominisation coïncide avec la
pleine possibilité de l'orgasme chez la femme, avec, accessoirement,
un léger allongement du temps moyen du coït chez l'homme.

Donc, d'un côté, il y a Alain qui veut voir dans Dionysos (Bacchus) le néotène même, avec son côté gros bébé qui ne grandit
pas, et, de l'autre, il y a Dufour et la jouissance de la femme, dont

on peut dire aussi qu'Ovide est le chantre. N'est-il pas, sauf erreur de ma part, le premier poète à la prendre en compte, cette jouissance, et à mettre en vers l'idée qu'il ne peut pas baiser une femme qui pense à son tricot pendant l'opération. C'est clair. Et pourtant, *Les Métamorphoses* ne sont pas un hymne à la femme qui jouit ; ce ne sont que violences sexuelles que subissent les femmes. Le désir de la femme n'y a que peu de place, et quand il en a, c'est plutôt pour le pire que pour le meilleur : désir de la fille pour son père, désir de la sœur pour son frère. Et puis il y a les Bacchantes.

Le Dionysos d'Ovide. Comment en parler ? Il vaut mieux le faire parler, le théâtre est là pour ça. Il faut freiner l'herméneutique. Maréchaux note que « l'herméneutique participe toujours à un grand complot contre Dionysos et qu'elle ne cesse de vouloir assister à sa mise à mort ».

Être autre chose qu'un herméneute, car alors autant rester dans son amphithéâtre sans se risquer sur le théâtre. Il faut aller là où l'herméneutique ne peut pas aller. Contre l'herméneutique, il faut jouer le temps. Ovide s'y entend ; par exemple, six cents vers séparent la descente aux Enfers d'Orphée de sa mise à mort par les Bacchantes. Utiliser cette idée structurale. Il faut qu'il y ait du vide. Il faut démantibuler les fables.

Le Dionysos d'Ovide, un brouillon. Le comédien du début, qui était un chercheur contemporain et qui dissertait sur la vache folle (prion), en a peut-être mangé. Sous l'effet du théâtre, il dérape, sombre dans un délire. Peut alors raconter/jouer *Les Bacchantes*. C'est un Dionysos qui se souvient. Du tour qu'il a joué à Penthée. Mettre en rapport la maladie de C-J avec la *mania* des tragiques grecs. Folie d'Ajax, folie d'Héraclès chez Euripide, folie d'Io, et évidemment folie d'Oreste assailli par les Érinyes à la fin des *Choéphores*. À noter dans ces pièces les précisions physiologiques.

5 NOVEMBRE 2001

Raconter, raconter. La différence entre Ovide et Euripide. Ovide ajoute une métamorphose, celle en dauphins des matelots incrédules, et Euripide fait du théâtre ; il suffit que Penthée revête le costume, cette robe flottante, pour qu'il soit possédé. Dionysos n'a plus qu'à le toucher au front, à la taille, aux pieds sous prétexte d'ajuster ce costume pour qu'il s'assure de lui par ces contacts magiques. Dionysos habilleuse. Agenouillez-vous, et vous croirez. Curieusement, il n'y a pas chez Ovide cette curiosité sexuelle de l'inhibé Penthée.

Voir et ne pas voir, Tirésias pas loin. Penthée veut voir, et sa mère ne le voit pas, etc. Traduire ce quelque chose de hagard.

Comment imaginer la douleur d'Agavé quand elle revient à la raison ? Marie Delcourt, notant que chez Euripide on a perdu l'essentiel de sa plainte, indique qu'un auteur chrétien en a mis des fragments dans la bouche d'une Mater Dolorosa. De qui s'agit-il ? Demander à Jean Bollack.

Ce matin, le journal. Côté vache folle et ses conséquences sur nos petits cerveaux, ce serait « la fin de l'effroi », je cite. S'il n'y a plus d'effroi, il n'y a plus de public. Si on n'en meurt plus... « Il y aura des millions de morts », prédisait le biologiste Richard Lacey. Restent les dix cas de jeunes avec leurs lésions cérébrales en forme de pétales de fleur. (Voir *Science* du 23 novembre 2001.) Quelques centaines de morts, il n'y a plus de quoi en faire un drame, surtout après le 11 septembre, comme on dit. Un risque alimentaire classique ! L'Apocalypse, pas maintenant. Si j'étais cynique ou un artiste véritable, je penserais que c'est mauvais pour nos affaires. Cela me rappelle l'inquiétude de Laugthon après Hiroshima, demandant à Brecht si l'explosion des bombes nucléaires n'allait pas nuire à leur projet (*La Vie de Galilée*), être « contre-productive », parce qu'elle allait rendre la science impopulaire. Pourtant, des millions de personnes ayant mangé des milliers de vaches folles, c'était prometteur. En plus, depuis le 11 septembre, la Grande Peur a changé de paradigme. Et les gens ont tellement envie de bouffer, et n'importe quoi, mon pauvre Pythagore. Bientôt les fêtes.

11 NOVEMBRE 2001

Comment mettre le dionysiaque de son côté ? Lorsque les paroles lénifiantes et trompeuses sur la dignité de l'homme sont usées, c'est peut-être de nouveau possible. Retrouver aussi la force du mythe qui m'a manqué dans *Un Faust. Histoire naturelle*. Il faut endormir encore plus le rêveur.

Se mettre en situation de danger — le danger, c'est l'angoisse, ou l'angoisse, c'est le danger —, pour en appeler à autre chose que la raison froide et apollinienne. Être ou ne pas être dans un état pathologique. Goethe : « En l'absence d'un vif intérêt pathologique, je n'ai jamais pu arriver à traiter aucune situation tragique ; aussi les ai-je plutôt évitées que recherchées, etc. » (Lettre de Goethe à Schiller, 19 décembre 1797.)

15 NOVEMBRE 2001

Dialogue (extraits) :
— Chercheur : Je veux des souris pour…, etc.
— Bureaucrate : La souris va-t-elle souffrir ? Pouvez-vous évaluer les dégâts psychologiques qu'elle va subir ?
— Chercheur : Tant qu'elle peut bouffer, baiser, ne pas se gratter, vous savez…

Profiter de la création du spectacle à Strasbourg pour parler de l'Europe ?

16 NOVEMBRE 2001

Je me lance et tente quelque chose comme un *Matériau-Dionysos*. Tant pis pour l'herméneutique. À lire à haute voix. Vous pouvez essayer, mais respectez les espaces (des blancs métriques), le texte n'est pas linéaire. Il peut être dit par un chœur.

Matériau-Dionysos
— Dans le silence du vacarme de la mort.
— Dans le vacarme du silence de la mort.
— Dans l'extase et l'horreur.
— Dans la vie sans limites, dans la mort qui déchire la chair.
— Ma mère est morte dans un incendie avant ma naissance. Mon père m'a mis en couveuse, dans sa propre cuisse. Est-ce pour cela que je bois ?
— Je suis celui qui vous regarde en face. Pas de profil ; c'est pour cela que vous ne voyez qu'un masque.
— Ma mère, quand elle me portait, fut prise d'un irrésistible désir de danser ; chaque fois qu'elle entendait une flûte, elle ne pouvait s'empêcher de danser, et, dans son ventre, je dansais aussi.
— Un des plus grands plaisirs de mon existence. Un jour, un crétin avait cru m'enchaîner, sa tête quand il me voit de nouveau me dresser devant lui, sans entraves, le pied !
— Oh ! Entendez ma voix, bacchantes, bacchantes ! Dionysos est là, adorez-le.

— Comme le vin, je suis infiniment doux et terrible terriblement ; *épiotatos, deinotatos*.

— Essayez de faire jaillir du vin d'une source. Ou, tiens, les vignes éphémères... *éphémeroï ampeloï*. Elles fleurissaient et donnaient leurs fruits en l'espace de quelques heures pendant les fêtes où j'apparaissais. À l'aube, on pouvait voir verdoyer la vigne sacrée ; à midi commençaient à se former les grappes qui devenaient lourdes et sombres ; le soir, on cueillait le fruit mûr et commençait le coupage du vin. Ou on pressurait une grande quantité de raisin.

— Sophocle, *Thyeste*.

— Oui. J'ai toujours aimé aller plus vite que la musique. La nature en l'occurrence. J'aime assez bouleverser la temporalité régulière des saisons, troubler un peu la technique de la viticulture et de la fabrication du vin. Oui, c'est pas mal : feuilles le matin, grappe à midi, le soir le vin est tiré. Quatre saisons en un jour. Ça et les sources et les fontaines de vin, c'est mon truc. Theodosia, le don de la divinité. Notez que ce vin se change en eau, dès qu'on l'éloigne de sa source.

— C'est le vin qui est un miracle. Le vin, le sang de la terre, où se mêlent la mort et la vie décuplée, le feu qui brûle et l'eau qui désaltère.

— Les ménades allaitaient des bêtes sauvages. Les jeunes mères délaissaient leur enfant, prenaient dans leurs bras de petits faons ou des louveteaux pour les nourrir de leur lait.

— Je vous le dis : quand je suis venu à Argos, les habitants ne voulurent pas m'adorer. J'ai plongé les femmes dans le délire : elles se précipitèrent dans les montagnes et dévorèrent la chair de leurs propres enfants. Ino elle-même, ma tante, avait tué son fils Mélicerte dans un accès de folie.

— J'ai ma théorie sur toute cette violence ; l'illimité où habite l'ivresse de la vie menace tous ceux qui l'approchent de l'ivresse de l'anéantissement.

— Sur l'île de Chio, les femmes étaient saisies d'un délire particulièrement bachique, on mettait un homme en pièces pour m'honorer, moi Dionysos Omadios, féroce mangeur de chair crue. Sur l'île de Ténédos, je recevais un sacrifice d'une espèce particulière : on mettait des cothurnes à un veau nouveau-né, on traitait sa mère comme une femme qui vient d'accoucher, puis on l'immolait à la hache. Alors le sacrificateur devait fuir vers la mer sous une pluie de pierres. Évidemment, à travers ce pauvre veau, c'est moi qui étais visé. Les cothurnes...

— Certains ont voulu reconnaître dans les souffrances, les persécutions, l'anéantissement de mes servantes, comme dans ma souffrance à moi aussi, un destin engendré par ma propre monstruosité. Voilà pourquoi vous avez eu raison d'évoquer Procné et Philomèle qui donnèrent à bouffer son fils au père. Après, évidemment, elles sont poursuivies à l'épée ou à la hache, c'est selon. Je ferai enfin remarquer que cela se passe le jour d'une fête orgiastique consacrée à moi.

— Et ceci encore : Penthée est mis en pièces par sa mère.

— Capables aussi de mettre en pièces un troupeau de vaches. Le bouvier des *Bacchantes* raconte la chose assez bien.

> Mais nos troupeaux paissaient dans l'herbe.
> Elles s'y déchaînent, les mains nues, et tu pouvais voir
> l'une d'elles,
> Déchirant en deux une vache aux pis lourds,
> mugissante,
> tandis que ses compagnes dépècent des génisses.
> Des côtes, des sabots, lancés çà et là, restent suspendus,
> ruisselant de sang, aux branches des sapins.
> Des taureaux agressifs au regard menaçant sous leurs cornes
> sont terrassés, puis emportés par mille bras de jeunes
> femmes.
> Plus vite que ne clignent tes royales paupières,
> les chairs dépouillées sont mises en morceaux.
> (*Les Bacchantes*, v. 740 *sq*)

— Vous noterez que ce bouvier reconnaît sous tous ces accès la marque d'un dieu et qu'il conseille de lui ouvrir l'accès de la ville, « car il est grand en toutes choses, en ceci notamment, lui a-t-on dit, que c'est lui qui nous donna la vigne, le remède au chagrin. Or sans vin, plus d'amour, ni plus rien qui charme les hommes ». Là-dessus, il sort.

— Moi, je suis un chasseur. Penthée, je l'ai chassé comme un lièvre. Il y a cet appétit pour la chair crue. Le chasseur est la bête féroce qui dévore la chair crue. Omestès.

— C'est vrai, je suis assez polymorphe. « Apparais sous la forme d'un taureau ou d'un dragon à plusieurs têtes ou d'un lion ardent », dit le chœur dans *Les Bacchantes*.

— Aux filles de Minyas, je me suis montré en jeune fille ! Et aussitôt je me transforme en taureau, en lion, en panthère. Quel spectacle. Demande à (ici référence savante).

— Je n'aime pas seulement les taureaux, les boucs ou les ânes, fertilité, désir et tout le tremblement. J'aime aussi les bêtes sanguinaires, les panthères surtout. Elle bondit, la panthère, avec autant de grâce et de légèreté qu'une bacchante. En plus, elle déteste pas la picole, la panthère.

— Je suis le plus enchanteur et le plus redoutable.

— J'ai été élevé chez Perséphone et, même quand je n'apparais pas, j'habite chez elle.

— Héraclite dit : Hadès et Dionysos, c'est tout un.

— C'est toujours la même vieille histoire ; s'affranchir de la prison du corps pour se perdre dans quelque chose, appelez ça l'Un, si ça vous chante.

— Ou dieu.

— Le dieu.

— Passe-moi ma couronne de lierre, ça me refroidit le chef des ardeurs du pinard. Vous savez, je me contente de peu. Une cruche de vin, une vigne, un bouc, une corbeille de figues et enfin le phallus. Un petit chant en l'honneur du phallus.

(*Au chœur des Bacchantes* :)

— La prochaine fois, j'apparaîtrai en taureau, puisque vous me le demandez.

— Je vous parlerai de la petite Ariane une autre fois. J'ai une autre idée pour le moment ; je voudrais qu'un jeune homme, tiens, vous là, venez, imite avec gestes et cris les douleurs d'une femme en train d'enfanter.

— *Bougenès Dionusos* : né d'une vache.

— Je n'entrerai pas ici dans le débat, théologique diriez-vous, sur ma vraie nature, divine ou humaine. Bon, ma mère était une mortelle, c'est vrai, mais c'est quand même Zeus qui m'a enfanté. On peut alors vraiment discuter.

— À Athènes, j'ai perdu peu à peu de ma sauvagerie, c'est vrai. J'ai un peu oublié mes colères, je me rends compte que je fais taire mes violences meurtrières. Et moi, l'inventeur de la boisson fermentée, je suis devenu un saint protecteur de la vie tranquille, de la bonne santé et du bonheur conjugal. Un vrai comédien, canthare à la main, je bois tranquillement mon vin au milieu des bourgeois et des rentiers. Et les Ménades, franchement, j'en suis un peu revenu.

— Moi, Dionysos, j'aurais pu finir dans une ville d'eau ! Mais je suis surtout, comme vous voyez, cavernicole.

— C'est le pied : la pulsion saltatoire.

— En 1927, j'ai rencontré Marie-Thérèse (ça y est, il se prend pour Picasso).

— Moi, Bacchus, fils de la bouteille, je marche à pied, je me crève, pour que ce rigolo profite de la monture, pour pas qu'il souffre avec son fardeau.

— Ce fardeau, je le porte ou je le porte pas, hein ?

— Comment peux-tu le porter puisque tu es porté par l'âne, âne toi-même !

— Je suis porté mais avec le fardeau sur le dos.

— Quoi ?

— Et ton âne, il porte bien tout ce que tu portes toi-même.

— Ce que j'ai sur le dos, c'est moi qui le porte.

— Comment peux-tu porter si tu es porté par un autre ?

— Possible, mais l'épaule me fait mal.

— Si ta monture ne te soulage pas, tu n'as qu'à la porter... (d'après *Les Grenouilles*).

— L'âne : Héraclite l'a dit : « Dionysos et Hadès sont un et le même. »

— Je vais vous parler de ma relation avec la souffrance, de mon degré de sensibilité. Peut-être mon désir de beauté, mon besoin de fêtes, de réjouissances, de cultes nouveaux est-il né du manque, de la privation, de la douleur, de la mélancolie ?

— Et la tendance contraire, le désir de laideur, la sincère et âpre volonté de pessimisme des premiers Hellènes, leur volonté de mythe tragique, de mettre en image tout ce qu'il y a de terreur, de cruauté, de mystère, de destruction, de fatalité, tout cela qui est au fond de l'existence. Y a-t-il des névroses de la santé ? De la jeunesse des peuples, de leur adolescence ?

— On vous dira que je suis un avocat de la vie. Contre le résignationnisme schopenhauerien, cette révélation que le monde, la vie, ne peut nous satisfaire vraiment, et par conséquent n'est pas digne de notre attachement, et que cet esprit tragique nous met sur la voie de la résignation.

On vous dira aussi que je suis tout sauf un romantique.

Mais je suis épris de reconnaissance ; cette ville saura ce qu'il en coûte que d'ignorer mes mystères.

— Dionysos : Mon appel s'adresse sans distinction à toute la population.

J'impose ma présence impérieuse, exigeante, envahissante. Sur toutes les terres, dans toutes les cités que j'ai décidé de faire miennes, je m'en viens, j'arrive, je suis là.

— *Hêkô* : me voilà, je suis venu. Je veux qu'on me voie.

— Apparais ! *Phanêthi*.

— J'apparais, mais masqué. Rire. J'ai pris le masque d'une créature humaine. Rire. Dans votre monde quotidien, j'installe mon théâtre fantastique.

— As-tu vu le dieu ?

— Je l'ai vu me voyant.

— Puisque tu l'as vu, ce dieu, comment était-il fait ?

— Pour l'homme rationaliste, les dieux, comme le reste, doivent avoir une forme précise, un aspect visible, une identité.

— Pourquoi tu me dis ça ?

— Il était fait comme bon lui semblait. Je n'avais pas d'ordre à lui donner. Ce qu'à présent je souffre, il le voit.

— Tu parles. Où est-il ? Je ne vois rien.

— Il est là avec moi, mais toi l'impie, tu ne le vois pas.

— Veux-tu voir les Bacchantes dans la montagne ?

— Oui, pour tout l'or du monde.

— Donc, tu trouverais doux de voir ce qui pour toi est amer.

— Il lui inflige une légère démence.

— Vraiment, je crois voir deux soleils, deux Thèbes !

— C'est ça : tu es lucide et tu vois, mais tu n'es pas voyant tout de même.

— Récitant : Mais il y a aussi l'histoire avec Ariane.

— Ariane à Naxos.

— Récitant : Parfaitement. Un vrai roman. Déjà sur la céramique : Dionysos et Ariane sur leur char attelé de deux cerfs ou de deux boucs. Donc, la paix règne dans le règne animal.

— Récitant : Une hypothèse : Dionysos visite en rêve Thésée fraîchement débarqué à Naxos. Par la menace, il lui ordonne de renoncer à Ariane. Thésée rembarque vite fait. Bacchus transporte nuitamment Ariane sur le mont Drios, où les nourrices du dieu célébraient ses orgies. Dionysos disparaît ; on ne revoit plus Ariane.

(Autres variantes)

— Je hais vos raffinements psychologiques, votre esprit romanesque, votre haine du mythe. Ah ! vous aimez les apparences, la seule apparence, l'imitation, mais une imitation obtenue par l'entremise des idées, les idées... Contrefaçon imitative qui vous rend incapable de recevoir l'impression du mythique. Imitation de l'apparence plus misérable que l'apparence elle-même.

— Vos raffinements psychologiques et votre peinture des caractères. Traits accessoires et nuances artificielles. Minutie de l'observation, effet de réalité, l'horreur ! Moyen d'excitation ou prétexte à la nostalgie du souvenir. Ça vous rappelle quelque chose, porcs, stimulant pour vos nerfs émoussés et usés.

— Je ne crois plus que la connaissance peut guérir la plaie éternelle de la vie.

— J'ai toujours aimé châtier ceux qui me résistaient.

— Je sais bien que, depuis Hérodote, on prétend que l'Égyptien Osiris, oui, et moi, c'est pareil. Vous croyez vraiment que les Grecs n'auraient pas été capables de m'inventer ? Mais je l'aime bien, Osiris. Ce fut un roi bienfaiteur, et puisqu'on parle de ça ce soir, il abolit l'anthropophagie après qu'Isis, sa femme, avait découvert les céréales. Il avait été élevé à Nysa, ville de l'Arabie Heureuse, où il découvrit la vigne et inventa la façon de faire du vin. Par bienveillance et amour de la gloire, il forma une grande armée, dans l'idée de parcourir tout l'univers et d'enseigner au genre humain la culture de la vigne et la façon de faire venir le froment et l'orge. C'est qu'il pensait qu'après avoir mis fin à la sauvagerie de l'humanité et l'avoir amenée à adoucir son genre de vie il obtiendrait des honneurs divins en récompense de la grandeur de ces bienfaits. Il prit aussi dans son armée les Satyres comme danseurs et chanteurs, et propres à toutes sortes de divertissements. Là où la culture de la vigne était impossible, il introduisit l'usage de la bière.

— Moi aussi j'ai inventé la bière. Mais j'en reviens au vin. Consommé pur au début du repas, il fortifie le corps. Aussi doit-on évoquer en le consommant dans cet état le bon génie, *Agathodémon*, quelque chose comme le principe de vie chez l'individu ; à la fin du repas, il faut le couper d'eau, qui est la pluie de Zeus. On invoque à ce moment Zeus Sôter. Le mélange corrige le principe de *mania* qui est dans le vin pur.

> Le premier verre est pour la soif
> Le deuxième pour la joie

Le troisième pour la volupté
Le quatrième pour la folie.
À la vôtre !

— Donnez-moi un miroir ! Qu'on me donne un miroir !
— Fin.

19 NOVEMBRE 2001

Picasso disait que la peinture était plus forte que lui. Picasso est plus fort que moi, il a fait intrusion chez Bacchus sans trop crier gare (vous avez vu ? Marie-Thérèse et hop !), mais c'est volontiers que je l'accueille. D'abord, dans chacune de mes expériences...

— Le chœur : Expérience, expérience, expérience.

D'abord, dans chacune de mes expériences théâtrales, je remarque qu'il y a presque toujours un peintre, *unexpected guest*, un ami, une puissance tutélaire qui veille sur la façon dont les choses tournent (ce fut Bacon dans le *Traité des passions 1* ; Klee dans le *Traité des passions 3*, j'en passe). Picasso, ce coup-ci ? Pourquoi pas ? Il a quelque légitimité à faire son entrée à propos des *Métamorphoses* d'Ovide, les ayant gravées. Et les métamorphoses, il connaît. Enfin, peut-être est-il celui qui peut le mieux nous faire comprendre le dionysiaque.

Picasso (*il entre*) : Un jour, je prends la selle et le guidon, je les mets l'un sur l'autre, je fais une tête de taureau. C'est très bien. Mais ce qu'il aurait fallu tout de suite après, c'est jeter la tête de taureau. La jeter dans la rue, dans le ruisseau, n'importe où, mais la jeter. Alors il passe un ouvrier. Il la ramasse. Et il trouve que peut-être, avec cette tête de taureau, il pourrait faire une selle et un guidon de vélo. Et il le fait... Ça aurait été magnifique. C'est le don de la métamorphose.

L'obsession du Minotaure. Picasso m'est arrivé par Marie-Thérèse, alors que l'idée de la scène avec Dionysos devenait de plus en plus une scène de leçon de théâtre (voir Jouvet), le vieux comédien (Dionysos) et la jeune fille, la jeune comédienne, laquelle sans que j'y prisse garde se métamorphosa en Marie-Thérèse.

L'intuition juste, l'affaire Marie-Thérèse, avec son odeur de soufre, le détournement de mineur, terme qui paraît plus puritain que celui de pédophilie. Le vieux qui se prend pour Jupiter. Raconter un peu cette histoire.

— Picasso : Je suis Picasso, nous allons faire de grandes choses ensemble...

Tête de Marie-Thérèse, dix-sept ans. Bacchus en a quarante-six et se métamorphose en Minotaure comme rien. Voir aussi comme Marie-Thérèse comparaît devant Bacchus (*Femme de profil devant Bacchus*).

Intermède de poétique par Picasso :

— Picasso : Toujours la même histoire chinoise : « Il ne faut pas imiter la vie, il faut travailler comme elle. Travailler comme elle. Sentir pousser ses branches. Ses branches à soi, sûr ! pas à elle. » Donc, ne pas avoir de style, mais tâcher d'être varié comme le vivant.

— Picasso : À bas le style ! Est-ce que Dieu a un style ? Il a fait la guitare, l'arlequin, le basset, le chat, le hibou, la colombe. Comme moi. L'éléphant et la baleine, bon, mais l'éléphant et l'écureuil ? Un bazar ! Il a fait ce qui n'existe pas. Moi aussi. Il a même fait la peinture. Moi aussi.

Et sur la métamorphose :

— Picasso : Je veux voir pousser mes branches. C'est pour ça que j'ai commencé à peindre des arbres ; pourtant je ne les peins jamais d'après nature. Mes arbres, c'est moi.

Et travailler comme la nature a pour résultat évidemment pas une imitation extérieure, naturelle, naturaliste de celle-ci, mais dévoile au contraire l'insupportable. L'effroi d'Ovide ?

— Picasso : Il faut réveiller les gens. Bouleverser leur façon d'identifier les choses. Il faudrait créer des images inacceptables. Que les gens écument. Les forcer à comprendre qu'ils vivent dans un drôle de monde. Un monde pas rassurant. Un monde pas comme ils croient.

Donc, plutôt Arachné que Pallas. Choquer l'attente du public ; ne pas lui donner ce qu'il attend. Pas d'après nature, mais comme la nature. Éléments d'une poétique (poïétique) qui me plaît bien dans l'invention de la forme théâtrale. Ce serait le moment de reprendre des éléments, toute une esthétique, du livre VI et de la compétition entre Pallas et Arachné. Depuis que j'ai relu ce texte, j'ai du mal à tuer une araignée. J'ai toujours le désagréable sentiment de mettre à mal une collègue.

Ovide intervient dans l'intermède et, pour nourrir le débat esthétique, raconte la métamorphose d'Arachné (livre VI). Esthétique officielle de Pallas contre celle (subversive ?) d'Arachné. Un essai : *La Louange ou la Vérité.*

— L'origine modeste d'Arachné n'est pas pour rien dans cette affaire. Et c'est son talent, et son talent seul, qui fait sa célébrité. Mais elle a tort de vouloir jouer dans la cour des dieux. Et son arrogance quand elle réplique à Pallas déguisée en petite vieille : « *Consilii satis est in me mihi.* » La déesse ? Elle peut toujours venir.

— Elle est venue, fait l'autre.

Mais Arachné persiste dans sa sotte ambition d'emporter la palme…

— D'un côté, à ma droite, si on veut, Pallas et ses clichés académiques : le rocher de Mars, la colline de l'Aréopage où eut lieu le débat entre Athéna et Poséidon pour savoir lequel des deux donnerait son nom à Athènes. Les dieux du ciel, au milieu Jupiter. Pallas montre Poséidon debout, de son long trident, il frappe le rude rocher, et du milieu de l'entaille du rocher s'échappe un cheval sauvage, gage qu'il invoque pour revendiquer la ville. Elle-même, Pallas, elle se représente armée d'un casque sur la tête, la poitrine protégée par l'égide. Elle représente la terre, frappée par sa lance, produisant un olivier argenté et couvert de ses baies. Puis, pour montrer que l'insolence est toujours punie, la déesse figure encore dans les quatre coins quatre autres débats, mais en plus petit, forcément. Premier angle : Rhodope de Thrace et Hémus, aujourd'hui des montagnes glacées, autrefois des mortels qui avaient usurpé les noms de Zeus et de Héra. En face, elle représente le sort lamentable de la mère des Pygmées : rivale de Junon, vaincue par elle, la déesse la condamna à devenir une grue et à déclarer la guerre à son propre peuple. À l'autre angle, Antigoné qui osa se mesurer avec celle qui partage la couche du grand Jupiter et qui fut transformée en oiseau.

— Antigoné prétendait seulement que ses cheveux étaient plus beaux que ceux de la déesse. Transformée en piaf.

— En cigogne, en blanche cigogne, réduite à s'applaudir elle-même du claquement de son bec.

— Dans le dernier angle : Cinyras, dont les filles, pour s'être préférées à Junon-Héra, avaient été métamorphosées en degrés de marbre de son temple. On le voit les embrasser et pleurer, couché sur la pierre.

— À ma gauche, Arachné. Elle dessine Europe, trompée par l'image d'un taureau. On dirait un vrai taureau, on dirait des flots véritables. On voit Europe elle-même, les yeux tournés vers la terre qu'elle quittait, appeler ses compagnes à grands cris, et, pour ne pas être touchée par les vagues qui l'assaillent, elle ramène peureusement ses pieds en arrière. Elle représente aussi Astérié, prisonnière dans les serres d'un aigle ; et aussi Léda couchée sous un cygne. Elle ajoute la scène où Jupiter, déguisé en Satyre, rendant d'un coup doublement mère la belle princesse, fille de Nyctéus ; celle où il prend les traits d'Amphitryon pour te séduire, reine de Tirynthe. Celle où, changé en or, il trompe Danaé, où, changé en flamme, il trompe la fille de l'Asopus, changé en berger, Mnémosyne, en serpent tacheté, la fille de Déo. Et toi aussi, Neptune, elle te représente changé en farouche taureau couvrant la fille d'Æolus ; sous l'apparence d'Énipeus, tu engendres les Aloïdes ; sous celle d'un bélier, tu abuses de la fille de Bisaltès, et c'est encore toi que connut comme étalon la déesse aux blonds cheveux, la mère bienfaisante des moissons ; comme oiseau, la mère aux cheveux de serpent du cheval ailé ; dauphin, Méalantho.

— Et en Espagne, mille et trois ratons laveurs ?

— Et on voit aussi Phébus, déguisé en paysan, puis revêtu des plumes de l'épervier, puis de la peau du lion ou du costume du berger pour séduire Issé, fille de Macareus ; Bacchus abuse d'Érigoné sous la trompeuse apparence d'une grappe de raisin. Saturne, devenu cheval, engendre Chiron, homme et bête.

— Évidemment Pallas déchire la toile et frappe Arachné à coups de navette. Laquelle tente de se pendre, en s'attachant autour de la gorge un lacet.

— Pallas : « Vis, mais reste accrochée, misérable. Et, pour t'enlever tout espoir en l'avenir, qu'un même châtiment frappe ta race et tes plus lointains arrière-neveux. »

— Et elle l'arrose des sucs d'une herbe consacrée à Hécate. Aussitôt les cheveux d'Arachné tombent, et aussi son nez et ses oreilles. Sa tête devient toute petite ; tout son corps rapetisse. De maigres doigts s'attachent à son corps en guise de jambes ; tout le reste est un ventre, d'où elle laisse échapper le fil, et maintenant araignée, elle tisse comme jadis sa toile.

Picasso, lui, a gagné tous les concours. Pourtant, il a aussi donné à voir ce que les gens ne voulaient pas voir.

2 DÉCEMBRE 2001

« L'art est comme une monnaie qui doit rester en circulation. » Schlegel, cité par Virilio.

Hier dimanche, sommes allés, Cl. et moi, voir l'exposition Mithra au musée Picasso. Je n'en tire pas grand-chose, à part la confirmation que je n'aime pas ce musée. Ce bâtiment va si mal à cette œuvre. Rien ne s'imprime dans mon cerveau. À part la série de taureaux qui se désincarnent, se formalisent. J'aime bien ce geste d'abstraction. Mais je dois faire un effort de mémoire pour remâcher quelque chose ; la femme à la voiture d'enfant et ses seins en moules à gâteaux. Des seins concaves. Mais je perds beaucoup de temps avec Picasso. Il se cachait derrière Ovide ; il va finir par le cacher. Il est vrai que le texte de départ, le prétexte, cache toujours quelque chose d'autre. Picassovide.

Justement, sur ce texte de départ, ce texte canonique. Penser quelque chose au-delà de la *Schadenfreude*. Quels comptes je règle avec ces textes. Je vois bien que, de même que je ne raconte pas d'histoires (c'est une infirmité probablement), je n'invente rien, je n'écris pas, je recopie en mettant un peu mon grain de sel ou plutôt mon grain de sable dans les rouages. Ce n'est pourtant pas pour savoir comment c'est fait, pour connaître le mystère d'une grande œuvre, pour me glisser au cœur de la création. Et puisque, ces temps-ci, je parle beaucoup de Picasso, ma démarche, toutes choses égales d'ailleurs, n'est pas de me mesurer aux maîtres et à leurs chefs-d'œuvre, comme il a pu faire en refaisant des chefs-d'œuvre ; ce n'est pas non plus crever le ventre de la poupée pour voir ce qu'il y a dedans. De quoi s'agit-il alors ? Évidemment pas d'une rivalité, pas même d'une confrontation, pas même d'une sorte de défi que le génie de l'autre m'obligerait à relever. Pas du pastiche non plus. Il faudra que j'arrive à discuter ma thèse officielle, à savoir qu'il s'agit de montrer par les moyens du théâtre ce qu'un commentaire, avec les moyens propres du commentaire, ne permettrait pas de saisir. Et l'autre chose, plus proche de cette *Schadenfreude* dont je parle : le goût de travailler contre. De même que Picasso peignait contre. Il y a aussi l'idée d'utiliser la littérature comme capital collectif, une rente dont je peux profiter, un domaine public. Tout ça, ce n'est quand même qu'une grande œuvre collective. Que je privatise pour un soir. La littérature est une bonne fille qui relève ses jupes et ouvre toujours son capital.

Ce n'est pas ma modestie qui me dicte ces mots, c'est la solitude artistique absolue. Ou la peur de la page blanche : au moins, avec Ovide, le texte est déjà là. Il n'y a pas de commencement. Sur la page blanche, il y a trop d'images préalables.

— Deleuze.

— Oui, Deleuze.

4 DÉCEMBRE 2001

Renaître de ses cendres, ou que quelque chose, de la vie, naisse des cendres. Il n'y a pas que le Phénix. Il y a aussi les filles d'Orion qui renaissent sous la forme de deux beaux guerriers, donc avec changement de sexe en prime.

Un petit signe encore. Sophie m'appelle pour me dire qu'elle a, faute de mieux (pourquoi faute de mieux ?), ouvert les *Métamorphoses*, une édition de poche appartenant à Jean-Pierre, et a trouvé un petit papier dedans, datant donc des années 1960, signalant le livre XIII (vers 778-817), avec ceci : « Les mots me privent de tout. »

J'en reviens aux Bacchantes, version Ovide. À ce tragique-là, et à la réflexion sur Penthée. Différence avec Euripide. J'en étais là. Stratégie des métamorphoses : curieux ce texte d'Acétès avec la métamorphose des matelots en dauphins, par ailleurs des salopards, les matelots, pas les dauphins. Mais leur métamorphose paraît heureuse, un *happy end* vraiment pas mérité : ils jouent dans l'eau, c'est devenu un ballet nautique, un spectacle de danse aquatique. Méconnaître Bacchus coûte beaucoup plus cher à Penthée (vous me direz : encore un petit-fils de Cadmus, comme Actéon), déchiré par sa mère, bacchante folle furieuse, et dont le délire change son fils en sanglier qu'elle met à mort.

— Je suis Actéon, c'est moi, votre maître.

— C'est moi Penthée, ton fils, etc. Tragique de la non-reconnaissance, pire que la méprise. Callisto, c'était pareil. Ici, le coût est très élevé.

Tragique bien particulier : on dirait qu'il s'agit de refiler au spectateur le conflit dans lequel se débat le héros qui ne sait pas ce qu'il fait et qui nous fait pitié parce qu'il est à la fois innocent et coupable, ou qui ne peut pas ne pas faire ce qu'il doit au risque de la destruction. Le poète ici passe la patate chaude à son lecteur-spectateur. Dans l'affaire Penthée, Dionysos m'est beaucoup plus sympathique que ce petit fasciste de Penthée qui, de manière très suspecte — je ne voudrais pas être son psychanalyste —, est un rabat-joie, pas le genre pousse à jouir. Il a encore peur de Mai 68. Autorité et ordre moral ; travail, famille, etc. Mettrait les femmes et les enfants sous clé. Il veut interdire les rave-parties que Dionysos organise aux abords des villes. Et le spectateur se dit que cette nouvelle religion a du bon, le spectateur est du côté de Dionysos contre Penthée pour qui il ne voterait jamais, sauf à Orange peut-être. Le culte de Dionysos semble émancipateur, vouloir changer la vie. Mais quand, au bout du compte, on retrouve ce pauvre Penthée, déchiqueté par sa maman, le prix à payer semble un peu fort, tant pour la mère que pour le fils, évidemment. Dionysos : pas seulement libérateur mais impitoyable, et surtout aveuglant. La nouvelle religion était bien une religion, avec son fanatisme qui fait qu'une mère ne reconnaît même plus ses enfants. Grand-peur et misère du dionysisme. Et moi, pauvre spectateur ou lecteur, qu'est-ce que je fais de cela ? Comment est-ce que je balance entre libération et destruction ? Le conflit reste ouvert, l'énigme aussi. Dramaturgie à l'estomac, comme un coup de poing. Le spectateur reste sous le choc, reste dessus quand il s'en va. Le spectateur ne repart pas purgé mais abattu, voire déprimé par tant de violence impensable, au sens propre : c'est dire qu'il n'y a rien d'apollinien là-dedans. C'est comme le spectacle de l'Histoire aujourd'hui. Ça rend mélancolique.

Il n'y a plus la moindre délibération. Chaque protagoniste est une force qui va jusqu'au bout de sa logique, jusqu'au bout de la vengeance. À développer.

Et puisque j'en suis au Livre VI, même problème avec l'histoire de Térée. Évidemment, quand Térée viole sa belle-sœur, lui coupe la langue pour qu'elle la ferme, je ne puis être que terrorisé par lui et avoir pitié de la pauvre Philomèle, mais quand Procné et sa sœur se vengent sur le salaud en lui faisant bouffer son fils, de quel côté sont la terreur et la pitié ?

Est-ce la tragédie de Philomèle, celle de Térée, ou même de Procné ? Il faudrait vraiment faire théâtre de ça.

— Je résume : Térée, roi de Thrace, étant allé au secours d'Athènes, menacée d'une invasion, y épouse Procné, et l'emmène dans son pays. Jusque-là... Cinq ans après, Procné désireuse de revoir sa sœur, persuade Térée d'aller la chercher. Dès qu'il la voit... Bon, il la ramène au pays mais, au lieu de la conduire en son palais, il la séquestre dans une étable et la viole.

— Philomèle : Barbare ! Quel forfait ! Cruel, ni les recommandations de mon père, ni les larmes qui les accompagnaient, ni le souvenir de ma sœur, ni ma virginité, ni les lois du mariage, tu ne respectes rien ? Tu as tout profané, tu m'as faite la rivale de ma sœur ; tu es l'époux de deux femmes. Je devrais être châtiée comme une ennemie. Tue-moi, perfide, pour qu'il ne te reste plus aucun crime à accomplir. Tu aurais dû le faire avant cet accouplement abominable. Mon ombre serait restée pure. Si, du ciel, on voit ton crime, si les dieux existent, si tout n'a pas péri avec moi, un jour ou l'autre, tu le paieras. C'est moi, toute honte bue, qui dirai ce que tu as fait. Si je le peux, je viendrai devant le peuple ; et si je reste prisonnière de ces forêts, je les emplirai de mes plaintes ; j'attendrirai les rochers, je les ferai confidents de mon malheur. L'éther entendra ma voix, et un dieu aussi, si un dieu l'habite.

— Colère de l'affreux. Colère et trouille. Il tire son épée du fourreau, saisit la jeune fille par les cheveux, lui replie les bras derrière le dos, l'enchaîne. Philomèle tend la gorge ; voyant l'épée, elle espère la mort. Sa langue proteste encore, appelle son père, s'efforce de parler. Térée l'attrape avec une pince et la coupe brutalement avec son épée. La racine de la langue palpite au fond de la bouche, la langue tombe et, agitée d'un tremblement, murmure encore sur la terre noircie de sang. Comme on voit frétiller la queue d'un serpent mutilé, elle palpite et cherche, avant de mourir, à rejoindre le corps auquel elle appartenait. Et même après ce nouveau forfait, on dit, mais je ne peux le croire, qu'il assouvit encore plusieurs fois sa passion sur le corps torturé.

— Et il s'en retourne auprès de Procné. Il invente une mort, etc. Que pouvait faire Philomèle ? Fuir ? Pas question. Mais grande est l'ingéniosité dans le malheur, et la ruse. Sur un métier de fortune, elle tend ses fils blancs et tisse des lettres de pourpre qui racontent le crime.

— Elle s'arrange pour faire parvenir la toile achevée à sa sœur. L'épouse du cruel tyran déroule l'étoffe, et lit l'affreux récit qui lui apprend son malheur. Et, c'est étonnant, elle garde le silence. La douleur lui ferme la bouche, et les mots pour dire son horreur lui manquent. Elle ne s'attarde pas à pleurer et, prête à violer toutes les lois divines, elle ne pense qu'à agir et se venger.

Profitant des fêtes de Bacchus, elle vient délivrer sa sœur :

— Procné : Ce n'est pas avec des pleurs que cette affaire doit être réglée, mais avec le fer. Il n'est pas de crime auquel je ne sois prête. J'incendierai le palais de l'artisan de ton malheur et je le précipiterai dans les flammes, ou sa langue, ses yeux, ce membre qui t'a ravi l'honneur, je les arracherai avec le fer, ou, par mille blessures, je lui ferai rendre son âme criminelle. Je suis prête à employer les grands moyens, mais lesquels, je ne sais pas encore.

Entre son fils Itys. C'est lui qui lui suggère le moyen.

— Procné : Comme tu ressembles à ton père !

Mauvais signe. Prenant prétexte d'une cérémonie religieuse, Procné fait servir la table de son époux. Qu'il mange, et, dans son ventre, c'est sa propre chair qu'il engloutit.

— Térée : Qu'on fasse venir Itys.

Procné ne peut dissimuler sa joie. Elle brûle d'annoncer elle-même la nouvelle du sacrifice.

— Procné : Il est en toi, celui que tu réclames.

Lui promène ses regards autour de lui, cherche l'enfant. Philomèle surgit et lance la tête sanglante d'Itys à la tête de son père. Jamais elle n'avait autant souhaité pouvoir parler et exhiber sa joie par des paroles méritées. Avec un grand cri, le Thrace repousse la table ; il invoque du fond du Styx les sœurs couronnées de vipères ; il voudrait s'ouvrir la poitrine, rejeter l'effroyable nourriture et rendre au jour les chairs. Il pleure ou bien s'appelle le tombeau de son fils.

Le voilà qui poursuit les deux sœurs, le fer nu à la main. On croirait qu'elles ont le corps suspendu à des ailes. Leur corps est suspendu à des ailes. L'une gagne les forêts, l'autre pénètre sous les toits, et garde sur sa poitrine les traces du meurtre, son plumage est taché de sang.

— L'une est changée en rossignol, l'autre en hirondelle à la gorge rousse.

— Et lui ?

— Lui aussi est changé en oiseau, un oiseau à aigrette dressée sur la tête ; par-devant, à la place de sa longue épée, un bec démesuré. Sa tête paraît armée. C'est la huppe.

La comédienne : La première fois que Térée vit Philomèle, il s'enflamma franchement, comme s'allument le chaume ancien, la feuille aride et l'herbe desséchée. Philomèle avait de quoi séduire et plaire. Le Thrace est prompt et violent dans ses passions. Ses penchants et ceux de sa nation mettent le feu à Térée.

(*Elle ouvre le livre*)

« Cependant, Itys s'approche de sa mère. Il lève, il tend ses petits bras pour l'embrasser. Suspendu à son cou, il lui donne de tendres baisers ; il lui prodigue les douces caresses de l'enfance. Sa mère est attendrie ; la colère n'anime plus ses traits ; et, malgré elle, ses yeux se remplissent de larmes. Mais bientôt elle sent que, dans son cœur, l'amour maternel va triompher de son ressentiment. Elle détourne ses regards attendris, et les reporte sur sa sœur. Tour à tour elle regarde Itys et Philomèle :

— Pourquoi, dit-elle, l'un me touche-t-il par ses caresses, tandis que l'autre, privée de l'organe de la voix, ne peut se faire entendre ! Il me nomme sa mère, pourquoi ne peut-elle me nommer sa sœur ! Fille de Pandion ! Vois donc quel est ton époux ! Songe au sang qui coule dans tes veines ! La piété est crime envers un époux tel que le tien.

« Soudain, telle qu'aux rives du Gange, une tigresse emporte un faon timide dans les sombres forêts, Procné saisit son fils et l'entraîne au fond de son palais ; et tandis que déjà, prévoyant son sort, il tend des bras suppliants, et s'écrie : "Ô ma mère ! ô ma mère !" et cherche à l'embrasser, elle plonge un poignard dans son cœur, sans détourner les yeux. Un seul coup avait suffi pour ce meurtre exécrable : cependant, Philomèle égorge aussi cette tendre victime. Une tante, une mère, déchirent ses membres palpitants, qu'un reste de vie semble animer encore. Elles en plongent une partie dans des vases d'airain. Elles placent le reste sur des charbons ardents ; et le lieu le plus retiré du palais est souillé de sang et de carnage.

Procné fait servir ces mets exécrables à Térée, à Térée tranquille et libre de soupçon ; et, feignant un banquet sacré, où, selon un usage antique et révéré dans Athènes, sa patrie, la reine seule peut être admise auprès de son époux, elle ordonne, et tous ceux qui sont présents se retirent. Térée, assis sur le trône de ses aïeux, se repaît de son propre sang et engloutit dans ses entrailles les entrailles de son fils ; et telle est encore son erreur qu'il demande son fils ! "Faites venir mon fils !", disait-il à son épouse. Elle ne peut plus contraindre une barbare joie, et impatiente de lui annoncer son malheur : « Tu demandes Itys, dit-elle ! Itys est avec toi. » Il regarde, il cherche autour de lui. Il appelait son fils : Philomèle, les cheveux épars, de meurtre dégouttante, s'élance, élève en l'air la tête d'Itys et la jette à son père. Oh ! qu'elle aurait voulu pouvoir parler en ce moment et, par ses discours furieux, exprimer l'affreuse joie d'une affreuse vengeance !

Le roi de Thrace repousse la table, s'écrie, et appelle à son secours les terribles Euménides. Il voudrait de ses flancs entrouverts arracher cette viande exécrable, cette partie de lui-même qu'il a dévorée. Il pleure, il s'appelle lui-même le tombeau de son fils. Bientôt, le fer à la main, il poursuit les filles de Pandion ; elles semblent voler : elles volent en effet dans les airs. Philomèle va gémir dans les forêts ; Procné voltige sous les toits ; mais elles conservent les marques de leur crime, et leur plumage est encore ensanglanté.

Emporté par sa douleur et par sa rage, Térée est aussi changé en oiseau. C'est la huppe. Une aigrette surmonte sa tête ; son bec, qui s'allonge, prend la forme d'un dard, et sa tête est armée et menaçante. »

Voilà ; flanquer la trouille aux gens avec une histoire pareille. Mais comment ? Il n'y a pas de représentation à donner du drame (de l'action) ; de toute façon, je n'ai pas le personnel pour ça, je veux dire une Procné, une Philomèle et un Térée. Et une momerie qui consisterait à simuler le viol et à montrer comment la langue, comme un serpent, tressaute par terre, je ne m'y vois vraiment pas. Pour vraiment toucher, heurter le public, il faudrait que ce soit réel... Il faut passer par le filtre de narrateurs qui refilent au spectateur l'horreur de la fable, comme une patate chaude (déjà dit). Refiler la chose au spectateur, c'est faire en sorte que la fable résiste à toute interprétation : elle demeure pur récit (ou pur fantasme). Quelque chose dont on ne vient pas à bout, dont aucune interprétation ne nous soulage. Tant pis pour toi, l'herméneute. On ne peut que raconter l'histoire à nouveau. Il viole sa belle-sœur, lui coupe la langue ; on lui fera dévorer son fils. C'est vrai qu'on ne peut pas aller plus loin ; ne reste plus que la mort ou la métamorphose. La huppe mange la merde. Les oiseaux s'envolent, et le spectateur reste avec le tragique sur les bras (ou l'estomac). Pas de catharsis.

17 DÉCEMBRE 2001

— Non, chérie, je ne te raconterai pas ce soir l'histoire d'Orphée.

— Le serpent qui mord le talon d'Eurydice, ainsi de suite, non ? Pourtant, Orphée plaidant sa cause devant Proserpine et Pluton, c'est du drame, non ?

(*Aux Enfers*.)

Orphée : J'ai essayé de supporter mon malheur, mais *vicit amor*, l'amour est plus fort : on ne peut mieux dire. Et : C'est un dieu bien connu sur la terre. L'est-il aussi ici ? Je l'ignore. Mais je suppose qu'il y joue aussi son rôle, si j'en crois les bruits d'un certain rapt, c'est aussi l'amour qui vous a unis. (Allusion au rapt de Proserpine par Pluton.) Et moi, par ces lieux d'épouvante, par cet immense Chaos, par ce vaste royaume du silence, je vous en conjure, renouez le fil trop tôt rompu du destin d'Eurydice.

— C'est Orphée qui parle.

— Du drame ? De la rhétorique, plutôt. Le poète est rhéteur.

— Chez Nason, ça va ensemble, et ça donne du pathétique.

— Exact.

— « Un peu plus tôt, un peu plus tard, nous nous hâtons tous vers le même séjour. » Mais quand même...

— Oui, ce ne serait pas mal : un comédien qui tout à coup essaie de convaincre Perséphone de lui rendre sa jeune épousée, sans prévenir, comme ça en plein spectacle. Autant être franc avec vous, je ne suis pas venu dans cette sombre demeure pour faire du tourisme, ni pour lier avec ses trois gorges le monstre que Méduse mit au monde.

— En attendant, rendez-la-moi. Je demande comme une faveur d'en jouir. Et vous la reprendrez quand elle aura fait son temps. Je ne suis qu'usufruitier. Si vous ne me la rendez pas, je reste ici. Ça fera deux morts.

— C'est de la rhétorique, mais en musique. Orphée fait résonner les cordes de sa lyre. Les ombres exsangues se mettent à pleurer. Tantale renonce à poursuivre l'eau qui s'enfuit ; la roue d'Ixion s'arrête ; les oiseaux oublient de déchirer le foie, les Danaïdes de remplir leurs urnes, et toi, Sisyphe, tu t'assois sur ton rocher. Pour la première fois, à ce qu'on dit, des larmes mouillèrent les joues des Euménides, vaincues par ce chant. Par son chant, Orphée suspend le tragique, Sisyphe souffle un peu.

— On rappelle Eurydice qui se trouvait parmi les ombres nouvellement arrivées. Ne te retourne pas, ainsi de suite.

— Quand même : « Ils n'étaient pas loin d'atteindre la surface de la terre, ils touchaient au but, alors Orphée, tremblant qu'Eurydice ne lui échappe et avide de la voir, entraîné par l'amour, se retourne : aussitôt elle est entraînée en arrière. Elle tend les bras, s'efforce d'être retenue par lui, de le retenir, mais n'étreint que l'air impalpable. Mourant pour la seconde fois, elle n'a aucune plainte contre. (De quoi pourrait-elle se plaindre, sinon d'être aimée ?) Elle lui adresse un suprême adieu qui ne peut déjà qu'à peine lui parvenir, et retourne d'où elle venait. »

Maintenant les arbres vont assister à un récital d'Orphée, à un festival en plein air. Et par quoi il commence ? Par les jeunes garçons aimés des dieux (Ganymède et Hyacinthe) et les jeunes filles à qui des amours interdites ont fait perdre la raison et qui ont par leur dépravation attiré sur elles un châtiment mérité.

On dirait qu'Ovide n'est pas particulièrement intéressé par les amours d'Orphée, ce qui ne laisse d'étonner de la part d'un tel poète de l'Amour. Orphée, c'est ici celui qui raconte des histoires d'amour, des romans, lesquels occupent tout le reste du livre X. Le romancier commence par les gitons des Dieux, Ganymède et Hyacinthe, puis ce sont les amours criminelles de jeunes filles. Après, c'est le tour de Pygmalion, l'histoire de l'abominable Myrrha, la maman d'Adonis quand même, Atalante et Hippomène. Donc les « romans » d'Orphée s'intercalent entre son expérience personnelle désastreuse — a perdu son Eurydice, veut plus entendre parler des femmes, c'est-à-dire coucher avec — et sa fin tragique. Le temps d'écrire. De chanter.

— Je ne pourrai jamais plus voir une anémone sans penser à Adonis.

19 DÉCEMBRE 2001

Tiens, Alain veut revenir sur Pygmalion, formidable inventeur de formes, lui aussi, et se livrer à quelques variations sur l'art et le vivant. La fin de l'art, c'est l'amour ? Mieux vaut une femme bien en chair qu'une statue d'ivoire, car l'histoire peut alors bien finir, c'est-à-dire par un mariage. Cette histoire est une histoire de masturbateur ; fantasme riquiqui du type qui se branle sur une photo de magazine et qui aimerait bien que la fille devienne réelle.

— Heureusement que Vénus se montre compréhensive. Mais que de l'ivoire naisse la vie ou que d'une forme naisse du vivant, euh...

Plus sérieusement, je voudrais, un effet de contraste, probablement, laisser Pygmalion dans les parages de Picasso dont l'art n'est précisément pas celui de la belle apparence. Un amoureux n'aimerait pas toujours que les femmes peintes ou sculptées par Picasso prennent vie telles quelles. Mais Picasso sculpte comme sculpte la nature. Qu'est-ce qu'un corps ? J'ai l'intuition que le répondant « scientifique » du mythe de Pygmalion devrait se trouver du côté du gène de développement. Rapport du vivant et de la création de formes.

Essayons un fragment :

— Le développement de la vie, une imprévisible création de forme. Mais en réalité le corps change de forme à tout instant. Ou plutôt il n'y a pas de forme, puisque la forme est de l'immobile et que la réalité est mouvement. Ce qui est réel, c'est le changement continuel de forme : la forme n'est qu'un instantané pris sur une transition.

— Bergson.

— Oui, Bergson. Ainsi notre personnalité pousse, grandit, mûrit sans cesse. Chacun de ses mouvements est du nouveau qui s'ajoute à ce qui était auparavant. Allons plus loin : ce n'est pas seulement du nouveau, c'est de l'imprévisible [...] Et de même que le talent du peintre se forme ou se déforme, en tout cas se modifie, sous l'influence même des œuvres qu'il produit, ainsi chacun de nos états, en même temps qu'il sort de nous, modifie notre personne, étant la forme nouvelle que nous venons de nous donner. On a donc raison de dire que ce que nous faisons dépend de ce que nous sommes ; mais il faut ajouter que nous sommes, dans une certaine mesure, ce que nous faisons et que nous nous créons continuellement nous-mêmes.

Mais, contrairement à ce qui se passe chez Picasso, les femmes de la nature et celles des peintres, je risque le mot : apolliniens, n'ont pas un œil de face et l'autre de profil. Une citation de ma collection, une phrase de Kahnweiler.

— Kahnweiler (*qui passait par là*) : De nombreuses « têtes de femmes » récentes de Picasso ont un œil de profil et un œil de face. Aucune accoutumance, j'en ai peur, ne fera « digérer » une telle figuration, tant qu'il ne sera pas entendu que ce n'est pas une « vraie femme » qui nous contemple avec ses yeux — car ce serait un monstre —, mais que nous nous trouvons en face d'un tableau, c'est-à-dire d'un ensemble de signes par lesquels Picasso veut nous apprendre tout ce qu'il sait de cette femme, et même son amour pour elle. La vie, c'est la création, dit Claude Bernard. C'est aussi la destruction. On ne peint pas une pomme pour la manger. Le peintre de la réalité voit la pomme et la croque (la mange). Une femme n'est pas peinte pour être baisée, mais pour être « connue ». Qu'est-ce qui se passe quand on ne peint plus la beauté. (Ici, caser débat avec Kant.)

Mais la nature, qui ne fait pas ce qu'elle veut, met les yeux à peu près toujours au même endroit. Voir comment : biologie du développement.

S'ensuit un petit dialogue :

— Il y a deux choses que tu dois bien distinguer : la question d'une morphogenèse correcte et celle de l'évolution. Pourquoi t'as pas un œil au bout d'un doigt et pourquoi t'a pas des organes de poulpe ?

— Pourquoi j'ai pas une main de singe ? Un pied de singe… Je pourrais me gratter en lisant un livre.

— Il faut réassembler les éléments, mais différemment de la nature. Picasso est l'anti-Pygmalion. Picasso est plus intéressant que Pygmalion.

— CQFD.

— Chut !

La comédienne entre, un livre à la main, et s'écrie : *dira canam*. Que je vous en raconte d'affreuses.

Et Myrrha, quel roman ! Tant pis pour toi, madame Angot. C'est l'anti-Œdipe ou plutôt c'est Œdipe chez les affreux. Car tout se fait en pleine connaissance de cause.

— Sauf pour le père qu'on abuse grâce aux ténèbres et à l'alcool.

— Oui, mais la fille et la nourrice… Pire que les filles de Loth. Une affreuse histoire : *dira canam*.

— Haïr son père est un crime ; l'aimer de cette manière, un crime encore plus grand. Pourtant, il n'y a pas de honte pour une génisse,

— Ah ! une génisse…

— Pas de honte à sentir son père peser sur ses reins. Faudra-t-il qu'on t'appelle la sœur de ton fils, la mère de ton frère ?

Myrrha : Je vais raconter une histoire affreuse. Filles, éloignez-vous, Pères, éloignez-vous…

Mais pourquoi Orphée nous raconte-t-il ces histoires ? Il aurait préféré sculpter son Eurydice ? Au moins une vie que l'art a produite semble moins marquée du sceau du tragique que les existences procréées.

21 DÉCEMBRE 2001

Le spectacle aura pu glisser ainsi de Dionysos à Orphée, et Dionysos passer le relais à Orphée ? Bipolarité, changement de paradigme. Ou alors on pourrait imaginer un Orphée d'aujourd'hui, et concocter quelque chose mais pas à la Cocteau. Il y a chez Orphée un désir, conscient ou non, de maîtriser la nature (et les bébêtes) et d'y imposer un ordre. Apollinisme cartésien. Orphée aujourd'hui se serait intéressé aux secrets de la nature, tels aussi qu'en elle-même la science nous les livre. Il serait peut-être biologiste moléculaire.

Alain m'envoie un texte sur Orphée que je bricole un peu. Que je fais semblant de versifier.

> Orphée rassemble autour de lui
> Les animaux et les ordonne.
> Il cherche un ordre logique pour cette opération.
> La taille ? Non pas la taille.
> Je ne suis pas à la Grande Galerie de l'Évolution.
> La classification des espèces, ce n'est pas pour faire joli.
> Je pourrais séparer les animaux à sang
> De ceux qui en sont dépourvus.
> Ça recoupe la séparation
> Des arthropodes et des vertébrés.
> Et si je les distinguais par le nombre de leurs parties ?
> Les serpents qui n'ont pas de pattes
> Et les lézards qui ont les leurs,
> Mais là encore, comment exclure
> La présence de pattes internes, invisibles
> Comme les testicules chez nombre de mâles.
> Et puis qu'est-ce qu'une patte ?
> Les bras de l'homme, les ailes des oiseaux,
> Les nageoires des poissons sont des pattes modifiées ?

Alors il n'y aurait qu'un seul plan de l'Animal
Avec des variations ?
Les serpents auraient-ils perdu leurs pattes ?
Et cette métamorphose, pour quels méfaits ?
Une punition ?
Ou bien je renonce à toute séparation.
Les animaux aujourd'hui vivants,
Et aussi les plantes et les pierres,
Tous le témoignage d'une histoire commune ?
Ah ! une parenté qui unirait l'inorganique à l'organique,
La plante à l'animal, la bactérie à la plante,
L'insecte à l'homme !
Mais du coup comment exclure hybridations,
Et accouplements étranges ?
L'amour de Pasiphaé pour le taureau
L'atavique reconnaissance d'un parcours commun
Sur la route des métamorphoses évolutives ?
Le Minotaure est-il vraiment un monstre
Ou l'effort avorté
(la nature en invente chaque jour)
Vers une forme plus parfaite,
Ou simplement différente,
Réunissant des traits communs à des espèces
Aujourd'hui séparées, mais nées d'un même élan ?
Le Minotaure, s'il avait rencontré l'amour,
Au lieu de mourir seul et puceau,
Qui sait s'il n'aurait pas donné naissance
À un rameau aujourd'hui florissant
De l'arbre de l'Évolution ?
Les monstres nés d'accouplements étranges
Ou d'accidents de la nature
Sont parfois porteurs d'espoir.
Ne sommes-nous pas tous,
À notre façon, des monstres ?

Évidemment, je pourrais aussi classer les bêtes
Selon leur degré d'achèvement à la naissance.
Celles qui naissent dans des œufs,
Des œufs durs ou des œufs mous,
Dureté de leurs écailles

Ou contenu plus ou moins riche en terre.
Les insectes et crustacés, animaux sans sang,
Naissent sous forme d'œufs inachevés
Ou de larves qui formeront
Des œufs achevés ou des chrysalides,
Je les mets plus haut dans la hiérarchie
Que ceux qui pondent des œufs achevés
Comme les poissons ou les oiseaux ?
Ou plus bas ? Et comment placer
Ceux qui naissent tout faits
Comme les chevaux et qui n'ont plus
Qu'à s'agrandir quantitativement ?
Et l'homme là-dedans ?
Où je le place dans cette évolution des espèces ?
Un motif inattendu peut être à l'origine
D'une monstruosité heureuse ou malvenue ?
Qui naît plus imparfait, plus fragile,
Plus inachevé que l'enfant de l'homme ?
Cela ne mériterait pas le bas de l'échelle des êtres ?
Comment alors expliquer son succès ?
Né il y a cent vingt mille ans
(quatre secondes dans une journée de vingt-quatre heures),
Il déchiffre la nature par son langage,
Et asservit le monde organique et inorganique.
Le taureau mille fois plus puissant,
Le loup cent fois plus vorace :
Domestiqués pour le labour, la viande,
La garde des maisons et des troupeaux.
Domestication d'abord empirique, maintenant scientifique,
La génétique modifie les formes et les caractères.
L'homme lui-même devenu objet de son propre savoir
Songe à conquérir des espaces nouveaux,
Des planètes, des espaces intérieurs aussi,
Songe à un homme monstrueusement hybridé
À une technique qui n'aura de fin
Que celle de l'homme lui-même...
L'homme, cet embryon qui n'a survécu
Que par l'outil et le feu, l'art et la science,
L'homme disparaîtra. Alors il n'y aura rien pour penser
Ou chanter l'histoire du monde.

Les bêtes seront de nouveau des bêtes,
Les plantes des plantes, les pierres des pierres,
Sans ordre ni raison.
Sans personne pour les chanter.
Sans Orphée.

23 DÉCEMBRE 2001

Nous tentons une manipulation sur le texte d'Ovide, nous faisons de la poésie génétiquement modifiée ; cela peut ne pas marcher du tout, donner un monstre, et pas viable.

Un comédien interrompt cette méditation.

— Encore Orphée. Cette histoire d'Orphée…

— Orphée, c'est moi. (*Musique.*)

— … est récente. Tu ne la trouveras que chez Virgile, pas chez Homère ou Hérodote.

— Quand même, dans le *Banquet*. Et Euripide dans *Alceste*.

— Les pouvoirs d'Orphée. Il entraîne par ses chants à sa suite, dans l'ordre : les forêts, les bêtes sauvages, les rochers (même les rochers). Le thyrse dont une bacchante lui frappe la bouche y laisse à peine une empreinte. Le chant d'Orphée arrête une pierre qui lui est lancée et qui tombe à ses pieds, comme pour se faire pardonner. Cependant, les attaques se multiplient avec une audace redoublée ; rien ne les arrête plus, les Bacchantes. Érinys règne dans toute sa fureur. Le chant d'Orphée aurait pu arrêter tous les projectiles, mais le vacarme assourdissant, la flûte de Bérécynthe au pavillon recourbé, les hurlements des bacchantes, ont couvert le son de la cithare. À la fin, les rochers rougirent du sang du poète qu'ils n'entendaient plus.

— Tout d'abord, ce furent les oiseaux innombrables, les serpents, toute une troupe de bêtes sauvages que la voix d'Orphée retenait encore immobiles d'admiration, les premières victimes de l'acharnement des Ménades qui voulaient ravir à Orphée la preuve de son triomphe. Puis, les mains ensanglantées, elles se tournent contre Orphée lui-même. Elles se rassemblent comme les oiseaux qui voient l'oiseau de nuit s'aventurer par hasard en plein jour.

— Comme le cerf condamné à périr le matin dans l'arène est la proie des chiens, le poète voit les femmes fondre sur lui et le frapper de leurs thyrses ornés d'un vert feuillage et qui ne sont pas destinés à cet usage. Les unes lui jettent de la terre, d'autres des branches arrachées aux arbres ; il y en a qui lui envoient des pierres. Et pour qu'elles ne manquent pas d'armes pour leur fureur, il se trouvait que des bœufs retournaient la terre sous le poids de la charrue et que, non loin de là, des paysans musclés, préparant leur récolte à force de sueurs, creusaient le sol dur de leurs champs. À la vue des Ménades, ils s'enfuient et abandonnent leurs instruments de travail. *Arma operis sui.* Dans la campagne désertée, gisent çà et là les sarcloirs, les lourdes herses, les longs hoyaux. Elles s'en emparent, après avoir mis en pièces les bœufs qui les menaçaient de leurs cornes, et reviennent en courant achever le poète. Il tend les mains ; il prononce pour la première fois des mots sans effet : ces femmes sacrilèges le tuent. Et par cette bouche, ô Jupiter, qu'avaient écoutée les rochers et comprise les bêtes sauvages, son âme s'envola et fut emportée par les vents.

— Te pleurèrent, Orphée, les oiseaux affligés et la foule des bêtes sauvages, les durs rochers, les forêts que tes chants avaient si souvent attirés. Pour toi, les arbres, se dépouillant de leur feuillage, prirent le deuil ; les fleuves mêmes furent grossis de leurs propres larmes. Naïades et Dryades mirent des voiles de lin noir et laissèrent flotter leurs cheveux. Les membres d'Orphée gisent dispersés. Toi, fleuve de l'Hèbre, tu reçois sa tête et sa lyre ; alors, un vrai miracle, emportée dans le courant de tes eaux, sa lyre fait entendre je ne sais quels accords plaintifs ; sa langue privée de vie murmure une plainte, et les rives répondent plaintivement. Maintenant, ces restes quittent le fleuve de la patrie pour la mer où il les a conduits ; elle les dépose sur le rivage de Lesbos. Là, un horrible serpent s'élance vers ce visage abandonné sur une plage étrangère, vers ces cheveux encore humides de la rosée marine. Enfin Phébus arrive. Il écarte le serpent prêt à mordre et change en pierre sa gueule ouverte, la pétrifie béante, telle qu'elle était, sous la forme d'un rocher. L'ombre d'Orphée descend sous la terre ; il reconnaît les lieux qu'il avait déjà vus ; il cherche Eurydice dans les champs des âmes pieuses ; il la trouve ; il la serre avec passion dans ses bras. Et là, ils parcourent ces lieux parfois côte à côte, parfois elle devant et lui derrière ; parfois il la devance. Enfin, Orphée peut sans crainte se retourner pour regarder son Eurydice.

Ce fils d'Apollon (pour Ovide), en cela parangon ou paradigme de l'apollinien ou de l'apollinisme, a une mort bien dionysiaque.

Violence et destruction. Et pourtant Bacchus le venge. Comme quoi les deux concurrents, Apollon et Dionysos, ont de ces arrangements ! Ovide est très clair : Orphée a été initié aux mystères de Dionysos qui se venge des Bacchantes parce qu'il a perdu le chantre de ses mystères.

— La vengeance de Bacchus ou l'art de planter les Bacchantes. Technique de la métamorphose : les Bacchantes changées en arbres. Recette : allonger les doigts de leurs pieds à la place où chacune a arrêté sa poursuite. Faire pénétrer l'extrémité dans de la terre compacte.

— Lorsqu'un oiseau a engagé sa patte dans les lacets de l'oiseleur, lorsqu'il se sent pris, il bat des ailes, il s'agite, et du même coup resserre les liens. Ainsi, ces femmes, fixées au sol, essaient éperdues de s'enfuir, mais une simple racine les retient prisonnières. Elles cherchent où sont leurs doigts, leurs pieds, leurs ongles, elles voient le bois monter autour de leurs chevilles. Si elles veulent dans leur douleur frapper leurs cuisses avec leurs mains, c'est du bois qu'elles heurtent. Leur poitrine, c'est du bois, du bois leurs épaules. On prendrait, sans se tromper, leurs bras étendus pour de véritables branches.

La mort d'Orphée demeure malgré tout une énigme ; le poète attire à lui toute la nature, sauf les femmes, dont la violence s'expliquerait par le dédain dans lequel, depuis la mort d'Eurydice, le chantre de Thrace les tient. Ne pas les faire jouir les met vraiment dans cet état ? Et pourquoi cette mort violente avec ces instruments aratoires ? Je me souvenais d'une explication assez robustement marxiste de Heiner Müller : tout ce qu'avait chanté Orphée était charmé par lui et ne pouvait lui faire de mal, mais il n'avait pas chanté le travail, donc... J'ai eu du mal à retrouver la référence, mais j'ai été bien payé de mes peines. Cela se trouve dans un des entretiens de *Profession : arpenteur* où, ce que j'avais complètement oublié mais qui devait se tapir quelque part dans un recoin du cortex, Heiner Müller parle longuement des *Métamorphoses* et d'Ovide. Et parle de ses propres métamorphoses, par la maladie ou la drogue. Esquisser comme un hommage caché et discret une allusion à lui.

Voici ce que cela pourrait donner :

— J'ai trouvé intéressant le point suivant, qui est sûrement plutôt une interprétation de ma part : Orphée est arrivé dans une clairière et il y avait là des paysans, juste en train de labourer et qui ont pris la fuite devant ces femmes folles furieuses. Et alors les femmes ont tué Orphée avec des charrues et des houes, c'est-à-dire avec les outils des paysans. Parce qu'il ne les avait jamais chantés. Il n'avait jamais chanté le travail.

Elles lui jettent des pierres, mais il avait chanté les pierres. Alors elles cherchent à le frapper avec des branches, mais il avait chanté les arbres. Rien de ce qu'il avait chanté ne pouvait lui faire de mal. Mais il n'avait jamais chanté le travail.

— Avait-il chanté Eurydice ?

31 DÉCEMBRE 2001

Retour à Pythagore. Boucler la boucle et faire aussi que l'ordre des quinze livres d'Ovide soit un des principes d'organisation du spectacle.

— Bonjour.

— Santé.

(*C'est Pythagore qui parle. Scène.*)

— Pythagore : Bien fort, celui qui arrivera à démêler en moi la légende de l'histoire.

— Autres : Réformateur religieux, thaumaturge, philosophe, mathématicien. Musicien ; en tout cas, sensible à la musique des sphères.

— Pythagore : Pyth-agore, celui qui a été annoncé par la Pythie. Ce n'est pas rien. Je me souviens de mes vies passées (*énuméra-tion*).

Autres : (*chœur*) :

— Pythagore n'aime ni la viande ni la tyrannie.

— N'aime pas non plus la démocratie, sinon il mangerait des fèves.

— Oui, né à Samos, il avait fui Samos. Un exilé.

— Ovide : Exilé, mais volontairement.

— C'est un grand scientifique. Il s'éleva jusqu'aux dieux par la pensée (*mente deos adiit*) ; ce que la nature refusait aux regards des humains, par les yeux de l'intelligence, il le découvrit.

— Un grand professeur aussi. Après que la puissance de son génie et un travail infatigable lui avaient fait pénétrer tous les secrets de l'univers, il les communiquait aux autres. Au milieu de disciples admiratifs et silencieux, il disait les origines du vaste monde, les principes des choses, ce que c'est que la nature, la divinité, comment se forme la neige, ce qui cause la foudre, si c'est Dieu (Jupiter) ou le vent qui déchaîne le tonnerre en crevant les nuages, il disait la cause des tremblements de terre, quelle loi préside aux révolutions des astres, et tout ce qui nous est caché.

— Il voulait que les enfants soient obéissants, que les femmes soient fidèles et que les hommes n'aillent pas aux putes.

— Pythagore : Combien il est criminel d'engloutir des entrailles dans des entrailles, d'engraisser son corps vorace en le bourrant de la chair d'un autre corps, et d'entretenir la vie d'un être vivant par la mort d'un autre être vivant.

— Barbare ! Cyclope !

— Regrets de l'âge d'or. Mais c'est lui le premier qui reprocha à l'homme de servir sur sa table la chair des animaux, le premier, il tint ce discours de sagesse…

— Mais que personne n'écouta.

— Pythagore : Je les connais tous, mes détracteurs, depuis toujours, comme ce Xénophane qui crut intelligent d'ironiser quand je reconnus l'âme d'un de mes amis aux accents plaintifs d'un chien qu'on maltraitait. J'ai quand même inventé le mot de philosophe.

(*Un temps.*)

— Pythagore (*suite*) : Une victime sans tache, remarquable de beauté (cette beauté est sa perte), parée d'or et de bandelettes, qui est là debout devant les autels, elle écoute les prières sans se douter de ce qui se prépare, on lui pose sur le front ces produits des champs, fruits de son ouvrage, et elle reçoit le coup fatal, teignant le couteau qu'elle venait peut-être de voir dans l'eau claire. On arrache ses viscères aussitôt, on les interroge, on y cherche les intentions des dieux. Et après vous osez vous en repaître ; il faut vraiment que soit grande votre faim pour les nourritures interdites !

— Picasso : Son couteau sur le cou ouvert de l'agneau qui ouvre son œil tout grand et laisse son regard cloué sur la pointe de la lame.

— 10 janvier 1936.

— Parfaitement.

— Il me semble que l'expression « âmes ailées » nous a arrêtés ; qu'est-ce qu'avoir des ailes ? Ailes, amour, bouquet, cheval, langue, vol. L'agneau égorgé aux ailes brisées.

— Aimer les choses et les manger vivantes.

— Philosophe : Les végétaux sont des animaux sous des noms différents. S'il y a impiété à tuer et manger les animaux, il y a aussi impiété à tuer les végétaux et à manger leurs graines. Pas un ne doit être mangé, sauf ceux qui sont morts de mort naturelle, comme, par exemple, les fruits tombés au pied de l'arbre et près de pourrir, ou les feuilles de chou qui deviennent jaunes à la fin de l'automne. Et même on doit planter les pépins des poires et des pommes qu'on a mangées, et les noyaux des prunes et des cerises et toutes les graines, sous peine de se rendre coupable d'infanticide.

— C'est pas Pythagore qui dit ça, c'est Samuel Butler dans *Erewhon*, un livre qu'on devrait décidément recommander à tous les esprits faibles et autres amateurs des droits pour les animaux.

— Autres : Tout animal doté d'un système nerveux possède des droits particuliers.

— Antigone : Article 3. L'animal mort doit être traité avec décence.

— D'abord, si les grues avaient à classer les espèces, elles mettraient d'un côté les grues et de l'autre le reste des vivants, donc...

— On veut créer de l'urgence et nous mettre devant un pari quasi pascalien. Il y a peut-être bien de la métempsycose, alors... ; alors ça veut dire qu'il y a une espèce de communauté psychique entre les hommes et les animaux.

— Shelley : Mais l'homme est un frugivore. Il n'a ni griffes pour attraper sa proie ni dents particulières et pointues pour dévorer les fibres vivantes. Et si vous aimez tant la viande, vous n'avez qu'à déchirer de vos dents un agneau vivant et plonger votre tête dans ses entrailles pour étancher votre soif avec son sang.

— Rousseau : Plus nos goûts sont simples, plus ils sont universels. Une des preuves que le goût de la viande n'est pas naturel à l'homme est l'indifférence que les enfants ont pour ce mets-là, et la préférence qu'ils donnent tous à des nourritures végétales, telles que le laitage, la pâtisserie, les fruits, etc. Il importe surtout de ne pas dénaturer ce goût primitif, et de ne point rendre les enfants carnassiers ; si ce n'est pour leur santé, c'est pour leur caractère ; car, de quelque manière qu'on explique l'expérience, il est certain que les grands mangeurs de viande sont en général cruels et féroces plus que les autres hommes ; cette observation est de tous les lieux et de tous les temps [...]. Les grands scélérats s'endurcissent au meurtre en buvant du sang.

— Darwin : Nous contemplons la nature brillante de beauté et de bonheur, et nous remarquons souvent une surabondance d'alimentation ; mais nous ne voyons pas, ou nous oublions, que les oiseaux, qui chantent perchés nonchalamment sur une branche, se nourrissent principalement d'insectes ou de graines, et que, ce faisant, ils détruisent continuellement des êtres vivants ; nous oublions que des oiseaux carnassiers ou des bêtes de proie sont aux aguets pour détruire des quantités considérables de ces charmants chanteurs, et pour dévorer leurs œufs ou leurs petits.

— Éditorialiste : Ne mangez pas de viande animale, car se cache peut-être dans la vache une âme amie, un parent, un frère. Nous sommes aussi des âmes ailées et nous pouvons aller nous loger dans le corps des bêtes sauvages ou nous installer dans celui des animaux domestiques. Il y a possiblement de l'humain dans chaque animal. N'entassons pas leur chair sur des tables dignes de Thyeste. Quelle cruelle habitude, quelle bonne préparation à verser le sang humain, que celle de l'impie dont le fer tranche la gorge d'un jeune taureau et prête une oreille indifférente à ses mugissements, l'homme capable d'égorger un chevreau qui pousse des vagissements d'enfant ou de se repaître d'un oiseau qu'il a nourri de sa main ! Quelle distance y a-t-il entre de tels actes et le crime véritable ? À quoi ouvrent-ils la voie ?

— Le corps est le tombeau de l'âme.

— Tu préfères la droite ou le cercle ?

— Quel crime que d'engloutir des entrailles dans des entrailles, bourrant pour l'engraisser son corps vorace avec la chair d'un autre corps, et d'entretenir la vie d'un être vivant par la mort d'un autre être vivant. Au milieu de tant de richesses que produit la meilleure des mères, la terre, tu ne trouves rien de mieux que de broyer de ta dent cruelle les corps lamentablement déchirés, à la manière des Cyclopes aux gueules béantes. C'est au prix de la vie d'un autre être que tu pourras apaiser la faim d'un ventre vorace ?

— Barbare ! Cyclope !

— Éditorialiste : On peut très bien comprendre qu'il ait fallu à l'homme, pour se protéger, tuer des animaux dangereux ; fallait-il pour autant s'en repaître ? Droit de tuer, mais devoir de ne pas manger.

— Pythagore : Et, puisque je suis lancé, je vous dirai qu'il n'y a rien qui dure dans l'univers entier. Tout passe, toute forme est passage, le temps lui-même s'écoule d'un mouvement continu tout pareillement à un fleuve. Pas plus que le fleuve, l'heure rapide ne peut s'arrêter.

— Milon, devenu vieux, regarde ses bras, des bras aux muscles jadis comparables à ceux d'Hercule, et pleure les voyant pendre mous et flasques.

— Commentateur : Milon, athlète fameux, était, dit-on, le gendre de Pythagore. L'anachronisme de voir le beau-père évoquer la vieillesse du gendre serait étonnant si on ne prenait pas en compte le fait que la pensée de Pythagore domine le temps.

— Et Hélène dans son miroir se voyant vieille et ridée : elle se demande comment on a pu l'enlever deux fois.

— Choses sérieuses : Clonage du phénix ; lui seul tire son être de lui-même. Renaître. *Reset*. Mais non.

— Le jour finirait, Phoebus plongerait aux profondeurs de la mer ses coursiers haletants sans que j'aie pu faire la liste de tout ce qui, transformé, prend une forme nouvelle. [...] Le ciel et tout ce qui est sous le ciel changent de forme, aussi bien que la terre et tout ce qui est sur elle. Et nous-mêmes qui sommes une part du monde, puisque nous ne sommes pas seulement des corps mais aussi des âmes ailées, nous pouvons aller nous loger dans les corps des bêtes sauvages, être cachés dans des corps d'animaux domestiques. Ces corps ont peut-être reçu les âmes de nos parents ou de nos frères, ou d'êtres qui nous sont liés par le sang, en tout cas des âmes humaines, laissons-les vivre tranquilles et sans souillure. Tuez les animaux nuisibles, mais, même ceux-là, contentez-vous de les tuer ; que votre bouche s'abstienne de les manger et qu'elle ne touche qu'à des nourritures obtenues par la douceur.

Qu'est-ce qui se cache derrière l'interdit alimentaire ? La peur du vivant, la crainte de quelle souillure ? Il faudrait que le vivant soit de la mathématique. Cette violence-là de se nourrir, ah ! Et la *pietas*, la « solidarité familiale », comme traduit quelqu'un. Porter un coup à une bête, c'est déjà être un assassin en puissance. La vache qu'on abat, pour un peu, c'est Mozart qu'on assassine. L'innocence de la bête. Une bête sera toujours plus innocente que n'importe quel petit humain.

— Lyotard : Quelqu'un éprouve plus de douleur à l'occasion d'un dommage fait à un animal qu'à un humain. C'est que l'animal est privé de la possibilité de témoigner selon les règles humaines d'établissement du dommage, et qu'en conséquence tout dommage est comme un tort et fait de lui *ipso facto* une victime, le paradigme de la victime.

Et la question Straub. Toujours le même aveuglement : la social-démocratie, c'est presque pire que le nazisme, parce que, fondamentalement, c'est pareil, mais en plus *soft*, donc en plus hypocrite et sournois. L'abattage industriel et Auschwitz, c'est tout un. Heidegger disait aussi que l'agriculture industrielle et les camps, c'est la même logique. À la vôtre ! et l'on sait bien qu'on peut s'adonner au crime contre l'Humanité, aimer les bêtes et être végétarien. Tant pis pour toi, Jean-Marie (Straub). Quant à Pythagore et à sa métempsycose (mes tempes si quoi ? comme traduit l'Autre), quelqu'un a bien dû, depuis le temps, lui objecter que, si mon âme émigre de mon cadavre pour aller se nicher dans une bestiole, si l'on tue cet animal, pourquoi cette âme n'émigrerait-elle pas à nouveau dans le corps d'un nouvel être vivant ? Imparable. Pourquoi l'âme qui échappe à la destruction si l'homme meurt devrait-elle être atteinte par le trépas de l'animal ? Tout ça pour me rendre coupable de quoi au juste ?

Sans transition, ou bien c'en est une. Nous sommes reconduits à des questions de poétique, à cette question de la distanciation et du jeu des anachronismes. J'essaie de parler de distanciation. Au commencement, ce texte, par exemple, est proche de nous, et puis, tout à coup (mais ce peut être insensiblement), il décroche, file vers autre chose, bascule dans le passé, etc. ; il s'est métamorphosé. On se retrouve proférant une parole vieille de vingt siècles. Quelque chose avec Pythagore doit pouvoir être tenté dans ce sens.

— Encore un effort si on veut en finir avec la question des bêtes. Il faut absolument abolir la frontière entre eux et nous ; partons à l'assaut de cette frontière, c'est à nous, pas à elles, les bêtes, de faire le premier pas, et faisons-les entrer dans le monde de la culture, en commençant par l'agriculture ; qu'elles soient associées au travail humain. Ainsi, pour le Pythagore d'Ovide, le cochon mérite la mort parce qu'il déterre les semences (en cela il ne fait qu'obéir à son programme de cochon), comme le bouc qui bouffe la grappe destinée à faire du vin. Mais la paisible brebis... Nous utilisons quelques échantillons de la pensée pro-bête. Straub et *der gleiche Geist* ; ou de Fontenay. Pourquoi l'abattage industriel ou les troupeaux immolés au principe de précaution ou même à l'assainissement du marché doivent-ils, après tout, faire penser à Auschwitz ? La philosophe est plus honnête quand elle avoue son « impuissance à définir un quelconque propre de l'homme ». Telle est en effet la question.

Toujours cette sempiternelle rengaine de la place de l'homme dans la nature : est-ce que cela le rassure, cet homme, s'il y a de l'humain au-delà ou en deçà de l'homme ? La question de la sensibilité : tout ce qui vit souffre, etc.

Être et ne pas être un animal ? On aimerait être proche des bêtes, sentir la chaleur animale et échapper ainsi à notre vertigineuse solitude dans l'univers. Tous les animaux seraient des animaux de compagnie. La pitié pour les animaux (ah ! ces organismes dotés de sensibilité) n'est qu'une forme d'apitoiement sur soi-même. Mais, comme le dit si bien Bergson, nous chevauchons sur notre animalité.

— Tu crois qu'il ne vaudrait pas mieux raconter les fables d'Ovide comme un tour de chant. Un truc de variétés.

— ??

Épigraphe pour la forme et pour se donner du cœur à l'ouvrage :

— Picasso : Je peins comme d'autres écrivent leur autobiographie. Mes toiles, finies ou non, sont les pages de mon journal et, en tant que telles, elles sont valables.

14 JANVIER 2002

Aujourd'hui, les répétitions commencent.

Automne/hiver 2001

JOURNAL INFIME

22 SEPTEMBRE 2001

Bacchus, naissance du néotène

La déesse se déguise en vieille femme, la nourrice, va voir sa rivale et amène l'entretien sur Jupiter.

— Es-tu bien certaine que c'est lui ? J'espère que c'est bien lui ; on en a vu des humains se faire passer pour des dieux, rien que pour se glisser dans le lit d'épouses chastes. Si c'est vraiment lui, qu'il le prouve. Demande-lui d'apparaître dans la même puissance et sous les mêmes traits que quand il couche avec la noble Junon.

— Sémélé périt dans les flammes. Pourtant, Jupiter avait tenté d'atténuer la chose en n'utilisant qu'un foudre de second ordre (*tela secunda*). L'enfant à peine formé est arraché du ventre de sa mère et, tendre encore — c'est un prodige —, est cousu dans la cuisse de son père où il achève le temps de la gestation maternelle, *materna tempora*.

— Jupiter porteur. Père porteur ! Sans commentaires.

Dionysos, l'enfant éternel, le néotène absolu, doublement né, du ventre de Sémélé et de la cuisse de Jupiter. Un petit côté Jésus enseignant aux vieux singes.

Repères :
Bactéries   – 3 500 millions d'années
Protozoaires   – 1 000 millions
Métazoaires   – 600 millions (grande expansion
                                   des métazoaires)

Les métazoaires sont les animaux pluricellulaires, et les métaphytes les végétaux pluricellulaires. Ceux-ci nous excuseront, mais je les laisse de côté pour l'instant, ils reviendront pour la nutrition, autre aspect très bernardien par où aborder les métamorphoses. Il ne s'agit pas de nier que nous avons un ancêtre commun avec les plantes, mais, pour le système nerveux, c'est quand même du côté des bêtes que ça se passe. Une bête, ça bouge, pour manger, pour se reproduire, pour échapper aux prédateurs : fonctions de base servies par le système nerveux. Les plantes se font servir sur place, elles bougent un peu, les tournesols par exemple, mais le soleil les nourrit par le haut, et les minéraux par le bas : photosynthèse. Capter Phébus direct. Pour le sexe, ça vient par les airs, les bêtes à aile n'y sont pas pour rien. À moins, comme Bergson, de déclarer, un brin provocateur, que la chlorophylle est le système nerveux des plantes, métaphore.

À partir d'il y a six cents millions d'années, époque de l'existence probable de l'ancêtre commun aux arthropodes et aux vertébrés, l'histoire du vivant est rythmée par une série d'explosions et d'extinctions massives. Celle des dinosaures, il y a quelque soixante-cinq millions d'années, marque le début de l'ère tertiaire. Si on ne sait pas quand s'éteindra l'histoire humaine, on peut assez bien tracer son origine, au grand maximum — au risque d'être démenti — dix millions d'années[1].

Donc, si notre histoire humaine s'inscrit dans l'histoire générale du vivant, on doit aussi comprendre qu'elle s'accompagne d'une accélération vertigineuse de l'évolution de certains traits morphologiques. Donc, puisque le cerveau joue sa partie dans l'affaire, de traits comportementaux et sociaux.

Qu'on se reporte à l'histoire du vivant pour constater que, s'il a fallu, depuis les première bactéries, trois milliards et demi d'années pour arriver jusqu'à Lucy[2], à deux pauvres millions d'années près, il n'aura fallu que deux millions d'années pour passer d'*Homo habilis*

---

1. La découverte depuis du crâne de « Toumaï » suggère, en tout cas, que c'est là une approximation raisonnable.
2. Ou Toumaï.

à *Homo sapiens* (un demi-millième de l'histoire du vivant). Quant à *Homo sapiens*, nous, il n'a, au grand maximum, que cent vingt mille ans, l'équivalent de quelques ridicules trente secondes dans une journée de vingt-quatre heures, à peine le temps de se lever ; qu'on pourra encore réduire à moins de dix secondes si on insiste pour démarrer l'Homme moderne avec les premières peintures rupestres, à peine cinquante mille ans. Où sera l'espèce humaine dans sept secondes, cinquante mille ans ? Je compte jusqu'à dix. La vie est un jeu d'enfant. Parole de néotène.

26 SEPTEMBRE 2001

Tableau de famille : qu'est-ce que l'homme ?

Agnathes	– 500 millions d'années
Gnathostomes	– 400 millions
Tétrapodes et insectes	– 360 millions
Radiation des reptiles	– 280 millions
Dinosaures	– 250 millions
Premiers oiseaux	– 150 millions
Extinction des dinosaures	– 70 millions
FIN DU SECONDAIRE	
Grande radiation des mammifères, oiseaux et insectes	
Évolution des premiers primates	
FIN DU TERTIAIRE	– 1,8 million

Le début du quaternaire marque l'arrivée des ancêtres de l'Homme : hominoïdes et hominidés. À vrai dire, les simiens avaient marqué le terrain, avec leur apparition cinquante millions d'années plus tôt et leur séparation, il y a seulement trente-trois millions d'années en platyrhiniens et catarhiniens.

Les catarhiniens donneront les cercopithécoïdes (queue préhensile) et les hominoïdes (sans queue). Nous y sommes presque.

Les hominoïdes se divisent en trois « familles », les hyalobatidés, les pongidés et les hominidés dont les destins sont les suivants :

Les hyalobatidés	hyalobatinés	Siamang et Gibbon
Les pongidés	ponginés	Orang-outan
Les hominidés	paninés	Gorille et Chimpanzé
	homininés	*Homo*

Et nous alors ?

Les australopithèques (Lucy !) apparus à la toute fin de l'aire tertiaire (– 2,5 millions d'années), disparaissent il y a à peine 750 000 ans, comme *Homo habilis* (il invente l'outil) né avec le quaternaire (– 1,8 million d'années). La vie d'*Homo erectus*, celle aussi, approximativement, des anténéandertaliens (ils inventent le feu) s'étale entre – 1,2 million d'années et – 120 000 ans. C'est la naissance de l'Homme, *Homo néandertalis* (il enterre ses morts) et *Homo sapiens* (c'est nous ! Salut l'artiste !), lequel survivra aux néandertaliens disparus (bouffés par nous ?, premier génocide de notre histoire ?) il y a 35 000 ans. Brève et tragique rencontre, monsieur le dramaturge.

28 SEPTEMBRE 2001

One more time : *qu'est ce que l'homme ?*

Hominidés	Dates (Millions d'années)	Cerveau (cm³)	Taille (mètres)
Australopithèques	– 5/– 3	300-400	1,10
Homo habilis	– 1,8/– 1,5	600-700	1,30-1,50
Homo erectus	– 1,8/– 0,6	800-1 000	1,50-1,60
Anténéandertaliens	– 1,5/– 0,1	1 100-1 400	1,60-1,70
Néandertaliens	– 0,1/– 0,035	1 200-1 740	1,65-1,70
Homo sapiens sapiens	– 0,035/?	1 450-1 650	1,60-1,80

Notons la très brève durée du Néandertalien (65 000 ans)

Comme je l'ai déjà suggéré, la lecture de *Embryos and Ancestors* de Gawin de Beer a joué un rôle important dans l'arrivée de la néoténie dans le paysage, avec celle de *Ontogeny and Phylogeny* de Stephen J. Gould, qui vient de disparaître. Ajouté à André Adoutte, ça fait vraiment une année triste pour la discipline. Mais qu'est-ce que la néoténie ? Une des figures de la pædomorphose. Nous voilà bien avancés.

La pædomorphose se définit par présence de traits ancestraux juvéniles chez les adultes des espèces descendantes. Ce décalage de développement de traits spécifiques, décalage pouvant conduire jusqu'à une totale absence de maturation chez le descendant (le temps du développement s'allonge à l'infini), relève du concept d'hétérochronie. Comme si le temps n'était pas le même pour tous les organes, par rapport à la durée d'exécution de leur programme de développement. Autrement dit, l'hétérochronie est un changement dans le temps relatif de l'apparition et du développement chez le descendant de caractères déjà présents chez l'ancêtre. De ce fait, on peut dire que les changements hétérochroniques n'affectent pas les caractères, mais la régulation temporelle de leur expression. Sans revenir sur des livres précédents, en particulier *Machine-Esprit*, il est donc compréhensible que ce qui varie le plus au cours de l'évolution ne soit pas le gène de développement, mais les éléments qui régulent le lieu, le temps et la durée de son expression. Il n'est donc pas tellement troublant que nous ayons à peine deux fois plus de gènes qu'une mouche ou autant qu'une souris, ou 1 % de différence génétique avec le chimpanzé. Ce qui compte, c'est où, quand et pour combien de temps ces gènes s'expriment.

La pædomorphose, on en reparlera, peut être considérée comme un échappement à la spécialisation. Elle peut procéder d'une accélération de certains traits (maturation sexuelle précoce), c'est alors une progenesis, ou du retard dans le développement de certains organes, c'est alors une néoténie.

30 SEPTEMBRE 2001

Once again : *Qu'est-ce que l'Homme ?*
Notes volées chez Dany-Robert Dufour

« Moi, le néotène, je me trouve donc fondamentalement placé dans la position d'avoir à m'arranger comme je peux avec l'irrémédiable folie d'une espèce jetée dans le monde sans pouvoir l'habiter.

« C'est ainsi que le néotène résout son unique et absolu problème : se finir. Le néotène, comme tel inachevé, pourvu d'un *soma* en retard sur son *germen*, trouve à se finir, à s'achever en s'adjoignant un morceau supplémentaire d'écriture qu'il ne trouve pas en lui, mais laissé par les générations précédentes dans l'environnement où il arrive, dans le monde où il vient.

« Je viens donc au monde lorsque mon être inachevé rencontre cet ensemble d'écritures extérieures qui peut fonctionner comme un complément possible à un programme génétique que je n'ai pas suivi jusqu'au bout, c'est-à-dire à une Loi à quoi j'ai échappé. Il s'agit d'un processus sans fin puisque chaque néotène arrive à tel moment de développement de ces récits et grammaires et ne quitte pas le monde sans les avoir développés comme il pouvait. À l'interface de ces deux écritures se trouve cette disposition au langage permettant au néotène de vouer son corps non fini à une extériorité contingente, inscrite dans l'histoire, lui offrant la possibilité de se finir par l'extérieur lorsque disparaît la détermination du code.

« Au nom de quoi me faudrait-il renoncer à incorporer dans le bienfonds de mon espèce les grammaires et la technicité auxquelles je suis parvenu après cent mille ans de souffrance ? Au nom de la sauvegarde du vieux néotène au corps de primate inabouti ? Alors même que je bataille depuis toujours pour pallier mon manque de première nature et en créer une seconde dont la seule finalité possible soit de se substituer à la première ! »

Tant pis pour toi, Heidegger !

« Quelle est la source de cette remarquable persistance chez l'Homme de ce caractère juvénile qu'est la curiosité pour le nouveau, si fondamentale à l'essence de l'humanité ? [...] Le caractère constitutif de l'Homme — la persistance d'une interaction créative avec son environnement — est un phénomène néoténique [...]. Le comportement exploratoire et interrogateur — restreint chez l'animal à une brève période de son développement — se prolonge, chez l'Homme, jusqu'à la sénilité ». Konrad Lorenz *Studies in Human and Animal Behavior*, Cambridge, Mass., Harvard University Press, 1971.

3 OCTOBRE 2001

Et l'Homme alors ? (Partition 0)

— « L'enfant est le père de l'Homme. »
— Wordsworth.
— À ce compte-là, le singe aussi est le père de l'Homme.
— Oui, mais l'Homme est l'enfance du singe.

— Je suis un vieil animal prématuré et pourtant il faut encore que je me finisse. Je ne suis ni fait, mais à faire ? Il faut toujours finir encore.

— Je suis le seul animal nu.

— Pædomorphose : présence de traits ancestraux juvéniles chez les adultes des espèces descendantes. La néoténie est une des figures de la pædomorphose.

— Hétérochronie : changement dans le temps relatif de l'apparition et du développement de caractères déjà présents chez l'ancêtre. Les changements hétérochroniques n'affectent pas les caractères mais leur régulation ; gènes de développement.

— La pædomorphose peut être vue comme une manière d'échapper à la spécialisation.

Elle peut procéder d'une accélération de certains traits (maturation sexuelle précoce), c'est alors une progenesis, ou du retard dans le développement de certains organes, c'est alors une néoténie.

— La néoténie est le fait majeur de l'évolution humaine, apprentissage plus long, socialisation forcée (soin du petit).

— L'histoire du développement embryonnaire récapitule celle du cosmos, c'est du moins Empédocle qui le dit. *450 Before Christ*. Séparation des éléments (sortir du chaos) en terre, eau, air, feu. Séparation des parties (différenciation) à partir de l'œuf. Homogénéité (chaos, œuf = amour). Différenciation (éléments et tissus = lutte)

— Haeckel.

— J'aime assez l'idée d'une classification des animaux en fonction de leur degré de perfection à la naissance.

— Pas mal.

— Les mammifères, c'est mieux que les requins ovipares qui sont supérieurs aux oiseaux et reptiles qui valent mieux que les poissons, lesquels poissons l'emportent sur les céphalopodes et autres crustacés qui, de leur côté, écrabouillent les insectes. C'est comme ça qu'Aristote voyait les choses.

— Les animaux les plus parfaits et les plus chauds produisent des jeunes parfaits.

— Et l'homme alors ?

— J. Kollmann (1905) est l'inventeur du terme néoténie.

— Bolk est le plus ardent défenseur de la fœtalisation du singe comme origine de l'homme.

— Nous sommes tous des singes inaboutis.

— Portmann.

— Adolf...

— [...] (1941-1945) compare notre développement embryonnaire à celui des pongidés (orang-outan) et conclut que notre gestation devrait durer vingt et un mois. L'homme à sa naissance est donc un embryon extra-utérin (kangourou).

— Peut-on lier cette parturition précoce à une difficulté mécanique dans l'accouchement ? Probablement (pas l'opinion de Portmann cependant), si l'on considère les modifications qu'il faudrait apporter à l'anatomie féminine pour permettre le passage d'un enfant de un an. Grosse tête !

Ce retard pourrait avoir commencé avec les australopithèques. À la naissance, le chimpanzé a une capacité crânienne égale à 40 % de celle de l'adulte. Pour *Homo sapiens*, c'est 23 %, pour l'australopithèque, les avis diffèrent (entre 25 et 37 %).

La suturation finale des os du crâne chez *Homo sapiens* : entre vingt-cinq et trente ans !

Concept de modification de matrice de développement (coordination des différents changements nécessaires pour comprendre la coévolution de nombreux traits), références aux grilles ou coordonnées de D'Arcy Thompson. Gènes de développement.

— Avantages évolutifs de la néoténie humaine :
 Naissances uniques répétées
 Soin parental intense
 Longue durée de vie
 Maturation tardive
 Haut degré de socialisation (Vive la famille !)

Cette longue période de croissance fait de l'homme un animal qui apprend plutôt qu'un animal qui sait instinctivement.

Haldane fait de Jésus le premier prophète de la néoténie humaine (Matthieu 18:3) :

« À moins que tu ne te convertisses et deviennes comme un petit enfant, tu n'entreras pas dans le royaume des cieux. »

— Tu ne sortiras pas non plus du vagin de ta mère.

— Gros bébé.

— Dionysos.

— Qui, moi ?

— Embryon : Reçois ma prière, mon Dieu, toi qui m'as fait de la forme que j'ai aujourd'hui, pour des raisons de toi seul connues et qu'il serait impoli de changer. Si tu m'en donnes le choix, je resterai tel que je suis. Je ne modifierai aucune des parties que tu m'as données... Je resterai un embryon sans défenses toute ma vie, faisant de mon mieux pour me fabriquer quelques compléments à partir du bois, de l'acier et des autres matériaux que tu as placés devant mes yeux.

— Créateur (*d'un ton ravi*) : Bien joué ! Venez tous ici, embryons, venez avec vos becs et additions pour regarder notre Premier Homme. Il est le seul qui ait deviné notre énigme... Quant à toi, Homme... Tu ressembleras toujours à un embryon jusqu'à la mort, mais tous les autres seront des embryons devant ta puissance. Éternellement inachevé, tu resteras toujours en puissance, à Notre image, capable de voir certaines de Nos peines et de ressentir certaines de Nos joies. Nous en sommes en partie désolé pour toi, Homme, mais en partie plein d'espoir. Va et fais pour le mieux.

(T. H. White. *The Once and Future King*. Berkley, New York, 1958.)

— Néotène : Je suis un vieil animal prématuré, un sous-singe, une erreur de la nature. Si la sélection était vraiment naturelle, je ne serais pas là à vous parler, ce soir. Vous savez dans quel état j'étais le jour de ma naissance. Comparez à un jeune veau ou à un jeune cheval ; voyez-les quelques instants après leur cri primal gambader auprès de leur mère. Moi, je ne savais même pas ramper. Et d'une dépendance à ma mère ! Je n'avais même pas de dent (de lait).

Né édenté.

Né trop tôt dans un monde très vieux, je ne serai jamais adulte. Qu'est-ce qu'un adulte ?

Mon développement sexuel ? Jusqu'à cinq ans, je suis à peu près l'évolution observée chez les autres primates, sauf qu'au moment d'aboutir : interruption de cinq ans ! Ça laisse des traces.

Il y a aussi des consolations, les réussites du ratage : c'est que ma juvénilité définitive, je suis parvenu à la transmettre. Tout ça, grâce à ma capacité à me reproduire sans être adulte, grâce à mon interminable enfance.

— L'animal sait toujours ce qu'il a à faire. Mais je n'ai pas besoin d'annoncer la victoire du Néotène sur les animaux. (Rire pervers). L'avorton désarmé l'a emporté dans un monde dominé par la prédation. Victoire de la faiblesse. Tant pis pour toi, Friedrich !

— Prothèses du néotène (extraits) :

Lunettes
Chapeau
Gants
Blouson de cuir
Crème solaire
Bottes de caoutchouc
Jambe de bois
Dentier
Arc et flèches
Bicyclette
Patins à glace
Stylo-bille
Microscope
Télescope
Ordinateur

L'ordinateur qui prolonge mon cerveau. Le vélo déjà avait prolongé mes jambes.

— Le nid de l'hirondelle sera toujours un nid d'hirondelle. Le nid du loriot est un nid de loriot. Moi, il m'est arrivé de dormir dans le lit des autres.

— Je n'aurais pas dû vivre.

— Comment j'ai soumis le loup. Pas besoin de déluge. J'en ai fait mon chien. Le loup est devenu chien quand il m'a attribué le rôle de mâle dominant. Le néotène est un loup pour le chien ; ou un loup pour le loup. Moi, le petit chaperon rouge, j'ai bouffé le loup.

— J'ai inventé des maîtres pour me libérer.

— J'ai perfectionné mes organes moteurs aussi bien que sensoriels, mais je ne me sens pas heureux.

— C'est un fait avéré que les femmes jouissent. Pas que de sexualité ; y a qu'à voir sainte Thérèse qui jouit même quand on ne la baise pas. Pas toujours dans la sexualité, c'est vraisemblable. Rarement ? C'est possible. Quelquefois, ça, j'en suis sûr. D'autre part, sur ce chapitre, je ne prends pas les mâles en considération. L'observation ne permet jamais de savoir s'ils jouissent ou non. C'est vrai des mâles humains comme des autres mâles primates. Ah ! qu'ils soient excités, très excités, y a qu'à regarder un chimpanzé tourner autour d'une femelle en chaleur. Qu'ils copulent, c'est notoire. Mais qu'ils jouissent ? Au sens orgasmique du terme, bien sûr. Après une copulation de dix à quinze secondes... (soit dit en passant, un record à côté des cinq secondes du macaque. Les femelles sont quand même plus conséquentes en matière de recherche orgasmique). Plus l'espèce est évoluée, plus les copulations sont fréquentes en dehors de la période ovulatoire. Et c'est toujours la femelle qui choisit ses partenaires et décide du nombre d'accouplements. Et elles ne lésinent pas, les femelles chimpanzés : jusqu'à cinquante par jour. Dans l'ordre : les dominants d'abord, puis les autres adultes, les ados enfin. Donc, tout concourt à nous permettre de conclure que l'aboutissement de l'hominisation coïncide avec la pleine possibilité de l'orgasme chez la femme, avec, accessoirement, un léger allongement du temps moyen du coït chez l'homme. De là à conclure du peu de sérieux de la jouissance de l'homme.

— Refaits.

5 OCTOBRE 2001

Protéines infectieuses

Envoyé à Jean-François un passage sur les protéines infectieuses et les souris sans prion. Les protéines infectieuses de Prusiner sont très particulières, un oxymoron si l'on s'en tient à ce qui s'attache à l'idée d'infection. Un agent infectieux, au sens classique, est un agent extérieur qui envahit un organisme vu comme une forteresse et qui utilise les moyens de la cellule pour se reproduire, pour générer des agents identiques, qui quitteront l'organisme détruit ou malade, à la recherche de nouvelles proies. Bref, il s'agit d'un phénomène de reproduction.

Quel avantage évolutif à l'existence de tels agents infectieux ? Certains pensent que ces questions sont illégitimes, elles poseraient l'évolution en agent pensant, une sorte de divinité. Alors contentons-nous de constater que ces agents, des virus par exemple, transportent du matériel génétique et peuvent accélérer le rythme des mutations, ou bien qu'ils étaient là dès le début de la formation des premières cellules et que les deux évolutions, celle des agents infectieux et celle de leurs hôtes, se sont faites de façon indissolublement liée. On retrouve mon intérêt pour l'origine des virus né au tout début de ma carrière (le vilain mot) scientifique quand je m'intéressais au virus de la mosaïque jaune du navet et à la structure de son ARN messager. Mais l'affaire m'est retombée dessus il y a peu, *via* les gènes de développement et Alan Turing, j'y reviendrai.

Le prion, tel qu'il est défini par Prusiner, est une protéine existant sous une conformation normale et une pathologique, mais dont la séquence est codée par le génome. De nombreuses cellules expriment cette protéine, à leur surface, de façon physiologique. Si cette protéine normale, non pathologique, rencontre une protéine anormale — dans la mauvaise conformation —, alors elle change de conformation, et ainsi de suite. C'est ce que j'explique à Jean-François sous l'image de la théorie des dominos. Tant pis pour toi, Kissinger ! Bref, le prion n'est pas un agent infectieux au sens classique ; il n'est pas étranger à l'organisme, il ne l'infecte pas, il le vampirise plutôt. Les vampires transforment en vampires ceux dont ils boivent le sang.

10 OCTOBRE 2001

Jean-François, Turing et moi

C'est par Jean-François et ses derniers spectacles, ceux d'avant *La Génisse*, que je me suis réintéressé à Turing. En fait, plus précisément, à un aspect de l'œuvre de Turing qui avait échappé à l'attention de l'homme de théâtre, ou à son intérêt. Il s'agit du dernier article de Turing, celui sur les morphogènes, publié deux ans avant sa mort, dans la foulée de ses réflexions sur comment construire une machine qui pense en prenant modèle sur la façon dont se développe un cerveau d'enfant. Nul doute pour moi que cette tentative ultime de Turing marque son désenchantement devant les machines qui pensent, construites à partir de paradigmes purement logiques. Ce désenchantement est sensible dans la dernière partie de l'article de la revue *Mind* publié en 1950, « *Computing machinery and intelligence* ». Je me suis expliqué là-dessus dans *Machine-Esprit*, je n'y reviendrai pas. Un mot seulement, comprendre comment un cerveau se développe, c'est aussi comprendre comment il pense, puisque le développement est au cœur de la physiologie cérébrale, y compris chez l'adulte. Peut-être l'objet d'une réflexion future.

Revenons à nos protéines infectieuses pour préciser le point où s'accrochent les différentes recherches que j'ai pu mener au cours des trente dernières années et l'intérêt soudain pour Turing. On s'en souvient peut-être, les dendrites des neurones se développent plus rapidement quand les neurones et les astrocytes en culture proviennent de la même région du cerveau embryonnaire. À partir de là, nous nous sommes intéressés aux gènes qui codent la forme des organes et qui sont exprimés de façon régionalisée. En ajoutant l'hypothèse que le codage de la forme des organes et celui de la forme des cellules relevaient de la même logique génétique, on pouvait proposer que les gènes de développement codent aussi la forme des neurones. L'hypothèse est loin d'être démontrée, et si nous avons pris du retard — qu'est-ce que prendre du retard en science ? où est inscrit le calendrier du progrès ? —, c'est parce que nous avons observé le presque incroyable : le produit protéique de certains gènes de développement, gènes homéotiques, peut entrer et sortir des cellules, passer d'une cellule à l'autre. « Insensé que tu es, Prochiantz, d'abandonner le terrain solide des certitudes partagées, pour suivre une pareille chimère ! » Dévoré par un(e) Sphinx (Sphinge) ?

Claude Bernard : « Quand le fait qu'on rencontre est en opposition avec une théorie régnante, il faut accepter le fait et abandonner la théorie, lors même que celle-ci, soutenue par de grands noms, est généralement acceptée. »

Bon, d'accord, on a fini par démontrer, au bout de douze ans, que ces protéines passent d'une cellule à l'autre et même à presque comprendre comment. Quant à savoir pourquoi, c'est une autre affaire. L'objet d'étude des douze prochaines années ? L'ironie de passer une vie sur ce genre de problème. Éloge du dérisoire.

Pourtant, chez les plantes, nos métaphytes ignorés plus haut, le passage entre cellules de facteurs de transcription a été démontré, y compris de facteurs codés par des gènes de développement, et ce passage a un rôle dans le développement de la plante. Ces facteurs passent aussi avec de l'ARN, une forme de protovirus en quelque sorte. D'ailleurs, des protéines virales, chez les plantes, se promènent de cellule à cellule, avec de l'ARN, on les appelle protéines de mouvement, pour cette raison même. Surprise toute récente, une protéine du virus de l'herpès passe aussi de cellule à cellule avec un ARN. Protovirus, virus, protéines de mouvement, plantes, gènes de développement, passage intercellulaire, étrange convergence observée dans l'après-coup. Trente années et le pouce quand même depuis 1971.

Et Turing là-dedans ?

Merci Jean-François, j'allais l'oublier.

15 OCTOBRE 2001

Morphogènes-Turing

« The substances will be called morphogens, the word being intended to convey the idea of a form producer. It is not intended to have any very exact meaning, but is simply the kind of substance concerned in this theory. The evocators of Waddington provide a good example of morphogens (Waddington 1940). These evocators diffusing into a tissue somehow persuade it to develop along different lines from those which would have been followed in its absence. The genes themselves may also be considered to be morphogens. But they form rather a special class. They are quite indiffusible. Moreover ; it is only by courtesy that genes can be regarded as separate molecules. It would be more accurate (at any rate at mitosis) to regard them as radicals of the giant molecules known as chromosomes. »

Alan M. Turing, *« The chemical basis of morphogenesis »*, 1952.

Je vous résume l'essentiel. Un morphogène est une substance qui « persuade » le tissu au sein duquel il diffuse de se développer selon des lignes différentes de celles qu'il aurait suivies en absence du morphogène. Jusque-là tout va bien, c'est la suite qui est étrange. N'oublions pas que nous sommes en 1952 et qu'on ignore tout ou presque de la façon dont les gènes, on sait depuis peu qu'ils sont constitués d'ADN, sont traduits en protéines. Pour l'instant, on dispose de chromosomes porteurs de longues séquences d'ADN, elles-mêmes porteuses de « caractères ».

La suite, donc, est que « les gènes eux-mêmes pourraient aussi être considérés comme des morphogènes ». Ce qui va à l'encontre de cette possibilité, c'est que, en 1952, on ne peut pas considérer les gènes comme des molécules séparées, puisque ce ne sont que des caractères disposés le long d'une molécule géante, le chromosome. Comment donc imaginer qu'un gène puisse diffuser ? Ce n'est pas pensable !

Franchissons cinquante années. Nous savons qu'il existe des gènes de la morphogenèse. Leur expression inappropriée ou leur perte d'expression entraînent des variations de forme.

Antenne donne patte.

Il est donc logique de penser que ces gènes codent des facteurs de transcription qui dirigent la synthèse de morphogènes. Si ces morphogènes activaient la synthèse de ces facteurs de transcription, donc « allumaient les gènes correspondant » au sein des territoires qu'ils envahissent par diffusion, tout se passerait comme si les gènes eux-mêmes diffusaient. Ces gènes de morphogenèse seraient alors des morphogènes virtuels.

Allons un pas plus loin, parce qu'il est admis qu'un facteur de transcription ne passe pas d'une cellule à une autre, la seule façon de faire est de synthétiser — sous contrôle du facteur de transcription — un morphogène qui, une fois sécrété, se fixe sur des récepteurs présents dans le territoire de diffusion et active ainsi — indirectement donc — la transcription du gène codant le facteur de transcription qui lui-même active la synthèse du morphogène, et ainsi de suite jusqu'à ce que la vague s'arrête. Une fois de plus, je renvoie à *Machine-Esprit* pour les détails.

Mais si, maintenant, j'admets que le facteur de transcription passe d'une cellule à une autre et active sa propre transcription, deux choses que nous savons possibles, il devient lui-même morphogène. Processus parcimonieux qui est l'équivalent du concept proposé par Turing en 1952. Par où notre travail de laboratoire rejoint les idées de Turing.

22 OCTOBRE 2001

En perdre la parole et tenir sa langue

La parole ou la langue ? Tous les métamorphosés d'Ovide, ou presque, restent des humains par la pensée, c'est l'expression verbale de cette pensée qu'ils perdent. Ils sont pétrifiés, végétalisés ou bêtifiés, mais seulement de l'extérieur.

Les Métamorphoses ou la chronique des aphasies. Paroles murées.

Livre VI. Arachné, Niobé et Philomèle, que de malheurs vous vous seriez épargnés si vous aviez su tenir votre langue ! (Voir *Cahier informe.)*

Si le langage est effectivement à la fois un instrument de socialisation et un outil pour nommer des objets et les agencer de façon symbolique, il est aussi la possibilité donnée de se nommer et de nommer les autres, c'est-à-dire d'acquérir une permanence symbolique quand bien même notre structure physique, notamment cérébrale, se modifie pour enregistrer de l'histoire. Sans langage, l'individu est privé de conscience, parce qu'il ne peut plus se raconter son histoire, son roman. Il devient un objet en cours d'évolution impropre à se saisir lui-même. Il n'existe plus. Une vache ne peut dire « je suis une vache », ou même « je suis Blanchette ». Tout au plus peut-elle reconnaître son nom par association avec un stimulus (caresse = nourriture = plaisir), et si elle dit « Je suis Io », alors c'est qu'elle n'est pas une vache mais une femme dans une peau de vache. Ça arrive.

Ovide aurait-il dû tenir sa langue ? Sur Auguste en particulier, sur le sexe, les deux (sur le sexe d'Auguste peut-être ?).

Métamorphose : aphasie, compromis entre la mort et l'exil.

25 OCTOBRE 2001

Chimères

Reçu de Jean-François :

— Scylla qui dit à Minos : si tu me refuses l'entrée de la Crète, moi qui me suis mise au ban de l'univers, si tu m'abandonnes, ingrat, c'est que tu ne dois pas le jour à Europe, mais à la Syrte inhospitalière, aux tigres d'Arménie, à Charybde dont l'Auster agite les flots. Tu n'es pas né de Jupiter ; il n'a pas séduit ta mère sous l'apparence d'un taureau : mensonge que cette légende sur ta naissance ; ton père, c'est un vrai taureau, féroce, et qui n'éprouvait aucun amour pour les génisses. Tu as vraiment l'épouse que tu mérites, cette femme adultère qui, cachée dans sa vache de bois, piégea un farouche taureau, et porta dans ses flancs un fruit monstrueux. Pas étonnant que Pasiphaé t'ait préféré un taureau : tu étais encore plus sauvage que lui.

— Métamorphosée en aigrette.

— À peine débarqué sur la terre des Curètes, Minos s'acquitte de sa dette envers Jupiter par un sacrifice de cent taureaux et pare son palais des dépouilles ennemies. L'opprobre de sa race avait grandi, et l'odieux adultère de la mère s'étalait aux yeux de tous sous la forme d'un monstre à la nature double. Minos décide d'éloigner de sa demeure cet objet de honte et de l'enfermer dans une demeure aux multiples détours et sous un toit qui ne laisse pas passer la lumière. C'est Dédale, célèbre pour son talent de constructeur, l'architecte de l'édifice. Dédale multiplie avec d'innombrables chemins qui bifurquent les risques de se perdre ; du reste, il eut lui-même du mal à sortir du labyrinthe, tant l'édifice est plein de pièges. Il y enferme l'être monstrueux, mi-homme, mi-taureau. Deux fois il s'était repu du sang de l'Acté ; il fut vaincu lorsqu'elle lui envoya pour la troisième fois les victimes désignées par le sort tous les neuf ans. Avec l'aide d'une jeune fille, Thésée, en déroulant un fil, retrouva la porte d'entrée que jamais personne n'avait repassée. Aussitôt après, il enlève la fille de Minos, fait voile vers Naxos, et là, le cruel abandonne sa maîtresse sur le rivage. Elle est seule, et se répand en pleurs. Bacchus lui apporte ses étreintes et son aide. Pour qu'elle dure de l'éclat impérissable d'un astre, il détacha sa couronne de son front et l'envoya dans le ciel.

28 octobre 2001

Rien sans Thésée, proverbe athénien

Thésée devant le monstre qu'il va tuer à coups de poing ou de sa massue à trois nœuds (les versions diffèrent) avant de se retrouver dans le dédale (dédale de chez Dédale) grâce au fameux fil.

Le monstre Minotaure, chimère née de l'accouplement prodigieux de Pasiphaé et d'un taureau berné. Ni homme ni bête, mais certainement muet car du résultat chimérique il n'aura pas reçu la combinaison la plus favorable à la parole, pour ne rien dire du reste.

Thésée n'eût peut-être pas vaincu un monstre au corps de taureau et à la tête d'homme, centaure d'un genre inédit propre à séduire des émules de Pasiphaé.

Monstre muré dans un mufle incapable de s'exprimer par la parole humaine :

« Je suis aussi un homme, fils de Pasiphaé, frère d'Ariane, qui t'a mené jusqu'à moi, Thésée [...]. Qui est le plus animal d'un père trompé par une génisse de bois ou d'une mère qui immole le fruit d'un amour monstrueux ? [...] Ariane, Ariane, vous avez amené Thésée pour qu'il tue votre frère ; vous aussi vous mourrez de Thésée » (lettre de Phèdre à Hippolyte, signée Ovide).

Oui, mais pas avant de s'être envoyée Bacchus.

29 OCTOBRE 2001

Qu'est-ce qu'une chimère ?

Un centaure mi-homme, mi-cheval ? Un Minotaure, mi-taureau, mi-homme ? Ou encore un hermaphrodite mi-mâle, mi-femelle ? Des mi-mi qui sont autant de ni-ni. Si on s'en tient à ce que nous dit Ovide sur la production de ces trois êtres, les deux premiers sont nés d'un accouplement monstrueux, le dernier d'une fusion. Or c'est la fusion, parce qu'elle contient deux êtres mélangés, qui fait la chimère. Les reproductions sexuées ne forment qu'un seul être, un être nouveau dont toutes les cellules portent la même et unique combinatoire de gènes. Si cet être est né d'un accouplement entre espèces différentes, monstrueux donc, il ne saurait être chimérique mais simplement hybride et, de plus, stérile, comme le bardot. La vigueur hybride est belle à voir chez le mulet, mais on en restera à cette « inutile beauté ».

Comment faire des chimères, donc, quelque chose qui ressemblerait à un Minotaure, par exemple ?

Recette de Minotaure :
Prenez un taureau de bonne taille et faites-le saillir une génisse. Très vite, prélevez l'embryon de quelques cellules et congelez à – 180 °C. Si vous avez ouvert sans précaution, mangez la génisse ou découpez-la et congelez pour plus tard. Prenez Pasiphaé, faites-la saillir par qui vous voulez. Très vite, prélevez l'embryon (quelques cellules) et congelez. Refermez Pasiphaé. Évidemment, toutes ces opérations pourraient se faire par fivette.

Après avoir mélangé les deux embryons (quelques cellules), prenez une génisse ou une femelle *Homo sapiens*, faites-la saillir par un mâle vasectomisé et réimplantez l'œuf. Laissez mûrir le temps nécessaire et attendez la sortie de la chimère, c'est-à-dire d'un être qui sera composé d'un mélange de cellules bovines et humaines. La saillie par le mâle vasectomisé, censée préparer la femelle à recevoir l'embryon, sans être fécondée de façon naturelle, est nécessaire chez la souris, pas chez *Homo sapiens*. Mais pourquoi se priver d'un petit plaisir ?

Une autre façon de faire, moins sauvage, mais moins agréable, serait de cloner à partir d'une cellule somatique, comme cela fut fait pour Dolly, et de mélanger les cellules issues des clones humain et bovin (dans ce cas, même deux mâles feraient l'affaire) et réimplanter le mélange dans l'utérus d'une femelle préparée.

Supposons, nous sommes au théâtre, que la chimère présentant, dispersés de par le corps, des caractères taurins et d'autres humains, grandisse et devienne fertile. Une question importante se pose. Les cellules qui ont donné naissance à la lignée germinale sont-elles humaines ? Sont-elles taurines ?

Supposons encore que nous ayons créé un être entièrement taurin, ou presque, mais dont les gonades abriteraient des spermatozoïdes humains. Que, trompé par l'artifice vulgaire d'une génisse en contreplaqué, il se jette sur Pasiphaé, qu'il l'engrosse. Eh bien, neuf mois plus tard, Pasiphaé accouche d'un charmant bambin, doublement *sapiens* comme vous et moi. Ça en bouche un coin, non ?

À partir de là, on peut décliner tous les scénarios qu'on voudra.

Scénario 1 : je mélange des cellules humaines et des cellules de chimpanzés dans des proportions variables et je laisse les petits en liberté. Il ne sera pas rare que l'accouplement de deux singes (en apparence) donne naissance à des êtres humains. À l'inverse, l'accouplement de deux êtres humains (en apparence) pourra donner naissance à des singes. On peut aussi prévoir des accouplements homme/singe donnant naissance soit à des singes, soit à des hommes. Mais ce qui est certain est que, très rapidement, on aura recréé des hommes et des singes et perdu les chimères.

Scénario 2 : il y a trente-cinq mille ans s'éteignaient les Néandertaliens, nos cousins dolichocéphales (1 700 cm³ quand même !). On retrouve dans la banquise une femelle néandertalienne, rudement bien conservée pour son âge. Morte, certes, mais porteuse d'un embryon congelé. Je prends l'embryon, je le décongèle et je le mélange avec des cellules d'embryon d'*Homo sapiens*, je partage en cinq ou six et je réimplante six femelles *sapiens*, doublement *sapiens* : au bout de neuf mois, je récupère une colonie de chimères dont, si j'ai bien dosé les proportions de cellules, je peux espérer que plusieurs, et des deux sexes, auront des cellules sexuelles néandertaliennes. Et le rameau repart, dont je peux — par exemple — tester l'interfécondité avec doublement *sapiens*. On voit là l'avantage de cette manip sur celle qui aurait consisté, naïvement et précipitamment, à réimplanter mon œuf, prélevé sur ma femelle néandertalienne, directement dans une femelle *sapiens* pour obtenir un seul individu. Je serais bien avancé après pour redémarrer la lignée perdue.

30 OCTOBRE 2001

« La noce chez les Lapithes »
avec 53 Centaures et 21 Lapithes

Bruit de foule éméchée dans le palais en fête. Mais voilà qu'Eurytus, un des pires parmi les pires Centaures, soûl comme un cheval, veut se faire la mariée à peine qu'il la voit paraître. Aussitôt, c'est le bordel, les tables volent bas, l'épousée est traînée par les cheveux. Puisque Eurytus s'empare d'elle, elle s'appelait Hippodamé, ça ne s'invente pas, ses frères ne sont pas de reste, chacun enlève celle qui lui plaît ou celle qu'il peut, et la salle, on dirait une ville prise d'assaut. Cris de femmes partout dans la baraque. Thésée laisse pas faire : il interpelle l'Eurytus : tu sais bien que si tu touches à Pirithoüs, c'est comme si c'était moi, il dégage les Centaures qui se faisaient un peu pressants et récupère l'Hippodamé. Eurytus, dans l'état qu'il est, il arrive à rien répondre, mais le voilà qui bourre la gueule de l'autre et lui défonce les côtes à coup de battoirs. Heureusement, il y avait là une espèce de grosse amphore avec des figures sculptées bien en relief ; Thésée, il te la soulève, et la balance en pleine poire au Centaure, si, si, lequel se met à gerber sa cervelle, son sang, son pinard par la gueule et le trou de sa blessure pour tomber à la renverse et battre l'air de ses quatre fers. Le meurtre déchaîne les autres Centaures : aux armes, aux armes ! qu'ils hurlent. Le vin, ça met du cœur à l'ouvrage. Vol de coupes, de jarres, de bassins, tout ce qui avait servi au gueuleton est recyclé projectile pour le carnage. Le premier prend un candélabre avec toutes ses lampes, l'élève haut au-dessus de sa tête, et comme s'il allait sacrifier un taureau, prend son élan et assène l'engin sur la face d'un Lapithe qu'il en reste qu'un tas d'os méconnaissables, t'as les yeux qui se font la paire et le nez, on le retrouve sur les amygdales. Il y en a un autre, Pelatès de Pella qu'il s'intitule, avec un pied de table, de l'érable, attention ! il déglingue le menton du mec en face qui crache ses dents avec son sang, et il lui en remet une dose qui l'expédie direct chez les ombres du Tartare, comme on dit. Arrive Gryneus, il avise l'autel fumant du sacrifice, un sacré morceau ; pourquoi pas, qu'il se dit, et il le balance sur les Lapithes et en écrabouille deux, ce qui plaît moyen à Exadius, de l'équipe Lapithe, qui lui enfonce un bois de cerf, votif, s'il vous plaît, dans les orbites, deux cornes, t'as un œil qui joue les brochettes sur une corne et l'autre qui dégringole dans la barbe où il finit par pendouiller avec le sang coagulé.

Et Rhétus, qu'est-ce qui fait, Rhétus ? Il attrape un tison en flammes et massacre la tempe de Charaxus caché par sa belle tignasse blonde qui se met aussi sec à cramer comme moisson sèche, et le sang qui brûle, ça fait un drôle de bruit, comme si tu plonges dans la flotte un fer rougi au feu, bon. Le blessé, il agite son brushing qui roussit et lui prend l'idée de soulever un seuil de pierre qu'il aurait fallu un treuil. Mais macache pour le balancer, le voilà même qui retombe sur un copain Lapithe qui passait par là. Ça fait bien marrer Rhétus qui remet ça avec son tison sur le pauvre Charaxus ; en trois coups de cuillère à pot, si je puis me permettre, il lui démanche la nuque et lui enfonce les os dans la cervelle qui se met à fuir à côté. Requinqué, il dessoude un gosse, et un vieux a pas le temps d'ouvrir la bouche pour lui dire ce qu'il en pense côté glorieux que l'autre lui enfourne par là son tison jusqu'au poumon. Un triomphe ! Mais tout a une fin ; Dryas, une terreur de chez Lapithe, lui ajuste son épieu bien précis juste où le cou se visse sur les épaules ; le Rhétus est moins fier, se démène pour arracher l'accessoire et se barre en pataugeant dans son sang. Il y en a comme ça une petite colonie qui déguerpit, mais il y en a aussi qui ont pas cette veine ; Dryas leur fait un sort, de face, droit dans les yeux, même Crénæus qui détalait, un moment il se retourne et hop un javelot entre les deux yeux, à la racine du nez, pile poil sous le front. Pendant ce temps-là, il y en avait un de Centaure qui dormait tranquille sur sa peau de bête, qu'un tremblement de terre aurait pas réveillé, abruti par la picole, la coupe à la main comme seule arme. Aussitôt qu'il l'intercepte, le Phorbas, le javelot le démange : « Tiens, mets un peu d'eau du Styx dans ton vin », qu'il lui fait, et il perce le cou du dormeur qui se réveilla même pas pour mourir, que son sang badigeonnait sa couche et remplissait la coupe !

— Oh ! ça va ; elle est pleine.

— Dommage. Il y a aussi ce centaure qui tente de déraciner un chêne...

— ... « couvert de glands », *glandiferam.*

— Oui, couvert de glands ; il enserre l'arbre de ses bras et le secoue dans tous les sens, et alors qu'il est prêt à le jeter, la lance de Piritoüs lui traverse les côtes et le cloue sur le tronc. Et puis il y a tous les exploits de Thésée.

— ...

— Le centaure blessé, un javelot lui a brisé la cage thoracique ; il se cabre au-dessus de Thésée, et avec ses sabots lui martèle le corps.

— Lui fait des claquettes...

— Ça va. Thésée encaisse les coups sur son casque, sur son bouclier, protège ses épaules et parvient à maintenir ses armes à distance, puis d'un seul coup transperce les deux poitrines.

— Et celui qui, voyant arriver le javelot, tente de protéger son front de sa main droite.

— La main fut clouée au front.

— Oui.

— Et Cénée dans tout ça. C'était bien son histoire qu'on racontait.

— Cénée, elle était donc invincible, invulnérable. Dans ce combat, côté Lapithe, elle élimine pas mal de Centaures qui n'en reviennent pas qu'un seul homme, qui n'en est même pas tout à fait un, ait raison de tout un peuple, un peuple qui tient de la nature de réunir les deux êtres vivants les plus puissants. C'est irritant et c'est humiliant. C'est un grand malheur d'être vaincus par un demi-mâle. Ils trouvent pourtant une astuce : qu'on fasse rouler sur elle (lui) rochers, troncs, montagnes entières. Cette âme qui demeure vivace, étouffez-la sous des forêts. Qu'une forêt lui écrase la gorge. On ignore comment cela finit. Certains racontent que le corps de Cénée, sous le poids de cette masse de forêts, s'est enfoncée dans les ombres du Tartare, mais le fils d'Ampyx le conteste : il a vu sortir de l'amas enchevêtré un oiseau au plumage fauve qui a pris son vol dans l'air limpide et planait doucement au-dessus de ses compagnons en poussant des cris retentissants.

— Le traducteur : N'en jetez plus.

9 NOVEMBRE 2001

Nous entrerons dans la clairière

Notes sur *La Domestication de l'être* de Peter Sloterdijk.

Page 34 : août 1945 (Hiroshima) et février 1997 (Dolly).

L'homme sous le signe du monstrueux. Effectivement, l'homme est un monstre. Il est le monstre de l'évolution, les fameuses dix secondes. Est-ce un monstre porteur d'espoir — évolutif s'entend ? Tout porte à le croire (son succès évolutif insensé en une durée si courte). Mais il faut attendre pour savoir. Rien ne prouve qu'il tiendra encore dix secondes, et s'il fallait parier ! Son hyperthélie va à l'encontre de sa néoténie. Bref, si la clairière est déjà celle d'Hiroshima, celle où bêlent les brebis clonées, celle des inventions anthropotechniques encore à venir, alors l'homme est effectivement un monstre.

Le Minotaure ne serait néoténique que du bas, seulement monstre à demi, mais pas par la moitié qu'on croit.

Différence entre Dolly et Hiroshima. Dolly est une réussite empirique, Hiroshima un aboutissement théorique maîtrisé. Pour l'atome, on a fini par la technique, pour Dolly on a commencé par là, avec un grand trou dans la théorie. Sinon, on pourrait réussir à tous les coups. Ce qui est loin d'être le cas. La volonté affichée de certains de cloner des hommes. Qu'ils le fassent, ces crétins, et qu'on juge sur pièce du résultat. Et que les candidats soient satisfaits ou remboursés.

Page 34 : « Ce n'est ni notre faute ni notre mérite si nous vivons à une époque où l'apocalypse de l'Homme est quelque chose de quotidien. »

Sartre : « Ce n'est ni notre faute ni notre mérite si nous avons vécu en un temps où la torture était un fait quotidien. »

Nourrice : « Ce n'est ni notre faute ni notre mérite si, de toute époque, l'éducation de l'Homme est quelque chose de quotidien. »

Page 50 : « L'homme ne descend ni du singe ni du signe, il descend de la pierre dans la mesure où nous nous entendons pour considérer que c'est l'usage de la pierre qui a inauguré la proto-technique humaine. » La pierre inaugure la prototechnique humaine et aussi la théorie : le regard qui suit la pierre lancée est la première forme liminaire de la théorie. Oui, mais cela reste une théorie physique. Production de la clairière. L'homme naît de la pierre. Ovide les *Métamorphoses*, Livre I.

Double ontologie : l'évolution/la pierre. Le lancé marque aussi la distance, le cercle qui définit la clairière. En cela, la clairière reste déterminée par la force, la puissance.

La puissance, force de l'évolution.

La beauté, force de l'évolution.

Le bonheur, force de l'évolution.

Avant l'adaptation première aux duretés de l'environnement.

Pourquoi ? Hypothèse : par l'arrivée d'un environnement non externe, interne donc, appelons-le « conscience de soi, conscience des autres ». Anticipation du plaisir, guetté chez soi et chez l'autre, dans ses yeux, sa peau, son frémissement. Évaluation du sexe, de la beauté, le premier peigne passé dans la chevelure graissée, séduction. L'angoisse aussi, la culture, les morts enterrés, les peintures rupestres, Picasso.

La maison de l'être est un utérus qui poursuit au-delà de la naissance les conditions d'avant la naissance, d'avant même le langage, un utérus aménagé par la technique, une couveuse.

L'entrée dans la clairière comme avancement risqué de l'heure de la naissance, néoténie non pas autorisée, mais imposée par une croissance prématurée du cerveau, donc de la tête entière. Ça sortait plus tôt, neuf mois au lieu des vingt et un réglementaires, ou c'est toute l'espèce qui y restait, dans l'utérus, du fait de ce développement incontrôlé de l'avant de l'embryon. Une fois dehors, à ce fœtus de se démerder en recrutant la maison, c'est-à-dire la société-couveuse. Le prix à payer : mortalité infantile, mortalité maternelle aussi, au moins jusqu'au début du siècle dernier. Qu'on aille voir dans les cimetières la courte durée de vie des femmes du XIXe siècle, comparée à celle des hommes. Ça a bien changé. Qui s'en plaindra ?

Page 56 et suivantes : comment la néoténie impose la maison comme couveuse pour prématuré éternel. Multiples définitions de la clairière : peau sans phanère, visage à vision binoculaire. Mais c'est la solidarité sociale et la technique qui permettront la survie de cet embryon. Le cerveau est donc « organe général de la clairière ». De plusieurs façons, d'abord par sa néoténie, ensuite par sa capacité à développer les techniques, enfin (surtout) par sa capacité à être son propre milieu intérieur (conscience).

Note 31 sur la décadence et page 62. Civilisation des anthropo-techniques, page 65 et suivantes.

L'habitat et la dégénérescence agissent sur le génétique. Là est la première forme de manipulation génétique, de domestication. À vrai dire, il s'agit plutôt d'une forme de manipulation épigéné-tique permise par cette néoténie génétique. Anature par nature. Ou moyens tendres de l'anthropotechnie auxquels on opposera les moyens durs (le silex comme origine) de la manipulation généti-que scientifique (on agit directement sur les gènes). Le dur et le tendre ou le dur et le mou, le biologique et le social (page 66).

Page 80 : pour Sloterdijk, la distinction nature/culture est cadu-que parce que les deux faces de cette différence ne représentent que des états régionaux de l'information. Métathéorie de l'infor-mation qui prendrait ses domaines d'application dans divers champs disciplinaires. Il est vrai que la distinction est caduque, mais ce n'est pas pour la raison que dit Sloterdijk, elle est caduque parce qu'elle n'a jamais été valablement fondée depuis que l'homme est homme (la question importante est : quand ? depuis qu'il enterre ses morts ?). Et tant pis pour ceux qui ont vécu (vivent encore) de cette distinction. Ils pourraient se renseigner.

10 NOVEMBRE 2001

Se manger soi-même

Je résume. Érysichthon abat un chêne dédié à Cérès. Ce chêne était une nymphe ou cachait une nymphe chère à Cérès. Jets de sang de nymphe. Cérès invente un châtiment qui aurait pu exciter la pitié en faveur du coupable, si ses crimes ne l'avaient rendu indigne de pitié : elle le livre au tourment fatal de la faim.

« La Faim, bien que contrariant de tout temps l'œuvre de Cérès, exécute ses ordres. Elle trouve le sacrilège endormi et l'étreint de ses bras. Elle se communique à lui par son halcine, remplit sa gorge, sa poitrine, sa bouche de son souffle et répand dans les veines vides du dormeur le besoin de manger. Puis, après s'être acquittée de sa mission, elle quitte ce monde d'abondance et retourne en son séjour misérable et familier.

— Le doux sommeil caressait encore Érysichthon de ses ailes bienfaisantes. En rêvant, il cherche des aliments, remue en vain ses mâchoires, fatigue ses dents sur ses dents, fait avec le gosier le geste imaginaire d'avaler des mets imaginaires et, au lieu d'aliments, il n'avale vainement que de l'air. À peine a-t-il chassé le sommeil qu'il est pris d'un furieux besoin de manger qui tyrannise son gosier avide et ses entrailles sans fond. Sans tarder, il demande qu'on lui apporte tout ce que produisent la mer, la terre, l'air ; mais, devant la table, il se plaint qu'on le laisse mourir de faim et, au milieu des plats qu'on lui offre, il réclame d'autres plats. Ce qui suffirait à une ville, à tout un peuple, ne lui suffit pas, et plus son ventre engloutit, plus il veut engloutir. Comme la mer qui reçoit en son sein les fleuves de toute la terre sans apaiser sa soif, comme elle boit jusqu'à la dernière goutte les cours d'eau des contrées lointaines, de même que le feu dévorant ne refuse jamais aucun aliment, brûle des troncs innombrables, et réclame davantage d'aliments qu'on lui en fournit davantage, de même la bouche de l'impie Érysichthon avale avidement tous les mets et en redemande. Toute nourriture l'excite à manger encore, et manger ne fait que lui creuser l'estomac.

— Pour se nourrir, pour remplir le vide de son ventre, il avait déjà mangé une partie de son patrimoine mais n'avait pas mangé sa faim. Quand il eut bouffé toute sa fortune, il ne lui restait qu'une fille, qui méritait un autre père... »

Passons sur les malheurs de la fille (voir *Cahier informe)* et arrivons-en à la conclusion :

« Mais la violence de son mal finit par épuiser tout ce qu'il était possible de consommer et offrit à sa terrible maladie une pâture nouvelle. Érysichthon se mit à déchirer de ses dents ses propres membres et à nourrir son malheureux corps en le diminuant ! En l'amputant, en prélevant sur lui. »

Claude Bernard, *Cahier de notes*, Gallimard, 1965 :

Page 30. *Appareil*

« Il faudrait imaginer un appareil pour voir un poulet se développer dans un œuf et pouvoir expérimenter sur lui sans changer les conditions de son développement afin de chercher l'influence qu'aurait l'ablation de tel ou tel organe. »

Page 35. *Glycosurie du jeûne*

« M. Heller m'a dit avoir constaté sur lui que lorsqu'il mangeait à jeun beaucoup de sucre de canne, il en retrouvait dans son urine, mais à l'état de sucre de raisin. »

Page 35. *Urine*

« Un liquide dans lequel on trouvera de l'urée devra-t-il être considéré comme de l'urine ? Non, car il y a de l'urée dans l'ail. Mais au contraire un liquide dans lequel on rencontrera des spermatozoaires devra être considéré comme du sperme. Il ne faut pas confondre les produits immédiats avec les produits organisés. »

Page 56. *Du développement organique considéré dans les différentes phases de la vie*

« Il s'agit de prouver que les phénomènes du développement n'existent pas seulement dans l'état embryonnaire, mais qu'ils se poursuivent dans l'état adulte. Ce sont les âges, les croissances, etc. La vie plastique va en diminuant.

« Prouver en second lieu que les phénomènes de développement sont la cause de tous les phénomènes physiologiques, de toutes les manifestations vitales. Le développement, sa création, est donc toujours le phénomène vital dominateur.

« Les maladies ne sont elles-mêmes que la déviation de ce processus de développement qui est la cause première de toute maladie. Les maladies ne sont que les manifestations de créations déviées. »

Page 125. *Lutte entre les êtres et entre les cellules*

« Les êtres vivants vivent en se mangeant les uns les autres. Les cellules vivent en se mangeant les unes les autres. »

Page 133. *Vie*

« La vie est une bougie qui brûle. C'est vrai, à condition qu'on admette que la bougie pousse toujours et se régénère en puisant dans la terre par des racines ou à l'aide d'un appareil digestif quelconque les éléments de sa régénération. »

Page 149. *Assimilation chez les végétaux et les animaux*

« D'après l'ancienne idée, les animaux se nourrissaient par analyse et les végétaux par synthèse. Cela est faux. Ils se développent de même par analyse, et la nutrition est la même chose que le développement. »

Page 195. *Développement et nutrition*

« Le développement et la nutrition sont les seules choses utiles à connaître pour expliquer la vie. Le reste n'est ensuite que l'étude des propriétés des tissus. »

11 NOVEMBRE 2001

La vie, c'est la mort, la vie, c'est la création

Claude Bernard est entré en physiologie par la bouche, la nutrition si l'on préfère. L'expérience du foie lavé établit que les animaux font des réserves sucrées, le glycogène du foie, et que ce sucre stocké est libéré dans l'organisme, au fur à mesure de ses besoins, se manger soi-même, sous forme de glucose grâce à un processus d'hydrolyse, une combustion à douce température, permise par les enzymes. Cette expérience dont les circonstances sont relatées dans l'*Introduction à la médecine expérimentale* est à l'origine de la découverte du milieu intérieur, de la compréhension de l'unité des phénomènes vivants (les métazoaires aussi font des réserves, pas seulement les métaphytes), et d'une réflexion sur le double caractère de la vie en tant qu'elle est animée d'un mouvement de combustion mais aussi de création vitale (*Leçons sur les phénomènes communs aux animaux et aux végétaux*). Ce dernier point est à l'origine d'une conception révolutionnaire de la pathologie comme déviation du processus développemental chez l'adulte. Le passage de la page 56 du *Cahier de notes* cité un peu plus haut résume de façon lapidaire le contenu des *Principes de médecine expérimentale*, ouvrage dont la rédaction est interrompue par la mort du savant en 1878, mais dont les brouillons organisés par Jean Delhoume ont été publiés en 1947.

« Le développement et la nutrition sont les seules choses utiles à connaître pour expliquer la vie. Le reste n'est ensuite que l'étude des propriétés des tissus. »

Cette idée de considérer l'organisme — tout l'organisme — comme un objet en perpétuelle évolution, animé d'une embryogenèse silencieuse, les tissus se détruisant et se reformant par la nutrition, mais aussi par une perpétuelle création de forme (« La nutrition n'est pas seulement organique mais organogénique », dit Claude Bernard), a eu du mal à faire son chemin. Si j'ai décliné ce thème dans de nombreux articles et ouvrages depuis une quinzaine d'années, c'est parce que le principe posé par Bernard il y a cent cinquante ans va tellement à l'encontre de l'idée du vivant comme une machine physique, au sens de « relevant d'une théorie physique » comme la thermodynamique ou dérivée de la physique comme la théorie de l'information, qu'on se reporte à *Machine-Esprit*, qu'elle n'a pas encore trouvé son chemin dans la conscience des scientifiques. Cette résistance, qu'on pourrait trouver naturelle chez les physiciens, se rencontre aussi chez de nombreux biologistes, y compris des physiologistes pour qui l'étude du développement n'a rien à voir avec la physiologie.

La résistance de ce préjugé fixiste, qu'il faut bien qualifier de croyance, a culminé dans les sciences du système nerveux pour des raisons qu'on comprendra aisément. D'une part, il semblait acquis que les neurones générés au cours du développement cérébral étaient incapables de se renouveler et que le vieillissement cérébral résultait d'une lente mort cellulaire et d'une progressive accumulation de défauts dans les circuits neuronaux. De même, apprentissage et oubli relevaient uniquement de la modification des propriétés électriques et chimiques des synapses, ou contacts entre neurones organisés en réseaux ou circuits. La découverte du renouvellement de grandes classes de neurones à partir de cellules souches, plus l'observation de la plasticité morphologique des réseaux et de l'expression des gènes de développement dans le cerveau adulte, ont récemment contribué à changer cette image fixiste. Parallèlement, et en accord avec la prédiction bernardienne, les neurophysiologistes ont été amenés à examiner si certaines maladies du système nerveux ne s'expliqueraient pas par un mauvais renouvellement des éléments cellulaires, bref, seraient des maladies du développement chez l'adulte.

Un autre point par où la vieille idée fixiste résiste est l'importance prise depuis les années 1940 par la métaphore du cerveau comme ordinateur. Or il se trouve que ce n'est pas là seulement une métaphore, mais bien une théorie du cerveau, puisque à la suite des travaux des logiciens, en particulier d'Alan Turing, le concept de cerveau ordinateur recouvre l'idée de cerveau comme machine logique, au sens mathématique du terme. Cette conception, qu'on peut envisager dans certains de ses aspects, avait aussi le grand mérite, aux yeux des matérialistes naïfs, de faire entrer la biologie dans le rang des sciences physiques et mathématiques, d'accomplir donc pour la physiologie le programme de la philosophie positive. Fin supposée de la métaphysique et du vitalisme. Que Turing lui-même se soit, à la fin de sa trop brève existence, posé des questions sur le caractère exclusivement logique du fonctionnement cérébral ne semble pas avoir fait dévier une conception au caractère idéologique plus que scientifique.

Enfin, troisième et dernier point de résistance, la question de la conscience. Comment le cerveau peut-il se modifier dans sa substance et dans sa forme, se renouveler, et être, en même temps, le siège de la conscience, de la capacité de se souvenir, de dire « je suis moi et tu es toi » ? Ce concept de cerveau mouvant va à l'encontre de l'idée d'identité fixe telle qu'elle nous est léguée par le sens commun et aussi, plus récemment, par une compréhension obsolète du génome comme destin : bosse des maths et chromosome du crime.

20 NOVEMBRE 2001

Conscience, individuation

Et si c'était le contraire ? Si la conscience était l'expression poussée à l'extrême de ce mouvement intérieur, de cette façon qu'a l'individu humain d'être, à chaque instant, en bascule sur son avenir, mais solidaire de son passé par cette capacité de marquer l'histoire dans la forme toujours changeante de ses neurones et de consolider cette histoire par le souvenir qu'il évoque lui-même ? Injection de rappel. Sollicitation sensorielle interne qui ne nécessite pas l'immédiateté du stimulus lui-même, la seule évocation suffit, car il est là, ce souvenir, déformé et encore en cours de déformation sous la poussée de l'histoire de l'individu, de son individuation, de son adaptation. Qu'y a-t-il de réel, de non raconté dans nos souvenirs ? On pourra peut-être cloner les individus, mais pas leur histoire, il manquera toujours quelque chose. Inclonable conscience, grâce à toi on ne se baigne pas plus deux fois dans le même homme que dans le même fleuve. « Je ne te parle pas, je chante pour moi-même. » On n'est pas des bêtes.

Les sensations entrent dans le cerveau par des nerfs qui partent de la périphérie du corps et aboutissent dans des aires spécialisées du cortex cérébral. Mais ces fibres nerveuses n'entrent pas directement dans le cortex, elles font — à l'exception du nerf olfactif — relais dans une structure située sous le cortex, et qu'on appelle thalamus « lit nuptial ». La synapse étant faite dans le lit, l'information sensorielle monte dans le cortex. Les connexions cortico-corticales permettent de mettre en relation les différentes aires du cortex et donc d'établir des correspondances entre sensations, de les associer. *Homo sapiens* est le roi des aires associatives.

D'autres voies nerveuses descendent du cortex vers le thalamus, les informations montent du thalamus au cortex et descendent du cortex au thalamus, en boucle. Sont-ce ces boucles qui permettent d'évoquer des souvenirs et des sensations en absence d'un stimulus périphérique réel ? En tout cas, ces associations et souvenirs nous reviennent de l'intérieur, soit que nous les sollicitions par un acte conscient de remémoration, soit, à notre insu, au tournant d'une saveur — madeleine —, d'une image.

Gerald Edelman place l'origine de la conscience dans les boucles thalamo-corticales. La conscience nécessite en effet le développement d'une structure en abîme sur les sensations passées (je me vois qui me voit qui me voit, etc.). Cette théorie qui place le thalamus au centre de la conscience suppose que l'augmentation de taille qui caractérise notre cortex frontal, en particulier au niveau des aires associatives, s'accompagne d'une augmentation parallèle de la taille du thalamus. Ce qui est le cas, comme cela a été observé depuis longtemps par de nombreux anatomistes.

En général, quand une structure cérébrale augmente de taille, cela s'explique par une augmentation du nombre de mitoses (prolifération des précurseurs) dans la zone du cerveau embryonnaire qui lui donne naissance. Or, il y a plus de dix ans, il avait été observé que, chez *Homo sapiens*, pas chez le singe, l'augmentation de taille du thalamus dorsal se poursuit après la phase de prolifération des précurseurs. Phénomène resté sans explication jusqu'à récemment. Il semblerait que chez l'homme, et chez lui seulement, des précurseurs de neurones du cortex puissent fournir, après migration, un contingent de cellules au thalamus (Letinic et Rakic, *Nature Neuroscience*, Volume 4, septembre 2001). Bref, le cortex donnerait des neurones au thalamus, contribuant à son grossissement caractéristique de l'espèce humaine. Naissance de la conscience ? Nous ne sommes donc pas des singes ? Qui s'en plaindra ?

21 NOVEMBRE 2001

Gratte-moi le dos

— Gratte-moi le dos

— Comme ça ?

— Plus bas

— ...

— Plus bas, je te dis.

— Comment tu sais où ça te démange ? T'as donc un dos dans le cerveau ?

Un dos, une main et bien d'autres choses encore, des cartes du corps en plusieurs exemplaires. Même qu'elles bougent, s'agrandissent ou se rétrécissent selon l'usage que je fais des organes. Je n'ai pas deux mains, mais mille mains.

— Les organes codés dans le génome...

— Pourquoi j'ai pas une main de singe ?

— Remontent dans le thalamus...

— Lit nuptial.

— Et terminent dans le cortex.

— Le cerveau est riche de centaines d'homuncules. Je ne suis pas un, mais multiple. Ça bouge là-dedans, et il y a du monde. Quatre homuncules dans le génome...

— Un donne deux, et deux donne quatre.

— Un homuncule dans le miroir...

— T'aime quand je te gratte l'homuncule du miroir ? Plus bas ?

— Et tous les autres, on ne sait combien au juste dans le cerveau, thalamus, cortex, cervelet...

— Mille-pattes.

— Tais-toi et gratte.

12 DÉCEMBRE 2001

Bergson lecteur de Bernard

Parce qu'il était un lecteur attentif de Claude Bernard, Bergson avait une vision du vivant assez proche de celle que nous nous en faisons aujourd'hui. Pour ceux en tout cas qui ont enfin abandonné les thèses fixistes. J'envoie ces citations à Jean-François.

Pourvu qu'il les donne à brouter à notre génisse. Mes bêtises sur Bergson ne me semblent pas l'exciter énormément.

« Mais en réalité le corps change de forme à tout instant. Ou plutôt il n'y a pas de forme, puisque la forme est de l'immobile et que la réalité est mouvement. Ce qui est réel, c'est le changement continuel de forme : *la forme n'est qu'un instantané pris sur une transition.* »

« Ainsi notre personnalité pousse, grandit, mûrit sans cesse. Chacun de ses mouvements est du nouveau qui s'ajoute à ce qui était auparavant. Allons plus loin : ce n'est pas seulement du nouveau, c'est de l'imprévisible [...] Et de même que le talent du peintre se forme ou se déforme, en tout cas se modifie, sous l'influence même des œuvres qu'il produit, ainsi chacun de nos états, en même temps qu'il sort de nous, modifie notre personne, étant la forme nouvelle que nous venons de nous donner. On a donc raison de dire que ce que nous faisons dépend de ce que nous sommes ; mais il faut ajouter que nous sommes, dans une certaine mesure, ce que nous faisons et que nous nous créons continuellement nous-mêmes. »

« Or, chez l'animal, l'invention n'est jamais qu'une variation sur le thème de la routine. Enfermé dans les habitudes de l'espèce, il arrive sans doute à les élargir par son initiative individuelle ; mais il n'échappe à l'automatisme que pour un instant, juste le temps de créer un automatisme nouveau : les portes de sa prison se referment aussitôt ouvertes ; en tirant sur sa chaîne il ne réussit qu'à l'allonger. Avec l'homme, la conscience brise la chaîne [...]. Mais l'homme n'entretient pas seulement sa machine ; il arrive à s'en servir comme il lui plaît. Il le doit sans doute à la supériorité de son cerveau, qui lui permet de construire un nombre illimité de mécanismes moteurs, d'opposer sans cesse de nouvelles habitudes aux anciennes, et, en divisant l'automatisme contre lui-même, de le dominer. Il le doit à son langage, qui fournit à la conscience un corps immatériel où s'incarner et la dispense ainsi de se poser exclusivement sur les corps matériels dont le flux l'entraînerait d'abord, l'engloutirait bientôt. Il le doit à la vie sociale, qui emmagasine et conserve les efforts comme le langage emmagasine la pensée, fixe par là un niveau moyen où les individus devront se hausser d'emblée, et, par cette excitation initiale, empêche les médiocres de s'endormir, pousse les meilleurs à monter plus haut. Mais notre cerveau, notre société et notre langage ne sont que les signes extérieurs et divers d'une seule et même supériorité interne. Ils disent, chacun à sa manière, le succès unique, exceptionnel, que la vie a remporté à un moment donné de son évolution. Ils traduisent la différence de nature, et non pas seulement de degré, qui sépare l'homme du reste de l'animalité. Ils nous laissent deviner que si, au bout du large tremplin sur lequel la vie a pris son élan, tous les autres sont descendus, l'homme seul a sauté l'obstacle. »

15 DÉCEMBRE 2001

Bergson, réponse de Jean-François

« C'est, à vrai dire, une lourde punition de vivre ainsi sous forme animale, avec la faim et les désirs, et de ne pouvoir pour autant se rendre compte de ce que signifie cette vie. Mais qu'on y réfléchisse bien : où cesse l'animal, et où commence l'homme ? »

> Être et ne pas être un animal.
> Un animal, mais un animal
> à cheval sur l'animalité.
> L'homme est et n'est pas un animal.

— Partout où quelque chose vit, il y a, ouvert quelque part, un registre où le temps s'inscrit.

— Si l'on estime que le regard du singe est émouvant parce qu'il marque l'impossibilité de s'exprimer, qu'il est le regard aphasique d'un être muré, alors il est de notre devoir d'œuvrer à sa délivrance. On développera pour cela un programme de recherches en « Évolution expérimentale » fondé sur la fabrication de singes porteurs de gènes humains. But : amener un chimpanzé ou un gorille (séparé de nous il y a quinze millions d'années) non seulement à la conscience, mais à la capacité d'exprimer ses états conscients par le langage.

— Offrons donc à nos frères primates l'accès à une humanité totale (bonjour l'angoisse !) même si cela impose le sacrifice de quelques générations de chimpanzés. Toute lutte a ses héros.

— « Tous les vivants se tiennent, et tous cèdent à la même formidable poussée. L'animal prend son point d'appui sur la plante, l'homme chevauche sur l'animalité, et l'humanité entière, dans l'espace et dans le temps, est une immense armée qui galope à côté de chacun de nous, en avant et en arrière de nous, dans une charge entraînante capable de culbuter toutes les résistances et de franchir bien des obstacles, peut-être même la mort. »

17 DÉCEMBRE 2001

Orphée rassemble autour de lui

(Envoyé à Jean-François.)

Orphée rassemble autour de lui les animaux et les ordonne. Il cherche un ordre logique pour cette opération. La taille ? Non pas la taille, on n'est pas à la Grande Galerie de l'Évolution. La classification des espèces n'est pas là pour faire joli.

On pourrait séparer les animaux à sang de ceux qui en sont dépourvus, séparation qui recoupe celles des arthropodes et des vertébrés. Ou encore les distinguer par le nombre de leurs parties. Les serpents qui n'ont pas de pattes et les lézards qui ont les leurs, mais là encore comment exclure la présence de pattes internes, invisibles comme les testicules chez nombre de mâles ? Et puis comment définir les pattes ? Les bras de l'homme, les ailes des oiseaux, les nageoires des poissons sont-ils autant de pattes modifiées ?

N'existerait-il, alors, qu'un seul plan de l'animal avec des variations ? Les serpents auraient-ils perdu leurs pattes ? Et à la suite de quels méfaits, de quelles punitions ? Faudrait-il renoncer à toute séparation et voir dans les animaux aujourd'hui vivants, et pourquoi pas les plantes et les pierres, le témoignage d'une histoire commune ? Rechercher une parenté qui unirait l'inorganique à l'organique, la plante à l'animal, la bactérie à la plante, l'insecte à l'homme ? Et si tel est le cas, comment exclure les hybridations, les accouplements étranges ? L'amour de Pasiphaé pour le taureau n'est-il qu'une atavique reconnaissance d'un parcours commun sur la route des métamorphoses évolutives, et le Minotaure est-il vraiment un monstre ou un effort avorté comme la nature en invente chaque jour vers une forme plus parfaite, ou simplement différente, réunissant des traits communs à des espèces aujourd'hui séparées mais nées d'un même élan ?

Qui peut exclure que le Minotaure, s'il avait rencontré l'amour, au lieu de mourir seul et puceau, n'aurait pas donné naissance à un rameau aujourd'hui florissant de l'arbre de l'évolution ? Les monstres nés d'accouplements étranges ou d'accidents de la nature sont parfois porteurs d'espoir. Ne sommes-nous pas, à notre façon, nous les hommes, des monstres ?

Évidemment, on pourrait aussi classer les bêtes en raison de leur degré d'achèvement à la naissance. Celles qui naissent dans des œufs, des œufs durs ou des œufs mous, en proportion de la dureté de leurs écailles ou de leur contenu plus ou moins riche en terre. Les animaux qui, comme les insectes et crustacés, animaux sans sang, naissent sous forme d'œufs inachevés, ou larves, seront-ils plus haut dans la hiérarchie que ceux qui pondent des œufs achevés comme les poissons ou les oiseaux ? Ou plus bas ? Et comment placer ceux qui naissent tout faits comme les chevaux et qui n'ont plus qu'à s'agrandir quantitativement ?

Et l'homme là-dedans ? Où le situer dans cette évolution des espèces, cette classification naturelle qui apparaît de plus en plus comme le fruit d'une évolution du développement, une variation locale de l'embryon comme il peut en apparaître dans un filet que l'on agrandit maille à maille ou une toile que l'on tisse et dont un motif inattendu peut être à l'origine d'une monstruosité heureuse ou malvenue ?

Qui naît plus imparfait, plus fragile, plus inachevé que l'enfant de l'homme ? Cette particularité ne le mettrait-elle pas au bas de l'échelle des êtres ? Comment alors expliquer son succès ?

Né il y a cent vingt mille ans qui, au regard de l'histoire de la vie, sont comme vingt secondes dans une journée de vingt-quatre heures, il déchiffre la nature par son langage et asservit le monde organique et inorganique. Le taureau mille fois plus puissant, le loup cent fois plus vorace sont domestiqués pour le labour, la viande, la garde des maisons et des troupeaux. Domestication d'abord empirique, aujourd'hui scientifique, par la génétique qui modifie les formes et les caractères. L'homme lui-même devenu objet de son propre savoir envisage de conquérir des espaces nouveaux, extérieurs certes comme les planètes, mais aussi intérieurs, dans le progrès d'un homme monstrueusement hybridé à une technique dont l'histoire n'aura de fin que celle de l'homme lui-même... Car l'homme, cet embryon qui n'a survécu que par l'outil et le feu, l'art et la science, disparaîtra. Et après, il n'y aura rien pour penser ou chanter l'histoire du monde. Les bêtes seront de nouveau des bêtes, les plantes des plantes, les pierres des pierres, sans ordre ni raison. Sans personne pour les chanter.

L'homme, cet embryon qui n'a survécu
Que par l'outil et le feu, l'art et la science,
L'homme disparaîtra. Alors il n'y aura rien pour penser
Ou chanter l'histoire du monde.
Les bêtes seront de nouveau des bêtes,
Les plantes des plantes, les pierres des pierres,
Sans ordre ni raison.
Sans personne pour les chanter.
Sans Orphée.

24 décembre 2001

Être et ne pas être un animal

— Q : Peut-on cloner l'homme ?

— R : C'est une fausse question.

— Q : Posons-la philosophiquement.

— R : Pourquoi pas ? C'est un jeu comme celui de l'immortalité, par clonage cette fois.

Il a fait sa vie, il se clone, il repart de zéro, comme dans la chanson. Non, rien de rien, nom d'un chien !

Il s'embarque sur une autre planète, parce que la terre, son corps serait devenu inhabitable. Trop étroit, trop vieux, trop d'engluement.

Mais cet autre lui-même, né de lui, seulement de lui, est-il encore lui-même ? Peut-il s'appeler « Je » ?

Si la réponse est oui, alors l'individu n'a pas d'histoire.

Si la réponse est non, nul ne peut se dire qu'il est lui-même.

Le Je est une construction qui demande que dans l'individu qui se construit soit réinjectée de façon continue l'histoire de cet individu, sinon son histoire réelle (elle n'existe pas), l'histoire interprétée par lui-même, sa famille, son milieu, son époque. Injection, ou plutôt perfusion, de rappel. Aucune bête ne le ferait.

Mais supposons que nous soyons le produit d'un *reset*. Après tout, pourquoi pas, puisque nous sortons d'un œuf ? Que cet œuf ait été produit par fusion de gamètes (la manière ordinaire) ou par marche arrière (*reset* par la pensée), quelle différence ? Alors, ce qui est vrai de l'homme cloné est vrai de l'homme naturel. Il n'existe pas autrement que comme un pur mouvement entre un commencement et une fin absolus. Peinture rupestre, mouvement qui n'a d'origine dans aucun avant et ne se prolonge dans aucun après, ne puisant son sens qu'en lui-même. Matisse, Picasso. Chaque vie est un chef-d'œuvre inconnu.

Même si l'individu est comme déformé au cours de sa vie, qu'il devient « historisé », il existe un résidu de nature, un indécrottable du vivant, qui ne colle pas avec cette déformation, y échappe. Cet indécrottable de la nature humaine est général à l'animal, à l'homme en tant qu'espèce, et enfin se concrétise de façon unique pour chaque être humain. Cela se voit d'abord dans les chemins qui mènent au plaisir.

25 DÉCEMBRE 2001

Vision binoculaire

Le turbot est un pleuronectiforme ou poisson plat. Les pleuronectiformes vivent couchés à plat sur un flanc dépigmenté et aveugle. La face oculée est dite zénithale, la face aveugle nadirale.

Le passage de l'œil du nadir au zénith se fait au cours du développement postembryonnaire. Métamorphose.

Selon les espèces, les poissons sont couchés sur le flanc droit ou sur le flan gauche. Si le flanc droit est zénithal, l'espèce est dextre ; dans le cas inverse, elle est sénestre.

La larve vit une vie normale, elle est parfaitement symétrique, portant comme presque tous les poissons un œil de chaque coté de la tête.

La métamorphose est rapide, elle suit plusieurs mois de vie errante. Elle débute par la migration de l'un des deux yeux qui contourne la tête, ou passe à travers, entre le crâne et la nageoire dorsale. Le chiasma optique subit une torsion, un des nerfs optiques passe au-dessus de l'autre. La bouche se tord dans une forme de rictus qui réduit la part nadirale au profit de la part zénithale qui, fin de métamorphose, se pigmente.

Mais ce passage de la vie libre à la vie pélagique et la traversée de l'œil s'accompagnent d'une modification nécessaire de l'organisation du cerveau, principalement au niveau des aires visuelles. L'animal passe en effet d'une vision monoculaire, les champs visuels des deux yeux ne se recouvrent pas, chacun lui offre la moitié du monde à observer, à une vision binoculaire où les deux yeux ont le même champ visuel. Au niveau cérébral, l'installation d'une vision binoculaire implique celle de cellules nerveuses qui répondent aux stimulations visuelles venues des deux yeux. Au-delà de cette transformation fondamentale du cerveau, cela donne au turbot un sens de la profondeur, une vision de la perspective qui lui permet d'apprécier la distance des objets qui lui passent au-dessus de la tête, ou plutôt du flanc.

Cela rend le turbot émouvant, car l'homme est facilement ému non pas tant par les animaux à poil que par ceux qui le regardent avec leurs deux yeux à la fois : l'ours, le singe, le chat, le hibou.

À prêter le flanc, le turbot s'humanise.

26 DÉCEMBRE 2001

Aimer les bêtes

— N'êtes-vous pas un peu anthropocentriste ?
— Certes, ça m'évite d'être anthropomorphiste.
— Je ne saisis pas.
— Ce n'est pas grave.

Libération, 4 avril 2001 : « Victoire du lobby des peaux de lapin. Pour le groupe du parti des socialistes européens (PSE), il est insupportable que l'on teste des "produits de beauté sur les fesses des petits lapins". »

Libération, 31 janvier 2001. Famille : « Une famille française sur trois possède un chien (c'est le record d'Europe). Selon une enquête de la Sofres, 76 % d'entre elles estiment que le chien est un membre de la famille à part entière. Un chien sur quatre est abandonné. » Vive la famille !

Libération, 31 janvier 2001. La philosophe Élisabeth de Fontenay, professeur à l'université Paris-I, déclare : « Je dénonce le grossissement fantastique du problème de la crotte de chien. Il existe un danger bien plus grave, ce sont les crachats. Les pancartes "interdit de cracher" ont toutes disparu. »

Stop Huntingdon Animal Cruelty : « Nous avons des sympathisants qui travaillent dans la City, qui nous informent et nous aident à planifier notre stratégie à l'encontre des gestionnaires de fonds qui investissent dans la pharmacie, les cosmétiques ou la pétrochimie. Ils doivent être conscients que, dès qu'ils touchent à des compagnies qui martyrisent des animaux, ils prennent des risques. »

J'ai dit un jour à Jean-François que la nutrition était le seul référent scientifique aux *Métamorphoses*, celles d'Ovide, mais aussi d'Apulée, de tous les autres qui se sont interrogés de façon poétique sur le rapport que nous entretenons avec les autres animaux, les autres vivants. C'était en rester aux métamorphoses rapides, immédiates, celles qui s'accomplissent au travers de la nutrition. À charge de revanche d'ailleurs si nous nous faisons bouffer, vivants parfois, morts le plus souvent par les vers et par les plantes, les pissenlits nous bouffent par les racines. Dans les deux cas de figure, manger ou être mangé, l'assimilation organogénique ou embryogenèse silencieuse renvoie au plan de l'organisme puisque manger du chien ne me transforme pas en chien, pas plus que les pissenlits ne prennent forme humaine de se nourrir de nous. Mandragores. Gènes de développement dont le fonctionnement « normal » est d'assurer au cours du développement, comme chez l'adulte, la permanence du plan de l'organisme.

Mais les ratés du développement, le dérapage qui accompagne la duplication ou la perte de gènes ainsi que les modifications permanentes de leur régulation, sont à l'origine d'autres métamorphoses, celles qui ne se font pas dans l'immédiateté de la nutrition, mais dans le temps de l'évolution, dans la durée. L'évolution et le développement, les évolutions, sont aussi des référents scientifiques aux métamorphoses pour la bonne raison que, dans tous les cas, c'est bien de développement qu'il s'agit, de la permanence de la forme ou de sa déviation. Nous ne sommes pas rattachés aux autres vivants seulement parce que nous les mangeons — ou qu'ils nous mangent —, mais aussi parce que nous sommes de la même famille. Cannibalisme et affaire de famille, je t'aime, je te mange, pareil si je ne t'aime pas. *Sapiens* contre *Neandertalis*, depuis l'origine de la vie. *Kuru kuru*.

On ne traite pas à la légère les affaires de famille ! Comment alors ignorer le coup de projecteur mis, il suffit de lire la presse ou les livres (voir plus haut, voir plus bas), sur le statut humanisé des animaux. Pas seulement celui des animaux domestiques devenus, sur fond de vie commune, à la ville ou à la campagne, comme des prolongements de nous-mêmes, mais aussi des animaux sauvages qui n'hésiteraient pas — on les comprend — à faire une bouchée du premier humain égaré dans la première forêt ou savane, voire dans un alpage repeuplé en ours ou en loups par la main même de l'homme.

C'est ce que certains signifient quand ils disent que la frontière bouge entre l'homme et l'animal. Ils ne refont pas l'évolution, elle ne bouge qu'au fil des découvertes[3], mais reconsidèrent la perception que nous avons de nos liens de parenté avec les bêtes. Il ne s'agit plus de biologie mais d'anthropologie, pour autant que cette discipline puisse traiter dans un même corpus les animaux et nous. Il semble que ce soit le cas.

Admettons donc que cette frontière-là, non biologique, change. Elle a déjà changé et changera encore. Le fait-elle au point de renvoyer le sort des animaux, utilisés pour la recherche scientifique ou pour l'alimentation, à celui subi par des hommes ? En cette matière, la référence restera, par son horreur industrielle, son organisation technique et rationnelle, l'extermination systématique des juifs pendant la Seconde Guerre mondiale, la Shoah.

Question stupide ? Certaines lectures suggèrent ce rapprochement inquiétant.

27 DÉCEMBRE 2001

Trois textes

Silence, on souffre !
Pitié pour la condition animale
Armand Farrachi,
Le Monde diplomatique, août 2001.

« N'ayons pas peur des mots : la France est couverte de camps de concentration et de salles de torture. Des convois de l'horreur la sillonnent à tout instant et en tous sens. Pour cause d'élevage intensif, les fermes, devenues des "exploitations", se sont reconverties en centres de détention à régime sévère, et les "fillettes" de Louis XI passeraient pour de véritables hangars face aux dispositifs où l'on enferme des créatures que la nature avait conçues pour la lumière, pour le mouvement et pour l'espace. [...] On a vu récemment de monstrueuses hécatombes, de terribles holocaustes

---

3. Celle, récente, de Toumaï par exemple.

où les animaux étaient non pas « euthanasiés », comme on le dit pudiquement, mais massacrés et brûlés par milliers, par millions en Grande-Bretagne, victimes d'une maladie le plus souvent sans réelle gravité (la fièvre aphteuse), mais coupables de gêner le commerce et de déprécier la marchandise. [...] Il est vrai que partout des hommes, des femmes, des enfants sont victimes de l'injustice, de l'arbitraire, de la misère ou de mauvais traitements, que l'humiliation du prochain est un principe universel, que trop d'innocents croupissent en prison. Mais les souffrances s'additionnent sans s'exclure. "Dans le combat pour la vie, écrit Raoul Vanegeim, tout est prioritaire." Peut-on être heureux quand on sait que d'autres êtres vivants, quels qu'ils soient, gémissent ?

« Ceux que la souffrance animale laisse indifférents, fait sourire ou hausser les épaules au nom des "priorités" devraient se demander si leur réaction ne ressemble pas à celle des adeptes de l'inégalité, partisans de l'esclavage jusqu'au début du XIXe siècle, ou des adversaires du vote des femmes voilà à peine plus de cinquante ans. [...] Tant que certains se croiront autorisés à maltraiter un être sensible parce qu'il porte des cornes ou des plumes, nul ne sera à l'abri. [...] Aux innombrables condamnés sans langage qui espèrent de nous des gestes qui ne viendront pas, nous n'avons à offrir que de bien piètres signes. On ne s'attend pas à ce que les Français deviennent tous végétariens ni, comme certains le demandent, que les droits humains soient étendus au singe. Mais quelle honte y aurait-il à faire un pas dans le sens de la compassion, à créer par exemple un secrétariat d'État à la condition animale comme il y en a un à l'économie solidaire ? Tôt ou tard, on s'indignera massivement que des hommes aient pu torturer des animaux, même pour des raisons économiques, comme on s'indigne aujourd'hui des massacres romains, des bûchers, du chevalet et de la roue. N'est-il pas préférable que le plus tôt soit le mieux ? »

Libération du 17 octobre 2001
Chronique d'Olivier Séguret : *Quelle mouche a piqué Straub ?*
Straub écrit dans *Hors-Champ* :

« Et l'urgence on y est, c'est l'aboutissement du système qui a inventé les chambres à gaz ; l'urgence actuellement, elle nous vient de la social-démocratie anglaise et de la social-démocratie française, ça consiste non plus à massacrer des Juifs, mais à massacrer des centaines de milliers de bêtes de manière préventive pour maintenir le marché. Même si certains Juifs en prennent ombrage, il n'y a pas de différence entre ça et le massacre des Juifs, c'est le même esprit et c'est le même système industriel et c'est *der gleiche Geist*, comme dirait Hölderlin, qui a inventé les chambres à gaz et ce système-là. Après tout il n'y a pas besoin d'être hindou pour savoir qu'un être vivant est un être vivant, qu'il soit Juif ou un mouton, d'ailleurs les Juifs le savent bien parce que l'agneau pascal, c'est eux qui l'ont inventé. »

Le Silence des bêtes d'Élisabeth de Fontenay

« Une particulière tendresse pour les animaux, cela va de soi.

« Mais aussi, bien qu'elle puisse paraître paradoxale, la mémoire de la destruction, par millions, d'hommes de femmes et d'enfants. Et par-dessous tout, une réelle impuissance à définir un quelconque propre de l'homme.

— Non aimer et respecter les animaux ne conduit pas inéluctablement à la misanthropie, au racisme et à la barbarie.

— Oui, les pratiques d'élevage et de mise à mort industrielle des bêtes peuvent rappeler les camps de concentration et même d'extermination, mais à une condition : que l'on ait préalablement reconnu un caractère de singularité à la destruction des Juifs d'Europe, ce qui donne pour tâche de remplacer l'expression figée "comme des brebis à l'abattoir" en une métaphore vive. »

28 DÉCEMBRE 2001

Les droits des animaux

Comment nier que la souffrance inutile imposée aux animaux, pour le plaisir de celui qui s'y livre, est devenue révoltante ? Est révoltante toute forme de sadisme exercé à l'encontre de plus faible que soi. Il revient donc à l'éducateur et à la loi d'inculquer un comportement que nous considérerons comme moral, donc contingent et normé par le lieu et l'époque où nous vivons. Les principes moraux ne sont pas en effet des lois de la nature. Ils peuvent bouger en même temps que bouge cette fameuse frontière entre l'homme et l'animal. Mais c'est l'homme qui en décide, pas l'animal. Si nous sommes libres de nous imposer des devoirs vis-à-vis des animaux, en faisant évoluer le droit qui concerne leur position dans nos sociétés, cela ne leur donne, à eux, aucun droit.

Si les singes veulent des droits, qu'ils s'organisent en syndicats de singes, en mouvements de libération, qu'ils fondent un État et le fassent reconnaître par l'ONU. Les droits, ça se conquiert !

En tant qu'être humain, nous devrions savoir, après tout, comme dirait Ovide, c'est notre spécialité, que le langage a sa force. Pour nous limiter à une souffrance qui nous est proche, utiliser à propos d'animaux les termes de : « camps de concentration, convois de la mort ou holocauste » me fait « tout drôle ». Et si cela pouvait faire rire au théâtre, car l'excès (faible mot) y serait immédiatement saisissable dans sa dimension grotesque, cela ne fait pas rire à la lecture. Effet de proximité sans doute avec le lieu commun « ils y sont allés comme des brebis à l'abattoir ». Alors, oubliée la Résistance ? Oubliées les rafles ? Oubliés les rafleurs dont nombre n'auraient sans doute pas fait de mal à un animal familier ? Hitler, semble-t-il, adorait les animaux. Pour Papon, ou Touvier, on ne sait pas. Vite ! Il est encore temps de le leur demander.

Que fait donc monsieur Finkielkraut ? Lui si prompt à s'insurger contre les « belles âmes » comme il dit. Ah, la belle balade sur l'esplanade des mosquées ! Ben quoi, il avait bien le droit de prendre l'air, Ariel. Rabin aussi, il avait pris l'air, ça ne lui a pas réussi. Pauvre Rabin, tu avais donné un peu d'espoir. Tes assassins n'ont pas raté leur coup.

Précision : les « belles âmes » ne sont pas suppôts du Hezbollah et n'applaudissent pas aux attentats contre des civils. « À la niche, les glapisseurs de Dieu ! » De tous les bords.

29 DÉCEMBRE 2001

La parole est aux vaches

Tout être vivant est aussi un fossile. Il porte en soi, et jusque dans la structure microscopique de ses protéines, les traces, sinon les stigmates, de son ascendance.

Monstre muet muré dans mon mufle.
— Q : La perte de parole est-elle une punition ?
— R : Oui, si on a quelque chose à dire, si c'est l'imprimante qui flanche, pas le logiciel.
Incarcération de la langue — étouffement de la bouche.

— Q : Pourquoi les maladies du cerveau font-elles plus peur que celles du corps ?

— R : Parce qu'elles marquent un retour à l'animalité ?

— Q : Mais n'est-ce pas un bien que de mourir sans angoisse ?

— R : Vous ne croyez pas à la dignité de l'Homme ?

— Q : Ai-je raison de dire que les maladies du cerveau font peur, plus que celles du corps ? Plus que la tétraplégie, l'incontinence, l'impuissance ?

— R : Plus que le vieillissement ?

— Q : Ce n'est pas une réponse.

— R : Plus que la folie ?

— Q : Nietzsche et Dionysos ?

— R : Rien sans Thésée, sinon la folie, demander à Ariane.

Ah ! la douceur des vaches.

Et pas une larme pour les vaches ! Pas un sanglot, pas le moindre élan de pitié pour ces placides animaux rendus fous par nos soins et qui ont, en outre, l'impudence de nous transmettre leur mal, ce qui aggrave leur cas. Pourtant, la vache était la part encore aimable de l'homme.

Ne mangez pas de vache, car se cache peut-être dans l'animal une âme amie, un parent, un frère, certains habitués de notre maison, un professeur, deux dames qui se promenaient au Jardin des Plantes, une cuisinière bien précise, des passants, un maître nageur, un agent de police, un conducteur de tram, des personnes que je n'ai rencontrées qu'une fois dans la rue, d'autres dont précisément je ne peux pas me souvenir, etc.

— Il faut reconnaître que les hommes, ces derniers temps, ont fait beaucoup pour mieux nous comprendre, pour comprendre ce que l'on peut vraiment appeler notre culture.

30 DÉCEMBRE 2001

Nous ne sommes pas des bêtes

Pourquoi ne pas repartir de Bergson ?

« Comme le plus petit grain de poussière est solidaire de notre système solaire tout entier, entraîné avec lui dans ce mouvement indivisé de descente qui est la matérialité même, ainsi tous les êtres organisés, du plus humble au plus élevé, depuis les premières origines de la vie jusqu'au temps où nous sommes, et dans tous les lieux comme dans tous les temps, ne font que rendre sensible aux yeux une impulsion unique, inverse du mouvement de la matière et, en elle-même, indivisible. Tous les vivants se tiennent, et tous cèdent à la même formidable poussée. L'animal prend son point d'appui sur la plante, l'homme chevauche sur l'animalité, et l'humanité entière, dans l'espace et dans le temps, est une immense armée qui galope à côté de chacun de nous, en avant et en arrière de nous, dans une charge entraînante capable de culbuter toutes les résistances et de franchir bien des obstacles, peut-être même la mort. »

Animal qui « chevauche sur l'animalité », animal spécial ou, si l'on préfère, un animal qui ne l'est pas. Ce que dans *La Biologie dans le boudoir*, j'avais désigné par « anature ». Mais « anature » par nature. L'homme est *et* n'est pas un animal, le signe italique marquant le caractère dialectique de notre rapport à l'animalité. Cette façon dont, à la suite de quelques mutations et l'irruption du langage, de la culture, nous sommes devenus un point aberrant de l'histoire des humanoïdes.

Accélération vertigineuse. Notre ancêtre australopithèque aurait entre dix et trois millions d'années, déjà bipède, il est petit — environ 1 mètre — et de capacité crânienne réduite (300 cm^3). *Homo habilis* qui invente les premiers outils reste morphologiquement très éloigné de nous avec une capacité crânienne de 700 cm^3 comparés à nos 1 400 cm^3. Ce sont les néanderthaliens qui, apparus il y a cent mille ans, sont les premiers à enterrer leurs morts, marquant ainsi, pour la première fois, une claire conscience et une non moins claire crainte de la mort.

Ils disparaîtront il y a seulement trente-cinq mille ans, laissant la place à *Homo sapiens*. On peut donc dire qu'*Homo sapiens* a environ cent mille ans d'existence, l'équivalent de quelques secondes dans une journée vingt-quatre heures si on se réfère aux premières bactéries, nos aînées de trois milliards et demi d'années. Le saut est qualitatif et brutal, il nous oblige à penser cette rupture par rapport à l'animalité. Irruption de la conscience et surtout de la conscience de la conscience, de cette capacité sociale de parler aux autres mais aussi à nous-mêmes, de nous raconter des histoires (voir plus haut).

Mais l'apparition du langage n'est pas seulement un plus dans la socialisation. « Passe-moi le sel, je te donne le poivre » ou « Je t'aime », ce qui ne ferait pas de mal quelquefois. Peintures rupestres, la culture laisse sa trace et autorise à chaque génération d'aller plus avant, de ne pas réinventer la roue. En 1890, les premiers aéroplanes font des sauts de chapon, en 1969 on a marché sur la lune. Art, langage, culture — la science en fait partie —, formidables instruments d'évolution qui nous séparent irréversiblement du reste de l'animalité.

Bergson encore : « Or, chez l'animal, l'invention n'est jamais qu'une variation sur le thème de la routine. Enfermé dans les habitudes de l'espèce, il arrive sans doute à les élargir par son initiative individuelle ; mais il n'échappe à l'automatisme que pour un instant, juste le temps de créer un automatisme nouveau : les portes de sa prison se referment aussitôt ouvertes ; en tirant sur sa chaîne il ne réussit qu'à l'allonger. Avec l'homme, la conscience brise la chaîne [...]. Mais l'homme n'entretient pas seulement sa machine ; il arrive à s'en servir comme il lui plaît. Il le doit sans doute à la supériorité de son cerveau, qui lui permet de construire un nombre illimité de mécanismes moteurs, d'opposer sans cesse de nouvelles habitudes aux anciennes, et, en divisant l'automatisme contre lui-même, de le dominer. Il le doit à son langage, qui fournit à la conscience un corps immatériel où s'incarner et la dispense ainsi de se poser exclusivement sur les corps matériels dont le flux l'entraînerait d'abord, l'engloutirait bientôt. Il le doit à la vie sociale, qui emmagasine et conserve les efforts comme le langage emmagasine la pensée, fixe par là un niveau moyen où les individus devront se hausser d'emblée, et, par cette excitation initiale, empêche les médiocres de s'endormir, pousse les meilleurs à monter plus haut. Mais notre cerveau, notre société et notre langage ne sont que les signes extérieurs et divers d'une seule et même supériorité interne. Ils disent, chacun à sa manière, le succès unique, exceptionnel, que la vie a remporté à un moment donné de son évolution. Ils traduisent la différence de nature, et non pas seulement de degré, qui sépare l'homme du reste de l'animalité. Ils nous laissent deviner que si, au bout du large tremplin sur lequel la vie a pris son élan, tous les autres sont descendus, l'homme seul a sauté l'obstacle. »

31 DÉCEMBRE 2001

Hasard et nécessité

Bien avancés d'avoir sauté l'obstacle. On serait bien plus peinards d'être encore des singes, sans trop d'angoisses, à vivre notre petite vie dans l'immédiat du « beau-bien ». Mais quel besoin on avait d'y venir dans cette foutue clairière ? Qu'allait-on donc y faire… ? Ces quelques mutations qui ont donné naissance au néotène. Hasard ! hasard ! hasard ! Après, il a fallu faire avec. Quel saut en dix secondes ! Jusque sur la lune. Mazette ! D'abord, on n'avait rien demandé. « Le vrai bonheur est de n'être pas né. » Trop tard, *sapiens*, tu es là, tu y restes. Combien de secondes ? Ça, on ne sait pas, on ne peut même pas deviner. Ou alors la fin de l'Univers, mais quant à tenir jusque-là, faudrait peut-être pas rêver.

Pour la vie individuelle, c'est facile, cent ans à tout casser. Et encore, dans quel état ! Pour la vie de l'espèce, c'est le grand mystère. Dix secondes ? Ça fait beaucoup ! Les deux vies sont bornées par les deux mêmes néants. L'angoisse du néant d'après, pas moins forte que celle du néant d'avant. Que je vois dans les yeux de mon singe, auprès de mon arbre. Et si ce n'était pas le néant dans ces yeux ? Espoir où se raccrocher. Troquerais anthropomorphisme contre solitude. Non, je ne suis pas seul dans le grand fleuve de la nature, dans la grande aventure du Cosmos, merci oncle Reeves. Il y a un avant et un après. Religion de la nature, faiblesse de curetons. Jacques Monod, pascalien, ne s'est pas offert cette facilité. Il nous a appris que nous étions uniques et seuls. Contempler les deux néants, dans les yeux. Big-bang. Un pruneau dans chaque œil. Bing-bang, merci cow-boy !

La Génisse et le Pythagoricien

PARTITION 5

Séquence 1

Pascal : Oui, par une perte d'équilibre et une démence. En langage foré, *kuru* signifie qui « tremble de frayeur et de froid ».

Les Forés ? Tribus vivant encore à l'âge de pierre dans la région des hauts plateaux de Papouasie-Nouvelle-Guinée.

Oui, c'est vrai, elle touchait essentiellement les femmes (huit pour un homme) et les enfants. La nourriture paraissait un élément déterminant dans l'apparition de la maladie, mais on s'était aperçu que cela ne pouvait venir des plantes et des insectes, pourtant les composants essentiels de la nourriture du Papou. Alors ?

François : Quand le fait qu'on rencontre est en opposition avec une théorie régnante, il faut accepter le fait et abandonner la théorie, lors même que celle-ci, soutenue par de grands noms, est généralement acceptée.

Pascal : Bien sûr. Des désordres endocriniens ou anomalies génétiques liées au sexe féminin, voire des mycotoxines (principes toxiques des champignons), ou encore l'effet des cendres des volcans.

On finit toujours par trouver. On s'est aperçu qu'il était lié à des pratiques anthropophages lors des rites funéraires : l'homme, guerrier et chasseur, consommait les muscles, siège de la force, et laissait aux femmes et aux enfants les parties moins nobles, dont le cerveau, hautement infectieux.

François : C'est ça : une pétrification cérébrale. Ça fait des plaques, comme dans toutes les maladies neurodégénératives.

Pascal : Censées conférer la vitalité des morts aux vivants.

Atteinte précoce du cervelet : perte d'équilibre. Mouvements oculaires anormaux et tremblements. Deuxième stade : le malade ne peut plus se déplacer qu'avec un bâton. Paralysie progressive des muscles.

Ça affecte le moral. Certains rient en permanence. « La maladie du rire » est un surnom donné au kuru ; d'autres sombrent dans une profonde mélancolie. Stade terminal : le malade est incontinent, infirme, incapable d'articuler un mot et de s'alimenter.

Soyons honnêtes, nul ne sait à quoi elle sert, et il semble bien que la souris puisse s'en passer.

François : Le malade devient aveugle par atteinte du cerveau, non des yeux.

Pascal : La mort, eh bien, elle survient en général moins d'un an après l'apparition des premiers symptômes.

François : Quand le fait qu'on rencontre est en opposition avec une théorie régnante, il faut accepter le fait et abandonner la théorie, lors même que celle-ci, soutenue par de grands noms, est généralement acceptée.

Pascal : Une protéine infectieuse ? Vous connaissez tous la théorie des dominos : un domino tombe qui entraînera tous les autres. Eh bien, la protéine prion est un domino présent normalement à la surface de tous les neurones du cerveau. Soyons honnêtes, nul ne sait à quoi elle sert, et il semble bien que la souris puisse s'en passer.

François : C'est ça : une pétrification cérébrale. Ça fait des plaques, comme dans toutes les maladies neurodégénératives.

Pascal : Comme me dit mon ami Wolpert, quand j'amène une souris au concert... enfin, bref. La façon pour une molécule prion de tomber comme un domino est de changer de conformation. Car cette protéine, comme toutes les protéines, peut avoir plusieurs conformations stables. Pour s'en tenir à deux conformations, la première assure la fonction physiologique, inconnue, répétons-le, l'autre est pathologique et entraîne l'apparition de la maladie. L'effet domino est dû au fait qu'un contact avec la forme pathologique catalyse chez la forme saine sa transformation en forme pathologique, la rendant du même coup capable de faire subir la même transformation délétère à ses voisines. Qu'une certaine quantité de molécules pathologiques s'introduisent dans un cerveau, la réaction en chaîne est assurée. Oui, cette protéine est bien une protéine infectieuse, chaque protéine de prion touchée étant elle-même transformée en agent infectieux. Le cerveau est ainsi vampirisé, chaque victime devenant prédatrice pour ses compagnes.

(Voix de Prusiner.)
I studied Latin for five years, which was to help me immensely later in the writing of scientific papers.

In July 1972, I began a residency at the University of California San Francisco in the Department of Neurology. Two months later, I admitted a female patient who was exhibiting progressive loss of memory and difficulty performing some routine tasks. I was surprised to learn that she was dying of a slow virus infection called Creutzfeldt-Jakob disease (CJD). The amazing properties of the presumed causative slow virus captivated my imagination and I began to think that defining the molecular structure of this elusive agent might be a wonderful research project. The more that I read about CJD and the seemingly related diseases, kuru of the Fore people of New Guinea and scrapie of sheep, the more captivated I became.

Pascal : Il faudrait rendre un hommage à Stanley Prusiner, retentissant, l'hommage... C'était pas un virus.

François : J'ai découvert la semaine dernière un morceau d'aiguille dans mon steak. Probablement un bout de ferraille, vestige d'un ustensile de vétérinaire. Inquiet, je suis retourné au supermarché pour retrouver l'origine de la viande. J'ai aussi alerté une association de consommateurs avant de subir un dépistage de l'hépatite et du VIH.

Pascal : La maladie est liée à un changement de forme de la protéine endogène, à une métamorphose qui prive le malade de son cerveau : il doit être transporté et il est dément. Le mouton malade rend malade la vache en se métamorphosant, *via* la nutrition en vache qui rend l'homme malade en se métamorphosant en homme, toujours *via* la nutrition, et tout ça par la capacité de cette molécule à provoquer des métamorphoses moléculaires. La métamorphose dans la métamorphose, et, en fin de processus, l'homme est dément, métamorphose du corps vivant précédant de peu celle qui accompagne la bascule dans le néant quand les vers vont à leur tour bouffer de l'homme enragé. Mais les vers, eux, deviennent-ils fous ? Qui sait reconnaître un ver fou ?

Tous : FARINES ANIMALES, FARINES ANIMALES, FARINES ANIMALES.

Clément : Un décor d'idylle pastorale.

Histoire d'Io.

Et la plainte d'un père, le fleuve Inachus, qui pleure sa fille Io, il grossit ses flots de ses larmes et est convaincu qu'il l'a perdue. Il ne sait si elle vit encore ou si elle est chez les ombres. Ne la trouvant nulle part, il pense qu'elle n'est nulle part. Il redoute pour elle le pire destin.

Car, Jupiter ayant vu la jeune fille revenir du fleuve paternel, lui avait dit :

Jupiter : Ô jeune fille digne de Jupiter, tu feras le bonheur de celui (je me demande bien qui) qui partagera ton lit ; viens par ici sous les ombrages de ces bois. Et il lui indique les ombrages de ces bois. Si tu crains de pénétrer seule dans les repaires des bêtes sauvages, un dieu est là pour te protéger ; avec lui tu entreras en sécurité dans la solitude de ces bois, et ce n'est pas n'importe quel dieu, pas un dieu de la plèbe divine, mais c'est moi !, qui, de ma puissante main, tiens le sceptre du ciel, qui lance la foudre rapide. Ne me fuis pas.

Elle s'enfuyait en effet. Elle avait déjà laissé derrière elle les pâturages de Lerne, les campagnes boisées du Lyrcée, quand le dieu enveloppa au loin la terre dans une épaisse nuée et l'obscurcit. Il arrêta la fuite de la nymphe et la viola.

Lui ravit l'honneur. Lui ravit son honneur. Lui ravit sa pudeur. La déshonora.

Junon à ce moment abaissait ses regards sur la plaine d'Argos et fut surprise que des nuages aient obscurci si rapidement une journée aussi belle pour lui donner l'aspect de la nuit. Elle comprit qu'ils n'étaient pas produits par le fleuve ni n'émanaient de la terre mouillée. Elle cherche autour d'elle l'infidèle, en épouse qui aurait déjà démasqué la ruse d'un époux si souvent pris en faute.

Aut ego fallor aut ego lædor.

Ou je me trompe ou je suis trompée.

Ou je me trompe ou il me trompe.

Elle se laisse glisser du haut de l'éther, se pose sur la terre. Elle donne l'ordre aux nuages de se dissiper.

Mais Jupiter avait prévu la descente de sa femme et avait changé la fille d'Inachus en une génisse d'une blancheur éclatante.

Même génisse, elle est belle. Junon, à contrecœur, c'est vrai, loue la beauté de la bête, demande d'où elle vient, à qui elle est, à quel troupeau elle appartient, comme si elle ignorait la vérité.

Jupiter : Elle est née de la terre, dit-il dans un mensonge pour couper court à toutes ces questions sur l'origine de la bête, sur sa traçabilité.

Junon : Jupiter, donne-moi cette génisse.

Que faire ? C'est un crève-cœur que de donner l'objet de son amour ; refuser est suspect. La honte le persuade, l'amour le dissuade. La honte aurait été vaincue par l'amour, mais refuser le don sans valeur d'une génisse à celle qui est sa femme, sa sœur, pouvait laisser croire qu'il ne s'agissait pas d'une génisse.

En possession de sa rivale, Junon n'abandonne pas pour autant toute crainte ; elle se méfie de Jupiter, redoute de se voir enlever sa victime, jusqu'à ce qu'elle confie sa garde au fils d'Arestor, à Argus.

Présentation d'Argus : une tête entourée de cent yeux, qui se reposaient tour à tour, deux par deux. Les autres restaient en faction,

Et surveillaient Io.

Ce qui fait qu'il avait Io devant les yeux même quand il lui tournait le dos. Le jour, il la laisse paître ; quand le soleil est caché dans les profondeurs de la terre, il l'enferme et attache son cou déshonoré. Elle se nourrit de feuilles d'arbres et d'herbes amères ; elle couche à même la terre ; elle s'abreuve à des eaux bourbeuses. Voudrait-elle tendre à Argus des bras suppliants, elle n'a pas de bras à tendre à Argus. Elle tenta de se plaindre ; un mugissement sortit de sa bouche, un son qui l'emplit d'horreur, sa propre voix l'épouvanta. Elle vint aux rives de l'Inachus où elle avait coutume de jouer ; quand elle aperçut dans l'eau ses cornes nouvelles, son mufle, éperdue, elle recula, se fuyant elle-même. Les Naïades, Inachus, ne savent pas qui elle est. Et elle, elle suit son père, suit ses sœurs, se laisse toucher et s'offre à leur admiration. Le vieil Inachus lui tend des herbes qu'il a cueillies : elle lèche les mains de son père, baise ses paumes et ne peut retenir ses larmes. Si les mots seulement pouvaient suivre, elle demanderait secours, elle parlerait, dirait son nom, ses malheurs. À la place des mots, les lettres que son pied a tracées dans la poussière sont la triste révélation de sa métamorphose.

Inachus : Malheur à moi ! (*se pendant aux cornes de la gémissante génisse, sa fille*) malheur à moi ! Est-ce toi, ma fille que j'ai cherchée par toute la terre ? Quand je t'avais perdue, tu étais pour moi un moindre sujet de tristesse que maintenant que je t'ai retrouvée. Tu te tais, tu ne peux pas me parler, tu soupires seulement du fond de ta poitrine, et tout ce que tu peux faire, c'est de me répondre en mugissant. Et moi, ignorant, je préparais la chambre et les torches nuptiales, j'espérais un gendre, des petits-enfants. Maintenant, c'est dans un troupeau que tu dois prendre époux, dans un troupeau que tu auras un fils. Et la mort ne peut pas me délivrer ; je suis un dieu. La durée de mon deuil sera donc éternelle.

Alexandrin. La durée de mon deuil sera donc éternelle. Argus les sépare. Mais Jupiter envoie Mercure pour la délivrer. Mercure raconte à Argus la métamorphose de Syrinx, devenu le roseau dont on fait les flûtes. Argus s'endort ; Mercure lui tranche la tête avec son épée, qui roule, sanglante, au bas du rocher. Les cent yeux sont plongés dans la nuit. Junon les ramasse pour en orner les plumes du paon.

Fureur de Junon. Zeus, l'enlaçant, la cajole et la conjure de mettre un terme à sa vengeance.

Jupiter : Tu n'as plus rien à craindre. Jamais plus elle ne sera pour toi une cause de souffrance. J'en prends à témoin les marais du Styx.

Une fois la déesse apaisée, Io reprend son apparence première, redevient ce qu'elle était. *Fitque quod ante fuit*. Les poils tombent de son corps, ses cornes décroissent, ses yeux arrondis s'allongent, sa bouche se resserre, ses épaules et ses mains réapparaissent, chacun de ses sabots disparaît et fait place à cinq ongles. Il ne reste rien de la génisse sinon son éclatante beauté.

La nymphe, qui n'a plus besoin que de ses deux pieds, se redresse ; elle hésite à parler de crainte de mugir comme une génisse et, timidement, elle s'essaie aux mots si longtemps interdits.

Jean-Baptiste : *Aut ego fallor aut ego lædor*.

Ou je me trompe ou je suis trompée.

Ou je me trompe ou il me trompe.

Même génisse, elle est belle. D'où vient-elle, à qui est-elle, à quel troupeau appartient-elle ? Donne-moi cette génisse.

François : Je me permets, à titre personnel, de faire une proposition plus rationnelle et moins sujette à des problèmes éthiques. Elle élimine le prion de la nourriture des animaux et nous débarrasse des farines animales dont le stockage est devenu un véritable problème national. Il suffit de faire manger les farines par des souris transgéniques dépourvues de prion et donc incapables de tomber malades. Ces souris sont lâchées dans les silos jusqu'à épuisement des stocks, puis tuées et données à manger aux vaches sous forme de farine de souris garantie sans prion. C'est là un procédé naturel et écologique qui ne peut qu'attirer l'attention des pouvoirs publics.

Afin de vous démontrer l'innocuité de la manœuvre, je ne crains pas de manger devant vous ce gâteau cuisiné à partir de farine de souris transgéniques nourries aux farines de moutons malades du prion. Avec un peu de Pinot noir, ça passe mieux, etc.

Jean-Baptiste : Votre souris « déprionnée », elle est normale ?

François : Elle mange, elle boit, elle se promène dans sa cage, elle baise tranquillement et se reproduit.

Jean-Baptiste : Cela suffit-il pour être normal ?

François : Rejetez la souris dans la nature cruelle, vous verrez bien si elle survit et si ses descendants survivent. Ça peut prendre du temps.

Jean-Baptiste : Survivre et laisser des descendants, qu'est-ce que ça prouve ? Qu'on est normal ?

Et vous pourriez déprionner *Homo sapiens* ?

En fin de processus, l'homme est dément, métamorphose du corps vivant précédant de peu celle qui accompagne la bascule dans le néant quand les vers vont à leur tour bouffer de l'homme enragé. Mais les vers, eux, deviennent-ils fous ? Comment reconnaître un ver fou ?

Maud : Une fois la déesse apaisée, Io reprend son apparence première, redevient ce qu'elle était. *Fitque quod ante fuit*. Les poils tombent de son corps, ses cornes décroissent, ses yeux arrondis s'allongent, sa bouche se resserre, ses épaules et ses mains réapparaissent, chacun de ses sabots disparaît et fait place à cinq ongles. Il ne reste rien de la génisse sinon son éclatante beauté.

François : Je hais les raffinements psychologiques, l'esprit romanesque ; je hais la haine du mythe.

Tous : EXPÉRIENCES, EXPÉRIENCES, EXPÉRIENCES.

Séquence 2

François : J'ai le projet de dire comment les formes changent dans les corps, comment les corps changent de forme(s), l'évolution des formes et l'histoire de l'univers depuis le début jusqu'à nos jours.

Maud : Big-bang !

François : Big-bang, mais aussi origine de la vie, émergence de la conscience et origine des espèces.

Maud : DARWIN.

François : Y a-t-il un nombre limité de formes dans la nature ? C'est bien ce que D'Arcy Thompson a l'air de dire.

Je me demande pourquoi et comment un flux d'énergie qui s'écoule sans but peut répandre de la vie et de la conscience dans le monde.

Je dis le changement des formes ou je le chante ?

Le scientifique n'étudie pas la nature pour un but utilitaire.

Jean-Baptiste : POINCARÉ !

François : Il l'étudie parce qu'il y trouve du plaisir, et il y trouve du plaisir parce que la nature est belle. Si la nature n'était pas belle, elle ne vaudrait pas la peine d'être étudiée, et la vie ne vaudrait pas la peine d'être vécue. Je parle de la beauté intime qui vient de l'ordre harmonieux des parties et qu'une intelligence pure est capable d'appréhender.

Si la nature nous conduit à des formes mathématiques d'une grande simplicité et beauté — par le mot « formes », je veux dire des systèmes cohérents d'hypothèses, d'axiomes, etc.

Jean-Baptiste : HEISENBERG !

François : Et que personne n'a entrevues auparavant, nous ne pouvons nous empêcher de penser qu'elles révèlent un aspect réel de la nature. Toute personne qui comprendra ma théorie ne pourra échapper à sa magie.

Jean-Baptiste : EINSTEIN !

François : Qu'est-ce que le chaos ?

Une masse informe et confuse. Oui, un bloc inerte, un entassement d'éléments mal unis et discordants. Amas en un même tout.

La terre n'était pas encore suspendue dans l'air, équilibrée par son propre poids. Partout où il y avait la mer, il y avait aussi la terre, il y avait l'air. Ainsi, la terre était instable, la mer n'était pas navigable, l'air manquait de lumière : rien ne conservait sa forme propre. Chaque élément était un obstacle pour l'autre, parce que dans chaque corps le froid faisait la guerre au chaud, l'humide au sec, le mou au dur, le léger au lourd.

Un dieu, ou la nature la meilleure, mit fin à ce conflit en séparant la terre du ciel, l'eau de la terre, l'air dense de l'éther fluide. Il (ou elle) démêla ces éléments, les tira de la masse obscure et attribua à chacun une place distincte, les unit par l'harmonie et la paix. Le feu vif et sans poids de la voûte céleste s'élança vers les régions supérieures du monde. Le plus proche de lui, c'est l'air presque aussi léger. La terre, plus dense que les deux, attira les éléments les plus massifs et se tassa sous son propre poids. L'eau enveloppa le tout, occupa la place qui restait et emprisonna le monde solide.

Jean-Baptiste : Qu'est-ce que l'Homme ?

François : Ou bien : un dieu, le dieu, quel qu'il soit, celui qui est à l'origine de ce monde meilleur, l'a formé d'un germe divin.

Jean-Baptiste : *Sive hunc divino semine fecit*
  Ille opifex rerum, mundi melioris origo.

François : Ou bien : la terre toute récente...

Jean-Baptiste : *Sive recens tellus...*

François : récemment séparée des hautes régions de l'éther, a gardé quelques germes de son frère le ciel.

Jean-Baptiste : *Seductaque nuper ab alto*
  Aethere cognati retinebat semina caeli.

François : Et Japet, un des Titans, père de Prométhée, en les mélangeant avec des eaux de pluie, les a façonnés à l'image des dieux, la mesure de toutes choses.

Jean-Baptiste : *Quam satis Japeto mixtam pluvialibus undis*
  Finxit in effigiem moderantum cuncta deorum.

François : Tandis que, tête basse, les autres animaux tiennent leurs yeux attachés sur la terre,

Jean-Baptiste : *Pronaque cum spectent animalia cetera terram,*

François : Il a donné à l'homme un visage tourné vers le ciel qu'il lui ordonna de contempler, en levant ses regards vers les étoiles.

Jean-Baptiste : *Os homini sublime dedit, cœlumque tueri*
  Jussit et erectos ad sidera tollere vultus.

François : Ainsi, la terre, il y a peu encore, masse grossière et sans représentation, se transforma et se couvrit de figures d'hommes jusqu'alors inconnues.

Jean-Baptiste : *Sic, modo quæ fuerat rudis et sine imagine tellus Induit ignotas hominum conversa figuras.*

Il a donné à l'homme un visage tourné vers le ciel qu'il lui ordonna de contempler, en levant ses regards vers les étoiles.

Jean-Baptiste :
Éditorialiste : Qu'est-ce que l'Homme, etc. ?
Radio (prononcer raie d'Io) : « Un animal plus sacré, intellectuellement plus capable et qui pourrait dominer les autres manquait encore. »
Éditorialiste : Mais comment a-t-il été créé ?
Radio (prononcer raie d'Io) : Bon, d'accord, etc.
Éditorialiste : Qu'est-ce que l'Homme, etc. ? (*one more time*)

François : L'âge de fer fut le dernier. Tous les crimes se répandirent avec lui sur la terre. La pudeur, la vérité, la bonne foi disparurent. À leur place dominèrent l'artifice, la trahison, la violence, et la coupable passion de posséder. Le marin confia ses voiles à des vents qu'il ne connaissait pas encore ; et les arbres, qui avaient vieilli sur les montagnes, en descendirent pour flotter sur des mers inconnues. La terre, auparavant commune aux hommes, ainsi que l'air et la lumière, fut partagée, et le laboureur méfiant traça de longues limites autour du champ qu'il cultivait. Les hommes ne se bornèrent point à demander à la terre ses moissons et ses fruits, ils osèrent pénétrer dans son sein ; et les trésors qu'elle recelait, dans des antres voisins du Tartare, vinrent aggraver tous leurs maux. Déjà sont dans leurs mains le fer, instrument du crime, et l'or, plus pernicieux encore. La discorde combat avec l'un et l'autre. Sa main ensanglantée agite et fait retentir les armes homicides. Partout on vit de rapine. L'hospitalité n'offre plus un asile sacré. Le beau-père redoute son gendre. L'entente est rare entre les frères. L'époux est une menace pour la vie de sa femme ; et celle-ci, pour la vie de son mari. Des marâtres cruelles mêlent et préparent d'horribles poisons : le fils hâte les derniers jours de son père. La piété languit, méprisée ; et Astrée quitte enfin cette terre souillée de sang, et que les dieux ont déjà abandonnée.

Jean-Baptiste (*en même temps que François*) : Crimes de toutes sortes ;

Pudeur, vérité, bonne foi en allées.

À la place : tromperie, perfidie, violence, passion de la richesse.

Le navigateur livra ses voiles aux vents.

Qu'il connaissait mal.

Les pins, longtemps dressés à la cime des montagnes, devenus navires plongèrent dans les flots inconnus.

Le sol, jusque-là bien commun, comme l'air et la lumière du soleil, fut limité par l'arpenteur circonspect.

L'homme ne se contenta pas de demander à la terre des moissons et une nourriture légitime, mais il pénétra jusque dans ses entrailles pour y arracher les trésors, sources de nos malheurs, qu'elle y avait cachés et qu'elle avait relégués près des ombres du Styx.

Bientôt, le fer pernicieux, et plus pernicieux encore, l'or, en étant extraits, parurent au jour, et avec eux la guerre qui a besoin de l'un et de l'autre pour combattre, et brandit dans sa main ensanglantée les armes bruyantes.

On vit de vols ; l'hôte n'est plus en sécurité auprès de l'hôte, ni le gendre auprès du beau-père ; entre frères aussi, l'entente est rare.

L'époux médite la perte de son épouse, l'épouse celle de son époux.

Les horribles marâtres mélangent aux boissons de livides breuvages.

Le fils, avant l'heure, s'informe de l'âge de son père.

La piété est terrassée, et la vierge Astrée, la Justice, quitte cette terre trempée de sang.

Tous : *PIETAS, PIETAS, PIETAS.*

Pascal : DÉLUGE, DÉLUGE, DÉLUGE.

Pascal : L'Homme ? Une race qui méprise les dieux. Quand on voit du haut de l'Olympe ce triste spectacle, le mal est sans remède. Il faut anéantir l'humanité ; j'ai encore à l'esprit l'affreux banquet servi à la table de Lycaon...

Tout dieu que je suis, je me laisse tomber de l'Olympe et, sous l'apparence d'un homme, je vais parcourir la terre. Je ne vous dis pas les crimes que j'ai découverts ; la liste serait trop longue. Ce qu'on raconte est en deçà de la vérité. J'entre sous le toit inhospitalier qui abritait Lycaon, le tyran d'Arcadie. J'annonce par des signes la présence d'un dieu. Et le peuple humblement commence à m'adresser ses prières. Au début, Lycaon se moque de ces pieuses dévotions, puis il déclare : je vais bien voir, par une expérience décisive, si ce dieu n'est pas un mortel. On ne pourra mettre la vérité en doute. La nuit, alors que je suis alourdi par le sommeil, il médite de me tuer par surprise. C'est l'expérience par laquelle il compte faire éclater la vérité. Cela ne lui suffit pas ; d'un coup d'épée, il tranche la gorge d'un otage, puis fait bouillir une partie de ses membres palpitants, et rôtir l'autre. Au moment où ces mets sont servis sur sa table, moi, de mon foudre vengeur, je fais s'écrouler sa demeure sur lui et sur ses pénates bien dignes de lui. Il s'enfuit terrifié, se réfugie dans la campagne silencieuse, et se met à hurler et cherche en vain à parler ; toute sa rage afflue à sa bouche, son désir habituel de meurtre se tourne contre le bétail, et le voilà encore qui se plaît dans le sang. Ses vêtements se changent en poils, ses bras en pattes. Il devient loup, mais garde des vestiges de sa forme première : même poil gris, même allure farouche, même regard luisant, même image de la férocité.

Tous : AH ! *PIETAS, PIETAS, PIETAS.*

Jean-Baptiste : Qu'est-ce que l'Homme ? Ou bien...

Clément : J'aime assez l'idée d'une classification des animaux en fonction de leur degré de perfection à la naissance (Orphée).

Pas mal.

Les mammifères, c'est mieux que les requins ovipares qui sont supérieurs aux oiseaux et reptiles qui valent mieux que les poissons, lesquels poissons l'emportent sur les céphalopodes et autres crustacés qui, de leur côté, écrabouillent les insectes. C'est comme ça qu'Aristote voyait les choses.

Les animaux les plus parfaits et les plus chauds produisent des jeunes parfaits.

Jean-Baptiste : Et l'Homme alors ?

Clément : L'homme est un vieil animal prématuré, qui doit se finir, se finir encore, toujours se finir. La néoténie est le fait majeur de l'évolution humaine, apprentissage plus long, socialisation forcée (soin du petit), etc.

L'histoire du développement embryonnaire récapitule celle du cosmos, c'est du moins Empédocle qui le dit. *450 before C.* Séparation des éléments (sortir du chaos) en terre, eau, air, feu. Séparation des parties (différenciation) à partir de l'œuf. Homogénéité (chaos, œuf = amour). Différenciation (éléments et tissus = lutte).

« L'enfant est le père de l'Homme. »

Jean-Baptiste : Le singe aussi est le père de l'Homme.

Oui, l'Homme est l'enfance du singe.

Je suis un vieil animal prématuré et pourtant il faut encore que je me finisse. Je ne suis ni fait, mais à faire ? Il faut toujours finir encore.

Je suis le seul animal nu.

Clément : Pædomorphose : présence de traits ancestraux juvéniles chez les adultes des espèces descendantes. La néoténie est une des figures de la pædomorphose.

La pædomorphose peut être vue comme une manière d'échapper à la spécialisation (voir plus loin).

Elle peut procéder d'une accélération de certains traits (maturation sexuelle précoce), c'est alors une progenesis, ou du retard dans le développement de certains organes, c'est alors une néoténie.

Bolk est le plus ardent défenseur de la fœtalisation du singe comme origine de l'homme.

Jean-Baptiste : Je suis un singe inabouti. Nous sommes tous des singes inaboutis.
Clément : Portmann.

Adolf (1941-1945) compare notre développement embryonnaire à celui des pongidés (orang-outan) et conclut que notre gestation devrait durer vingt et un mois. L'homme à sa naissance est donc un embryon extra-utérin (kangourou).

Peut-on lier cette parturition précoce à une difficulté mécanique dans l'accouchement ? Probablement (pas l'opinion de Portmann cependant) si l'on considère les modifications qu'il faudrait apporter à l'anatomie féminine pour permettre le passage d'un enfant de un an. Grosse tête !

Jean-Baptiste : Jésus fut le premier prophète de la néoténie humaine (Matthieu, 18:3) : « À moins que tu ne te convertisses et deviennes comme un petit enfant, tu n'entreras pas dans le royaume des cieux. »

Je ne sortirai pas non plus du vagin de ma mère.

Clément : Relevé les traits néoténiques :
    Face plate
    Réduction de la pilosité
    Perte de pigmentation
    Forme du pavillon de l'oreille
    Forme de l'œil
    Position centrale du foramen (tête droite !)
    Poids cérébral relatif
    Persistance des sutures crâniennes
    Position et forme des grandes lèvres (chez la femelle)
    Structure du pied et de la main
    Pouce non opposable du membre inférieur.
    Forme du pelvis
    Orientation ventrale du conduit sexuel (chez la femelle)
    Os du crâne pas suturés (jusqu'à vingt ans, mazette)
    Nous sommes tous des singes inaboutis.

Maud : Avantages de la néoténie humaine.

Clément : Avantages évolutifs de la néoténie humaine.

Jean-Baptiste : Reçois ma prière, mon dieu, toi qui m'as fait de la forme que j'ai aujourd'hui, pour des raisons de toi seul connues et qu'il serait impoli de changer. Si tu m'en donnes le choix, je resterai tel que je suis. Je ne modifierai aucune des parties que tu m'as données... Je resterai un embryon sans défenses toute ma vie, faisant de mon mieux pour me fabriquer quelques compléments à partir du bois, de l'acier et des autres matériaux que tu as placés devant mes yeux.

Clément :
      Naissances uniques répétées
      Soin parental intense
      Longue durée de vie
      Maturation tardive
      Haut degré de socialisation (vive la famille !)

Cette longue période de croissance fait de l'homme un animal qui apprend plutôt qu'un animal qui sait instinctivement.

      Prothèses du néotène (extraits) :
      Lunettes
      Chapeau
      Gants
      Blouson de cuir
      Crème solaire
      Bottes de caoutchouc
      Jambe de bois
      Dentier
      Arc et flèches
      Bicyclette
      Patins à glace
      Stylo-bille
      Microscope
      Télescope
      Ordinateur

L'ordinateur qui prolonge mon cerveau. Le vélo déjà avait prolongé mes jambes.
Prothèse/Orthèse/Foutaise. Voilà ma dialectique.

Clément et Jean-Baptiste : Je suis un vieil animal prématuré, un sous-singe, une erreur de la nature. Si la sélection était vraiment naturelle, je ne serais pas là à vous parler, ce soir. Vous savez dans quel état j'étais le jour de ma naissance. Comparez à un jeune veau ou à un jeune cheval ; voyez-les quelques instants après leur cri primal gambader auprès de leur mère. Moi, je ne savais même pas ramper. Et d'une dépendance à ma mère ! Je n'avais même pas de dent (de lait).

Né édenté.

Né trop tôt dans un monde très vieux, je ne serai jamais adulte. Qu'est-ce qu'un adulte ?

Mon développement sexuel ? Jusqu'à cinq ans, je suis à peu près l'évolution observée chez les autres primates, sauf qu'au moment d'aboutir : interruption de cinq ans !

Clément : Ça laisse des traces.

Il y a aussi des consolations, les réussites du ratage : c'est que ma juvénilité définitive, je suis parvenu à la transmettre. Tout ça grâce à ma capacité à me reproduire sans être adulte, grâce à mon interminable enfance.

Jean-Baptiste : J'avais un faucon, un extraordinaire chasseur, doué d'une vue, d'une célérité et d'une précision foudroyantes dans l'attaque. Je l'adorais. Je l'ai tué ; je lui ai crevé les yeux ; j'ai laissé couler l'humeur vitreuse de ses yeux sur les miens et je l'ai bue.

Clément : L'animal a de la chance ; il sait toujours ce qu'il a à faire.

Le nid de l'hirondelle sera toujours un nid d'hirondelle. Le nid du loriot est un nid de loriot. Moi, il m'est arrivé de dormir dans le lit des autres.

Jean-Baptiste : Je n'aurais pas dû vivre.
Pour me libérer, j'ai inventé des maîtres.

Clément : J'ai perfectionné mes organes moteurs aussi bien que sensoriels.

Jean-Baptiste : Mais je ne me sens pas heureux.

Clément : Mais je n'ai pas besoin de revenir sur la victoire du Néotène sur les animaux. Rire pervers. L'avorton désarmé l'a emporté dans un monde dominé par la prédation. Victoire de la faiblesse. Tant pis pour toi, Friedrich !

Comment j'ai soumis le loup. Pas besoin de déluge. J'en ai fait mon chien. Le loup est devenu chien quand il m'a attribué le rôle de mâle dominant. Le néotène est un loup pour le chien ; ou un loup pour le loup. Moi, le petit chaperon rouge, j'ai bouffé le loup.

Pascal : DÉLUGE, DÉLUGE, DÉLUGE.

Clément et Jean-Baptiste :
— Après le déluge, nous. Nous deux.
— Je suis Deucalion.
— Je suis Pyrrha.
— De tant de milliers d'hommes vivant naguère, il n'en reste qu'un ; de tant de milliers de femmes vivant naguère, il n'en reste...

Clément : Moi, je dis, je n'affirme rien, je ne sais rien, c'est la vérité. Et c'est cette ignorance où je suis qui me permet de faire des hypothèses, de poétiser, de broder sur mon sentiment et selon ma nature. Cette ignorance de la cause des causes fait le poète et le philosophe, quelque chose de vague et de mystérieux que je ne comprends pas, et j'en suis bien aise, car, si je savais tout, je ne pourrais plus vivre.

Pascal : Déjà la terre ne se distingue plus de la mer : tout est océan, et l'océan est sans rivages. Celui-ci cherche refuge sur une colline, cet autre se jette dans une barque, et avance à la rame là où, il y a peu, il menait sa charrue : en voilà un qui navigue sur ses moissons, un autre sur les toits submergés de sa ferme ; celui-là trouve des poissons sur le faîte des ormeaux ; un autre jette l'ancre dans une verte prairie. Les bateaux flottent sur les vignobles : de pesants phoques se reposent sur les monts où broutaient les chèvres maigres. Les Néréides s'étonnent de voir, au fond des eaux, des bois, des villes et des palais. Les dauphins habitent les forêts, ébranlent le tronc des chênes et bondissent sur leurs cimes. Le loup nage au milieu des brebis ; le lion farouche et le tigre flottent sur les eaux : la force du sanglier, égale à la foudre, ne lui sert plus à rien ; les jambes agiles du cerf lui deviennent inutiles : l'oiseau errant cherche en vain la terre pour s'y reposer ; ses ailes fatiguées ne le soutiennent plus, il tombe dans la mer.

Maud et Pascal : Début de partie. Après le déluge, nous. Nous deux.
Pascal : Je suis Deucalion.
Maud : Je suis Pyrrha.

Maud et Pascal : Nous sommes seuls sur la terre. De tant de milliers d'hommes vivant naguère, il n'en reste qu'un ; de tant de milliers de femmes vivant naguère, il n'en reste qu'une.

Maud : Le reste appartient aux flots.

Pascal : Que faisons-nous ? Sommes-nous même certains de survivre ?

Clément et Jean-Baptiste : Vont-ils se reproduire ?

Maud et Pascal (*hésitant*) : Allons-nous nous...

Pascal : Aujourd'hui nous sommes à nous deux ce qui survit de la race humaine. Les dieux l'ont voulu, nous sommes les seuls exemplaires de l'humanité.

Clément et Jean-Baptiste : Ils se turent ; ils pleurèrent. Que faire ? Faut-il se reproduire ?

Maud et Pascal : Comment pouvons-nous réparer les pertes de notre race ? Comment porter secours au monde submergé ?

Clément et Jean-Baptiste : Ils tournèrent leurs pas vers le sanctuaire de l'auguste déesse, et dès qu'ils eurent posé le pied sur les degrés du temple, ils tombèrent tous deux à genoux, et baisèrent en tremblant la pierre glacée. La déesse émue rendit cet oracle :

Jean-Baptiste : Thémis — Éloignez-vous du temple, voilez votre tête et dénouez la ceinture de vos vêtements ; et jetez derrière votre dos les os de votre grand-mère.

Maud : Je ne puis, qu'on me pardonne, offenser l'ombre maternelle.

Pascal : Ou ma sagesse me fait défaut, ou l'oracle respecte la piété filiale et n'exige de nous aucun crime. Notre grand-mère, c'est la terre ; les pierres dans le corps de la terre, ce sont ses os, j'en suis sûr. Voilà ce qu'il nous faut jeter derrière notre dos.

Clément et Jean-Baptiste : Ils descendent, se voilent la tête, défont leur ceinture et, suivant l'ordre reçu, lancent, tout en marchant, les pierres derrière eux.

Maud et Pascal : Les pierres — qui le croirait si la tradition ne le garantissait ? — ramollissent et, en ramollissant, prennent forme nouvelle. Bientôt, elles s'allongent, leur nature s'adoucit, et on peut y reconnaître, quoique encore vaguement, une figure humaine, comme elle sort du marbre, à peine ébauchée, pareille à une statue imparfaite. Puis la partie de la pierre, imprégnée d'humidité et mêlée de terre, se change en chair. Ce qui est solide et rigide devient de l'os. Ce qui était veine reste veine. Ainsi, en peu de temps, et par la volonté des dieux, les pierres lancées par les mains de l'homme deviennent des hommes, et des pierres lancées par la femme naissent à nouveau des femmes.

François : J'ai le projet de dire comment les formes changent dans les corps, comment les corps changent de forme(s), l'évolution des formes et l'histoire de l'univers depuis le début jusqu'à nos jours.

Big-bang, mais aussi origine de la vie, émergence de la conscience et origine des espèces.

Clément : DARWIN.

François : Y a-t-il un nombre limité de formes dans la nature ? C'est bien ce que D'Arcy Thompson a l'air de dire.

Je me demande pourquoi et comment un flux d'énergie qui s'écoule sans but peut répandre de la vie et de la conscience dans le monde.

Je dis le changement des formes ou je le chante ?

Séquence 3

Clément : Pendant ce temps, les conversations vont bon train dans l'Olympe. Débat : Jupiter, qui avait un peu bu, « épanoui par le nectar », oublia ses affaires importantes et discutait avec Junon qui n'avait pas grand-chose à faire non plus.

François : Jupiter — Y a pas de doute ; les femmes jouissent plus que les hommes.

Jean-Baptiste : Junon — Non.

François : Jupiter — Comment non ? Junon. Y a qu'à demander à Tirésias ; il s'y connaît, lui qui a été homme et femme. C'est pas tous les jours qu'on change de sexe.

Pascal : Tirésias — C'est vrai. Un jour...

Maud : Pendant ce temps, les conversations vont bon train dans l'Olympe. Débat : Jupiter, qui avait un peu bu, « épanoui par le nectar », oublia ses affaires importantes et discutait avec Junon qui n'avait pas grand-chose à faire non plus.

— Jupiter : Y a pas de doute ; les femmes jouissent plus que les hommes.

— Junon : Non.

— Jupiter : Comment non ? Junon. Y a qu'à demander à Tirésias ; il s'y connaît, lui qui a été homme et femme. C'est pas tous les jours qu'on change de sexe.

— Tirésias : C'est vrai. Un jour, j'ai vu deux serpents qui baisaient dans une verte forêt. Je leur donne un coup de bâton. Miracle : je deviens femme et le reste pendant sept automnes. Au huitième, je les revois. Dites-moi, je leur fais, si les coups de bâton ont assez de pouvoir pour faire changer de sexe celui qui vous les donne, je vais aujourd'hui vous en redonner un coup. Je frappe ; je redeviens homme.

— Jupiter : Et alors, la réponse à la question. Les femmes jouissent plus que les hommes ?

— Tirésias : Affirmatif.

— Junon (*furieuse*) : Tu vas voir !

— Et elle le rend aveugle. Elle condamna les yeux de son juge à une nuit éternelle. Je cite.

— Jupiter : C'est vache. Pour compenser, je t'accorde de connaître l'avenir ; c'est un honneur.

On se demande encore pourquoi Tirésias, voyant deux serpents copuler, éprouva le besoin de taper dessus. On se demande encore pourquoi une question au fond d'aussi peu d'importance mit Junon dans cet état-là et lui inspira un tel châtiment. Tirésias aurait dû se contenter de voir, d'être voyeur, il aurait eu moins d'ennuis. Tu ne veux pas voir ça, le coït, tu vas voir, tiens ! tu seras aveugle.

(*Un temps*)

Maud : C'est un fait avéré que les femmes jouissent. Pas que de sexualité ; y a qu'à voir sainte Thérèse qui jouit même quand on ne la baise pas. Pas toujours dans la sexualité, c'est vraisemblable. Rarement ? C'est possible. Quelquefois, ça, j'en suis sûr. D'autre part, sur ce chapitre, je ne prends pas les mâles en considération. L'observation ne permet jamais de savoir s'ils jouissent ou non. C'est vrai des mâles humains comme des autres mâles primates. Ah ! qu'ils soient excités, très excités, y a qu'à regarder un chimpanzé tourner autour d'une femelle en chaleur. Qu'ils copulent, c'est notoire. Mais qu'ils jouissent ? Au sens orgasmique du terme, bien sûr. Après une copulation de dix à quinze secondes... (soit dit en passant, un record à côté des cinq secondes du macaque). Les femelles sont quand même plus conséquentes en matière de recherche orgasmique. Plus l'espèce est évoluée, plus les copulations sont fréquentes en dehors de la période ovulatoire. Et c'est toujours la femelle qui choisit ses partenaires et décide du nombre d'accouplements. Et elles ne lésinent pas, les femelles chimpanzés : jusqu'à cinquante par jour. Dans l'ordre : les dominants d'abord, puis les autres adultes, les ados enfin. Donc, tout concourt à nous permettre de conclure que l'aboutissement de l'hominisation coïncide avec la pleine possibilité de l'orgasme chez la femme, avec, accessoirement, un léger allongement du temps moyen du coït chez l'homme. D'où le Viagra. De là à conclure du peu de sérieux de la jouissance de l'homme.

Jean-Baptiste : À quoi bon toutes ces querelles ? Il faut maintenant que je m'attaque à celle-là, si je suis vraiment la grande Junon, si je mérite de tenir dans ma main droite le sceptre orné de gemmes, si je suis reine, la sœur et l'épouse de Jupiter. La sœur, c'est sûr. Je la perdrai. Mais ce ne furent peut-être que des amours furtives ? Un affront passager ? Elle est enceinte ! Il ne manquait que ça. Son ventre révèle son crime à tout le monde, et elle ne veut être mère que de Jupiter seul. Moi qui ai eu tant de peine à avoir cet honneur !

Es-tu bien certaine que c'est Lui ? J'espère que c'est bien Lui ; on en a vu des humains se faire passer pour des dieux, rien que pour se glisser dans le lit d'épouses fidèles ! Si c'est vraiment Lui, qu'Il le prouve. Demande-Lui d'apparaître dans la même puissance et sous les mêmes traits que quand Il couche avec la noble Junon.

Sémélé périt dans les flammes. Pourtant, Jupiter avait tenté d'atténuer la chose en n'utilisant qu'un foudre de second ordre (*tela secunda*). L'enfant, Bacchus, à peine formé est arraché du ventre de sa mère et, tendre encore — c'est un prodige —, est cousu dans la cuisse de son père où il achève le temps de la gestation maternelle, *materna tempora*.

Jupiter (père) porteur.

Maud (chante) :
Le lit est un lieu
Où jouir est un devoir.
Fais de ton lit
L'asile

De tes délices,
Laisse ton corps inventer
Des postures pour l'amour
Et fais craquer le bois
Sous le poids du plaisir.

Pascal : Dionysos arrive.

Clément : Je cite : Dionysos arrive, Bacchus, Liber. Tirésias a tout prévu et a prévenu Penthée.

Le culte nouveau arrive. Dionysos arrive, les campagnes résonnent des hurlements qui accompagnent ses fêtes. La foule se précipite, tout le monde, les hommes, les mères de famille, les jeunes mariées, les gens du peuple, les grands, tout le monde se presse aux mystères inconnus.

Dionysos : J'impose ma présence impérieuse, exigeante, envahissante. Sur toutes les terres, dans toutes les cités que j'ai décidé de faire miennes, je m'en viens, j'arrive, je suis là.
— *Hêkô* : me voilà, je suis venu. Je veux qu'on me voie.
— Apparais ! *phanêthi*.
— J'apparais, mais masqué. Rire. J'ai pris le masque d'une créature humaine. Rire. Dans votre monde quotidien, j'installe mon théâtre fantastique.

Penthée se dresse contre. Tirésias lui prédit ce qui l'attend. Il le vire.

Jean-Baptiste : Penthée : Quelle folie s'est emparée de vous ? *Qui furor ?*

Clément : Quelle folie s'est emparée de vous ?

Jean-Baptiste : Vous, des descendants de Mars ! Et tout ça dans le brouhaha d'une musique de sauvages.

Clément : Vous, des descendants de Mars.

Jean-Baptiste : Les escroqueries d'un charlatan vous impressionnent alors que ni l'épée dans les batailles, ni la trompette guerrière, ni les bataillons hérissés de piques ne vous ont terrorisés ; et vous voilà vaincus par des voix de femmes, par le vin, par des bandes obscènes et le crincrin de tambourins creux.

Clément : De quoi avez-vous peur ?

Jean-Baptiste : Vous, les Vieux qui avez traversé les mers pour venir ici fonder une nouvelle Tyr, y fixer vos pénates de fugitifs, vous allez vous rendre sans combattre ?

Clément : Son grief majeur contre cette religion nouvelle, c'est qu'elle est l'occasion d'une licence débridée pour les femmes.

Jean-Baptiste : Et vous, les Jeunes, dont le sang est bouillant comme le mien, vous devriez avoir des armes dans les mains, pas des thyrses, avoir la tête casquée, pas couverte de feuillage. Souvenez-vous de votre origine ; armez-vous du courage de ce dragon qui à lui seul fit périr tant de soldats. Lui, il a su mourir pour défendre les eaux de sa source.

Clément : Vous, les jeunes, souvenez-vous de votre origine, sachez mourir pour les eaux de votre source...

Jean-Baptiste : ... vous, sachez vaincre pour votre gloire.

Clément : Vous, sachez vaincre pour votre gloire.

Jean-Baptiste : Si Thèbes doit tomber, que des machines de guerre et des soldats fassent crouler ses murailles dans les flammes et le vacarme des armes. Nous serions malheureux, mais pas coupables. Nous serions à plaindre, mais nous n'aurions pas à rougir de nos larmes. Mais non, c'est un gosse sans armes qui va s'emparer de Thèbes, sans armée, ni javelots, ni chevaux, mais avec des cheveux longs mouillés de myrrhe, des couronnes, parure de la mollesse.
Eh bien, j'irai dénoncer l'imposteur. Fils de Jupiter, tu parles ! Son culte, mon...

Clément : Cette religion ? Le désir, le désir. Je baise, je baise, et ça s'appelle honorer le nouveau dieu ! Chacune de son côté va chercher à l'écart où se cacher et se donner aux hommes en prétendant être en proie aux transports sacrés des Bacchantes. Eh bien, j'irai dénoncer l'imposteur. Fils de Jupiter, tu parles !
Serviteurs, allez me chercher ce chef de bande. Et chargé de chaînes.

Jean-Baptiste et Clément : (*ensemble*) Le Roi : Où il est, Bacchus ?

Les serviteurs : Pas vu.

Le Roi : Où il est, Bacchus ?

Les serviteurs : Bacchus, on l'a pas vu. Mais on a trouvé un de ses prêtres.

Jean-Baptiste et Clément : Penthée : Toi, tu vas mourir — ça te servira de leçon —, dis-moi, quel est ton nom, celui de tes parents, d'où tu viens et pourquoi tu t'es affilié à ce culte nouveau.

François et Pascal (*ensemble*) : Je m'appelle Acétès ; mon pays, la Méonie ; mes parents sont d'humble condition ; mon père ne m'a laissé ni champs à retourner par des taureaux robustes, ni bêtes à laine, ni bétail. Lui-même était pauvre ; il s'occupait à tendre des pièges aux poissons frétillants, et à les prendre bondissants au fer dont il armait sa ligne. Son métier était toute sa fortune ; me l'ayant enseigné, il me dit : « Toi, mon héritier qui continues ma besogne, reçois toutes les richesses que je possède. » Et, en mourant, il ne me laissa que les flots pour héritage. Bientôt las de vivre, toujours accroché aux mêmes rochers, j'appris à gouverner de ma main un navire, j'observai l'astre pluvieux de la chèvre Amalthée, les Pléiades, les Hyades, la Grande Ourse ; je connus les demeures des vents et les ports accueillants aux bateaux.

Un jour que je naviguais vers l'île de Délos, j'aborde aux côtes de Chio en ramant du côté droit ; d'un bond léger, je saute sur le sable humide qui le couvre. La nuit passée, l'aurore commençait à teinter le ciel de rose : je me lève ; je commande aux autres d'apporter de l'eau fraîche ; je montre le chemin des fontaines ; et cependant du haut d'un rocher je regarde le ciel pour voir ce que promettent les vents ; je retourne au rivage, j'appelle mes compagnons : « Me voici », s'écria le premier Opheltès, et il amène une proie (ce sont ses mots), un enfant d'une beauté de jeune fille qu'il avait trouvé dans un champ désert : l'enfant semble avoir du mal à le suivre ; il titube, appesanti par le sommeil et le vin. J'observe son costume, son visage, son allure ; vraiment, il n'y a rien en lui d'un mortel ; je le sens bien, et je m'écrie :

— Compagnons ! je ne sais quel dieu se cache dans le corps de cet enfant ; mais il n'y a pas de doute : dans ce corps il y a un dieu. Qui que tu sois, protège-nous ; rends-nous la mer favorable, et pardonne à mes compagnons.

— « Arrête de l'implorer pour nous », reprend Dyctis, Dyctis de tous le plus agile pour monter à la cime des mâts et pour en redescendre ; Lybis, le blond Mélanthus, qui veille à la proue ; Alcimédon, Épopée, dont la voix excite les marins, et commande aux rames le mouvement et le repos, tous sont d'accord contre moi, tant est grand chez eux l'aveugle désir de butin ! « Non, m'écriai-je alors, je ne tolérerai pas que notre bateau soit souillé par un sacrilège ; et ici, c'est moi qui commande, pas vous. » Mais je résistais en vain : le plus emporté, le plus audacieux de cette bande impie, Lycabas, banni de l'Étrurie pour un meurtre abominable, me frappe à la gorge d'un poing ferme et nerveux ; et si je ne m'étais pas, bien qu'étourdi, cramponné à un cordage qui me retint, il m'aurait expédié à la mer.

Les autres, la bande de mutins, applaudit le geste. Mais enfin Bacchus (car c'était Bacchus soi-même), comme si le tumulte des matelots l'avait tiré de son sommeil et dégagé ses sens de la vapeur du vin :

— Que faites-vous ? dit-il, pourquoi ce remue-ménage et ces cris ? comment je me suis retrouvé là au milieu de vous ? et où prétendez-vous me conduire ?

— Ne crains rien, répond celui qui était à la proue : dis-nous dans quel port tu veux te rendre, on t'y conduira.

— À Naxos, dit Bacchus, naviguez dans cette direction : c'est là que j'habite ; vous y trouverez une terre hospitalière.

Les traîtres jurent par la mer et par tous ses dieux qu'ils vont obéir : ils m'ordonnent de livrer aux voiles le navire aux mille couleurs. Naxos était à tribord ; à tribord, je dirige le vaisseau.

— Insensé ! s'écrie-t-on de toutes parts ; Acétès, tu es devenu fou ! Tourne à bâbord.

Ils me font connaître leur dessein par des signes ; plusieurs me l'expliquent à l'oreille ; je frémis :

— Qu'un autre, m'écriai-je, prenne le gouvernail.

Et je quitte mon poste. Je ne voulais pas me rendre complice d'un crime. Un murmure général s'élève contre moi :

— Crois-tu, dit Éthalion, qu'ici le salut de tous de toi seul va dépendre ?

Et soudain il vole au gouvernail, commande à ma place, s'éloigne de Naxos et tient une autre route.

Alors le dieu, comme s'il s'apercevait seulement de leur trahison, regarde la mer du haut de la poupe et, faisant semblant de pleurer :

— Dites-moi, matelots, ce ne sont pas là les rivages que vous m'aviez promis. Ce n'est pas la terre que je vous ai demandée. Qu'ai-je fait pour mériter ce traitement ? quelle grande victoire pour vous, à votre âge, tous contre un, de tromper un enfant !

Je m'étais mis à pleurer : la bande impie riait de mes larmes, et la rame fendait les flots à coups précipités.

— Maintenant, par le dieu lui-même, et il n'est point de dieu plus présent que Bacchus, je vous jure que les faits que je vais raconter sont aussi vrais qu'ils sont peu vraisemblables. Le vaisseau s'arrêta sur les flots, comme à sec sur le rivage. Les marins surpris continuent de mouliner avec leurs rames, déploient toutes les voiles. Double effort inutile ! La vigne serpente sur l'aviron, l'embrasse de ses nœuds ; et ses lourdes grappes colorent les voiles. Alors Bacchus se montre, le front ceint de raisins : il agite un javelot que le pampre environne ; autour de lui couchés, vains simulacres, paraissent des lynx, des tigres, et d'affreux léopards.

Soudain, frappés de vertige, ou saisis de terreur, les marins s'élancent dans les flots. Médon est le premier dont le corps se resserre en arc, se recourbe et noircit sous l'écaille : Par quel miracle te transformes-tu en poisson, lui criait Lycabas ? Et déjà la bouche de Lycabas ouverte s'élargissait sous de larges naseaux. Lybis veut de sa main agiter la rame qui résiste et, sa main se retirant, est changée en nageoire. Un autre veut défaire le lierre des cordages, mais il n'a plus de bras, il tombe dans les flots et les sillonne de sa queue qui finit en croissant qui rappelle la demi-lune. On les voit tous bondissant dans la mer : de leurs naseaux, l'eau jaillit élancée ; ils se plongent dans l'élément liquide, reparaissent à sa surface, se replongent encore, nagent en chœur, jouent ensemble, meuvent leurs corps agiles, aspirent l'eau et la rejettent dans l'air.

De vingt que nous étions je restai seul, pâle, glacé, tremblant. Le dieu me rassure à peine par ces mots :

— Cesse de craindre, et prends la route de Naxos.

J'obéis ; et, débarqué dans l'île, je me rends aux autels de Bacchus, et célèbre ses mystères.

Clément : Penthée : Si j'ai écouté, reprit le fils d'Échion, ton interminable et insidieux discours, c'était pour que ma colère ait le temps de se calmer. Serviteurs, saisissez-vous de cet individu, et torturez-le à mort.

Aussitôt on entraîne Acétès ; on l'enferme dans une solide prison. Tandis qu'on prépare contre lui le fer et la flamme, instruments de son supplice, on dit que d'elle-même la porte de sa prison s'ouvrit ; et, sans être détachées, les chaînes tombèrent de ses mains. Cependant, Penthée s'obstine. Il ne donne plus l'ordre d'aller, il court lui-même sur le Cithéron, où vont se célébrer les mystères de Bacchus, mont sacré, qui déjà retentissait des cris des Bacchantes. Comme un cheval fougueux, quand dans le bronze de la trompette guerrière le signal a été donné, frémit et respire le feu des combats, Penthée est excité par les cris des Ménades remplissant les airs, et leurs longs hurlements rallument sa colère.

Vers le milieu de la montagne, il y a une vaste clairière entourée de forêts, mais on ne découvre aucun arbre qui soit un obstacle à la vue. C'est de là que Penthée, d'un œil profane, regarde les mystères sacrés. Agavé, sa mère, est la première qui l'aperçoit ; et soudain, de fureur transportée, elle lui lance son thyrse et s'écrie :

— Io ! Accourez toutes les deux, le voici, mes sœurs, l'énorme sanglier qui erre dans nos champs : il faut que je tue ce sanglier.

Elle dit : la troupe délirante se rue sur lui qui est tout seul. Ce troupeau de femmes le poursuit, tout tremblant car maintenant il tremble, ses paroles sont moins violentes. Maintenant, il se condamne, il reconnaît son crime. Blessé, il s'écrie :

— Autonoé, au secours ! pitié pour le fils de ta sœur ; que l'ombre d'Actéon, ton fils, émeuve ton cœur. Mais Autonoé ne sait plus qui est Actéon. Elle arrache le bras de celui qui l'implore ; Ino déchire l'autre et l'emporte. L'infortuné ! il n'a plus de main à tendre à sa mère. Il lui montre son corps sanglant et amputé :

— Regarde, ma mère, s'écrie-t-il, regarde !

À cette vue, Agavé pousse des hurlements, agite sa tête, secoue ses cheveux dans tous les sens et arrache de ses mains ensanglantées la tête de son fils :

— Io ! Accourez ! mes compagnes ! cette victoire est notre œuvre.

Les feuilles, touchées par le vent froid de l'automne et qui tiennent à peine à la cime des arbres, ne sont pas plus vite emportées par le vent que les membres de Penthée ne furent dispersés par ces mains cruelles.

François : Sur l'île de Chio, les femmes étaient saisies d'un délire particulièrement bachique, on mettait un homme en pièces pour m'honorer, moi, Dionysos Omadios, féroce mangeur de chair crue.

Sur l'île de Ténédos, je recevais un sacrifice d'une espèce particulière, continue...

Maud :
> Mais nos troupeaux paissaient dans l'herbe.
> Les bacchantes, les mains nues, s'y déchaînent,
> Et tu pouvais voir l'une d'elles, déchirant
> En deux une vache aux pis lourds, mugissante,
> Tandis que ses compagnes dépècent des génisses.
> Et lancés çà et là, des côtes, des sabots,
> Restent, ruisselants de sang, suspendus
> Aux branches des sapins. Des taureaux agressifs
> Au regard menaçant sont bientôt terrassés,
> Mille bras de jeunes femmes les emportent.
> Plus vite que ne clignent tes royales paupières,
> Les chairs dépouillées sont mises en morceaux.
> (*Les Bacchantes*, vers 740 et suivants...)

François : Je hais les raffinements psychologiques, l'esprit romanesque ; je hais la haine du mythe. Mais vous, vous aimez les apparences, la seule apparence, l'imitation, mais une imitation obtenue par l'entremise des idées, les idées... Contrefaçon imitative qui vous rend incapables de recevoir l'impression du mythique. Imitation de l'apparence plus misérable que l'apparence elle-même.

Vos raffinements psychologiques et votre peinture des caractères. Traits accessoires et nuances artificielles. Minutie de l'observation, effet de réalité, l'horreur ! Moyen d'excitation ou prétexte à la nostalgie du souvenir. Ça vous rappelle quelque chose, porcs, stimulant pour vos nerfs émoussés et usés.

Maud :
> Mille bras de jeunes femmes les emportent.
> Plus vite que ne clignent tes royales paupières,
> Les chairs dépouillées sont mises en morceaux.

François : C'est bien. Ma mère est morte dans un incendie avant ma naissance. Mon père m'a mis en couveuse, dans sa propre cuisse.

Maud : Est-ce pour cela que tu bois ?

François : Ma mère, quand elle me portait, fut prise d'un irrésistible désir de danser ; chaque fois qu'elle entendait une flûte, elle ne pouvait s'empêcher de danser, et, dans son ventre, je dansais aussi.

Comme le vin, je suis infiniment doux et terrible terriblement.

Maud : *Epiotatos, deinotatos.*

François : Parfaitement. Essaie de faire jaillir du vin d'une source. Ou, tiens, les vignes éphémères... *éphémeroï ampeloï.* (Répète, apprends, par Bacchus !) Elles fleurissaient et donnaient leurs fruits en l'espace de quelques heures pendant les fêtes où j'apparaissais. À l'aube, on pouvait voir verdoyer la vigne sacrée ; à midi commençaient à se former les grappes qui devenaient lourdes et sombres ; le soir, on cueillait le fruit mûr, et commençait le coupage du vin.

Maud : Sophocle, *Thyeste.*

François : Oui, c'est pas mal : feuilles le matin, grappe à midi, le soir le vin est tiré. Quatre saisons en un jour ! Ça, et les sources, et les fontaines de vin, c'est mon truc.

C'est le vin qui est un miracle. Le vin, le sang de la terre, où se mêlent la mort et la vie décuplée, le feu qui brûle et l'eau qui désaltère.

Maud (*récitant*) : Les Bacchantes allaitaient des bêtes sauvages. Les jeunes mères délaissaient leur enfant, prenaient dans leurs bras de petits faons ou des louveteaux pour les nourrir de leur lait.

François : J'ai ma théorie sur ma violence ; l'illimité où habite l'ivresse de la vie menace, ceux qui l'approchent, de l'ivresse de l'anéantissement.

Maud : L'ivresse de la vie, l'ivresse de l'anéantissement. La destruction.

On mettait des cothurnes à un veau nouveau-né, on traitait sa mère comme une femme qui vient d'accoucher, puis on l'immolait à la hache. Alors le sacrificateur devait fuir vers la mer sous une pluie de pierres. Évidemment, à travers ce pauvre veau, c'est toi qui étais visé. Les cothurnes...

François : Je n'aime pas seulement les taureaux, les boucs ou les ânes (fertilité, désir et tout le tremblement) ; j'aime aussi les bêtes sanguinaires, les panthères surtout. Elle bondit, la panthère, avec autant de grâce et de légèreté qu'une bacchante.

Fais-moi voir.

(*Maud danse*)

François : C'est ça. Et en plus, elle déteste pas la picole, la panthère.

Peut-être mon désir de beauté, mon besoin de fêtes, de réjouissances, de cultes nouveaux est-il né du manque, de la privation, de la douleur, de la mélancolie ?

Et la tendance contraire, le désir de laideur, la sincère et âpre volonté de pessimisme, la volonté de mythe tragique, de mettre en image tout ce qu'il y a de terreur, de cruauté, de mystère, de destruction, de fatalité.

Maud : C'est ça, l'existence ?

François : Y a-t-il des névroses de la santé ?

Passe-moi ma couronne de lierre, ça me refroidit le chef des ardeurs du pinard. Je me contente de peu. Une cruche de vin, une vigne, un bouc, une corbeille de figues et enfin le phallus. Un petit chant en l'honneur du phallus.

Maud : Ariane, suivant de ses yeux désolés la carène qui s'éloignait, roulait dans son âme blessée mille pensées douloureuses. Mais d'un autre côté Dionysos florissant accourait avec cortège de Satyres et avec les silènes, enfants de Nysa ; il te cherchait, Ariane, enflammé d'amour pour toi. Les Ménades agiles, possédées d'un délire furieux, erraient çà et là, criant *évohé ! évohé !* et secouant la tête.

François : On parlera de la petite Ariane une autre fois. J'ai une autre idée pour le moment ; je voudrais qu'un jeune homme, — tiens, vous là, venez —, imite avec gestes et cris les douleurs d'une femme en train d'enfanter.

Clément : Naissance d'Adonis. Cette scène est l'épilogue d'une affreuse histoire d'une descendante de Pygmalion. Myrrha tombe amoureuse de son père et réussit grâce à la complicité de sa nourrice et la faveur de la nuit à coucher avec son père. Le crime est découvert ; Myrrha s'enfuit en Arabie où elle est changée en arbre à myrrhe. Elle donne ensuite naissance à Adonis, fruit de cet abominable inceste.

Elle parlait encore, et ses pieds s'enfoncent dans la terre ; des racines en sortent, serpentent, affermissent son corps. Nouvel arbre, ses os en font la force : leur moelle est moelle encore ; la sève monte et circule dans les canaux du sang. Ses bras s'étendent en longues branches, ses doigts en légers rameaux ; sa peau se durcit en écorce.

Déjà l'arbre pressait son flanc, couvrait son sein, et, croissant par degrés, s'élevait au-dessus de ses épaules. Myrrha, impatiente, penche son cou, plonge sa tête dans l'écorce et y cache sa douleur.

Mais l'enfant conçu dans le mal avait grandi sous le bois et cherchait une issue par où se dégager de sa mère. Le milieu de l'arbre enfle sous la poussée du ventre que le poids distend ; les douleurs n'ont plus de mots pour se dire, et pour accoucher Myrrha n'a pas de voix pour appeler Lucine. L'arbre en travail se recourbe, pousse des gémissements, est baigné par ses larmes.

Compatissante, Lucine approche des rameaux plaintifs ; elle y porte les mains et prononce les mots de la délivrance. L'arbre se fissure, l'écorce s'ouvre, par une fente, l'enfant sort. Il vagit, les Naïades accourent, le couchent sur l'herbe molle, arrosent son corps et l'embaument des pleurs de sa mère. Il pourrait plaire même aux yeux de l'Envie. Il est semblable à ces Amours que l'on voit nus dans les tableaux ; et si l'on veut que l'œil trompé s'y méprenne, qu'on donne un carquois à Adonis, ou qu'on retire le sien à Cupidon.

Maud : Il hait les raffinements psychologiques, l'esprit romanesque ; il hait la haine du mythe. Mais vous, vous aimez les apparences, la seule apparence, l'imitation, mais une imitation obtenue par l'entremise des idées, les idées… Contrefaçon imitative qui vous rend incapables de recevoir l'impression du mythique. Imitation de l'apparence plus misérable que l'apparence elle-même.

Vos raffinements psychologiques et votre peinture des caractères. Traits accessoires et nuances artificielles. Minutie de l'observation, effet de réalité, l'horreur ! Moyen d'excitation ou prétexte à la nostalgie du souvenir. Ça vous rappelle quelque chose, porc, stimulant pour vos nerfs émoussés et usés.

Expérience ! Expérience ! Expérience !

François : Marie-Thérèse, c'est bien en 27 que je t'ai rencontrée. Marie-Thérèse !

Maud : Je m'appelle Maud. Ça y est : métamorphose en Picasso.

Séquence 4

Pascal : Fernande est partie hier avec un peintre futuriste : qu'est-ce que je vais faire du chien ?

Clément : Comme les arbres, brancher Phébus direct. Je suce le sol, j'en fais de la cellulose, de l'amidon. Sucres lents. Finalement, c'est du soleil qu'on bouffe, du carbone, de l'azote.

Quand on devient végétal, on transforme son glycogène en amidon. Les pissenlits vous mangent par les racines, pas l'inverse. La nutrition n'est pas une combustion, on n'est pas des chaudières. La nourriture, je la transforme, j'en fais des formes : embryogenèse silencieuse. Faut s'adapter. C'est ça, le milieu intérieur, une adaptation. Une réponse sur le long terme, pas un feu d'artifice. Si tu brûlais immédiatement ta bouffe, tu n'aurais aucune faculté d'adaptation.

Des sucres lents partout. Et au bout du bout, tu te manges toi-même. Le sucre d'abord, puis le gras, le muscle et on termine par le cerveau. Kuru, kuru.

Claude Bernard, le sucre se produit dans le foie. J'ai beau le laver ; quand il est propre le soir, y en a de nouveau le matin. Ce que tu manges, c'est ton propre sucre.

La nutrition est le seul référent scientifique à la métamorphose. Tout animal est autophage.

Voir Ovide. Vidéo !

Pascal : Il ne faut pas imiter la vie, il faut travailler comme elle. Travailler comme elle. Sentir pousser ses branches. Ses branches à soi, sûr ! pas à elle.

Je peins les objets tels que je les pense, non tels que je les sens.

Je veux voir pousser mes branches. C'est pour ça que j'ai commencé à peindre des arbres ; pourtant, je ne les peins jamais d'après nature. Mes arbres, c'est moi.

Jean-Baptiste : Le développement de la vie, une imprévisible création de forme. Mais en réalité le corps change de forme à tout instant. Ou plutôt il n'y a pas de forme, puisque la forme est de l'immobile et que la réalité est mouvement. Ce qui est réel, c'est le changement continuel de forme : la forme n'est qu'un instantané pris sur une transition.

Pascal : Lézard ! À bas le style ! Est-ce que Dieu a un style ? Il a fait la guitare, l'arlequin, le basset, le chat, le hibou, la colombe. Comme moi. L'éléphant et la baleine, bon, mais l'éléphant et l'écureuil ? Un bazar ! Il a fait ce qui n'existe pas. Moi aussi. Il a même fait la sculpture. Moi aussi.

Jean-Baptiste : Chacun de nos mouvements, chacun de nos gestes est du nouveau qui s'ajoute à ce qui était auparavant. Ce n'est pas seulement du nouveau, c'est de l'imprévisible...

Pascal : Ce qu'il faudrait, c'est parler de quelqu'un comme on fait une sculpture de quelqu'un. Plus on se met dedans, plus on est comme on est, plus on approche d'une vérité. Si on essaie de rester anonyme, par haine ou par respect, c'est là qu'on est le plus mauvais. Quand on se fait disparaître. Il faut être là comme on est, il faut en avoir le courage, alors ça risque de devenir intéressant et d'apporter quelque chose.

Jean-Baptiste : Oui, il faut travailler comme travaille la nature. Les parties du corps qui se font successivement les unes après les autres, par addition et différenciation successives. C'est beau ! Rien ne préexiste dans sa forme et son dessin définitif. La nature, c'est de la sculpture.

Pascal : J'ai sculpté une femme dans l'ivoire « à la blancheur de neige », comme dit toujours le Poète, et la plus belle que tu puisses imaginer...

Jean-Baptiste : Pygmalion, il imite la vie, il sécrète l'ivoire. Cette femme, cette statue, elle lui vient comme une dent. Une dent à lui, une dent contre lui. C'est dur et ça peut faire mal. C'est une femme qu'il sculpta dans l'ivoire à la blancheur de neige, et la plus belle qui se puisse imaginer.

Pascal : Il lui manque pourtant la vie. Elle a toute l'apparence d'une jeune fille vraie, vivante ; on croirait qu'elle vit et qu'elle a envie de bouger, n'était la pudeur qui la retient. Tant l'art à force d'art ne se laisse plus voir. Émerveillé, je m'enflamme pour ce simulacre. Souvent je palpe de mes mains la statue pour sentir si c'est de la chair ou de l'ivoire, et je ne veux pas m'avouer que c'est de l'ivoire.

Jean-Baptiste : Mais l'ivoire n'est pas la pierre, l'ivoire est le prolongement de la chair, la pierre n'en est que le commencement. Un commencement minéral d'avant la vie, d'avant la bactérie, d'avant la plante, d'avant le sang. Il en aura fallu du temps pour tracer le chemin qui mène de la pierre à l'ivoire.

Pascal : Je lui donne des baisers, et crois qu'elle me les rend. Je lui parle, je l'étreins et crois sentir sous mes doigts la chair du corps que je touche.

Jean-Baptiste : Il en aura fallu du temps, mais maintenant que le système est en route, c'est à tous les instants que, par la seule énergie de la lumière, le minéral est métamorphosé en végétal et le végétal en animal, la pierre en amidon et l'amidon en glycogène.

Pascal : Je crains même que mes doigts ne laissent sur elle une marque livide. Tantôt je la caresse, tantôt je lui fais les cadeaux qu'on fait à sa maîtresse ; je la pare de vêtements, passe à ses doigts des bagues de pierres précieuses, à son cou de longs colliers. À ses oreilles pendent des perles légères, sur sa poitrine des chaînettes. Tout lui va, et, nue, elle n'est pas moins belle. Je la couche sur des tapis de pourpre, l'appelle mon amante (« ma compagne de lit ») et fais reposer son cou incliné sur des coussins de plumes moelleuses comme si elle pouvait y être sensible.

Vint le jour de la fête de Vénus. Tout Chypre était en liesse. Sacrifice des génisses au cou de neige, l'encens qui fume. Je dépose mon offrande et dis timidement devant l'autel : « Dieux, si vous pouvez tout accorder, donnez-moi pour épouse — je n'ose dire « cette jeune fille en ivoire », mais — une femme semblable à cette jeune fille en ivoire.

Vénus, qui assistait en personne aux fêtes en son honneur, comprend ce que je veux dire. Rentré chez moi, je me rends auprès de la statue et, penché sur le lit, lui donne un baiser.

Maud et Pascal : Il sent la chair devenir tiède. Il approche de nouveau sa bouche ; de ses mains, il caresse ma poitrine ; mon ivoire s'attendrit ; il perd sa dureté, et enfonce sous les doigts comme la cire s'amollit au soleil et prend docilement sous le pouce qui la travaille les formes que l'on veut, et plus on la manie, plus elle devient malléable. Frappé de stupeur, hésitant à se réjouir, l'amant palpe de sa main et palpe encore l'objet de ses désirs. C'était bien un corps.

Corpus erat.

Oui. Les veines palpitent sous la main. Alors, il rend grâce à Vénus et presse enfin ses lèvres sur des lèvres véritables. Je sens les baisers qu'il me donne ; je rougis. Levant un regard timide vers la lumière, en même temps que le ciel, je découvre mon amant.

Pascal : La dernière fois, tu m'as fait voir un livre ; où l'as-tu acheté ?

François : À Santa-Monica... Chez un libraire incroyablement gros, qui ressemblait à une tortue géante, au bout d'un très long couloir... La traduction des *Métamorphoses* d'Ovide par sir Golding, édition de 1603... Une des sources de Shakespeare.

Maud : Je sens, je me sens... J'ai honte, mais je le dis quand même : je sens mon corps se hérisser de soies... Je sens des soies se hérisser sur moi... J'ai honte...

Clément : Aussitôt, comme un serpent, il se tend en un long anneau. Il voit sur sa peau durcie pousser des écailles et sur son corps devenu noir apparaître çà et là des taches bleuâtres. Il tombe en avant sur sa poitrine, et ses jambes réunies l'une à l'autre s'amincissent pour devenir une queue arrondie et pointue. Il lui reste ses bras, et ses bras, il les tend et dans des larmes qui coulent sur son visage encore humain...

Cadmus : Il s'écrie : « Mon épouse, approche, approche, malheureuse, tant qu'il reste encore quelque chose de moi, touchemoi, prends ma main tant que j'ai une main, tant que je ne suis pas tout à fait devenu serpent. » Il veut encore parler, mais sa langue vient de se fendre en deux, et les mots n'obéissent plus. Chaque fois qu'il veut faire entendre une plainte, il siffle ; c'est la seule voix que lui laisse la nature.

Harmonie : Cadmus, reste. Quitte cette apparence monstrueuse. Cadmus, mais que se passe-t-il ? Où sont tes pieds ? Où sont tes épaules, tes mains, ton teint, ton visage et, quand je te parle, tout le reste ? Pourquoi, dieux du ciel, vous ne me changez pas moi aussi en serpent ?

C'est ce qu'elle dit. Et lui, il léchait le visage de sa femme et, comme s'il les reconnaissait, il s'approchait de ses seins, s'insinuait, enlaçait, gagnait le cou comme avant. Tout le monde est terrifié. Mais elle, elle caresse le cou glissant du serpent couronné d'une aigrette. Et soudain ce sont deux serpents qui rampent pour se confondre dans leurs enroulements et se glisser dans la forêt voisine où ils vont se cacher.

Jean-Baptiste : Le chant d'Orphée arrête une pierre qui lui est lancée et qui tombe à ses pieds, comme pour se faire pardonner. Cependant, les attaques se multiplient avec une audace redoublée ; rien ne les arrête plus, les bacchantes. Érinys règne dans toute sa fureur. Le chant d'Orphée aurait pu arrêter tous les projectiles, mais le vacarme assourdissant, la flûte de Bérécynthe au pavillon recourbé, les hurlements des bacchantes, ont couvert le son de la cithare. À la fin, les rochers rougirent du sang du poète qu'ils n'entendaient plus.

Comme le cerf condamné à périr le matin dans l'arène est la proie des chiens, le poète voit les femmes fondre sur lui et le frapper de leurs thyrses ornés d'un vert feuillage et qui ne sont pas destinés à cet usage. Les unes lui jettent de la terre, d'autres des branches arrachées aux arbres ; il y en a qui lui envoient des pierres. Et pour qu'elles ne manquent pas d'armes pour leur fureur, il se trouvait que des bœufs retournaient la terre sous le poids de la charrue et que, non loin de là, des paysans musclés, préparant leur récolte à force de sueurs, creusaient le sol dur de leurs champs. À la vue des Ménades, ils s'enfuient et abandonnent leurs instruments de travail. *Arma operis sui.* Dans la campagne désertée, gisent çà et là les sarcloirs, les lourdes herses, les longs hoyaux. Elles s'en emparent, après avoir mis en pièces les bœufs qui les menaçaient de leurs cornes, et reviennent en courant achever le poète. Il tend les mains ; il prononce pour la première fois des mots sans effet : ces femmes sacrilèges le tuent.

François : Allez, les filles ! Je vais toutes vous transformer en chauve-souris ! Allez !

Pascal : J'aime la chauve-souris ; j'ai un squelette de chauve-souris, ailes étendues. C'est très joli, très fin. Je ne m'étais pas aperçu que c'est aussi une crucifixion.

François : J'ai trouvé intéressant le point suivant, qui est sûrement plutôt une interprétation de ma part : Orphée est arrivé dans une clairière et il y avait là des paysans, juste en train de labourer et qui ont pris la fuite devant ces femmes folles furieuses. Et alors les femmes ont tué Orphée avec des charrues et des houes, c'est-à-dire avec les outils des paysans. Parce qu'il ne les avait jamais chantés. Il n'avait jamais chanté le travail.

Pascal : Elles lui jettent des pierres, mais il avait chanté les pierres. Alors elles cherchent à le frapper avec des branches, mais il avait chanté les arbres. Rien de ce qu'il avait chanté ne pouvait lui faire de mal. Mais il n'avait jamais chanté le travail.

Maud : Je vais raconter une histoire affreuse, *dira canam*. Filles, éloignez-vous, Pères, éloignez-vous. Cette scène est l'épilogue d'une affreuse histoire d'une descendante de Pygmalion. Myrrha tombe amoureuse de son père et réussit, grâce à la complicité de sa nourrice et la faveur de la nuit, à coucher avec son père.
(*Elle sort.*)

Pascal : Quelles substances as-tu prises ?

François : C'était en Roumanie, à la campagne. Nous avons pris ce truc et nous sommes sortis, il y avait des montagnes, des collines, un peu de forêts. Ma première sensation a été un changement dans la perception de mon corps.

François et Pascal : Je n'avais soudain plus de peau, mais une fourrure, j'avais la sensation d'être recouvert de fourrure. Et je n'avais plus de chair, seulement des muscles, ma façon de marcher se modifiait, c'était comme une perception animale. La sensation d'être un félin. Naturellement, le problème était que chaque pente plus prononcée faisait naître la tentation de voler. À un moment, il y avait une petite cascade, et nous nous sommes mis en dessous. Et nous avons eu une association d'idées. Nous étions deux légionnaires romains qui marchions dans ce paysage. Sous la cascade, j'ai senti soudain que j'avais des écailles.

François : C'est un turbot.

Pascal : La métamorphose est rapide. Elle débute par la migration de l'un des deux yeux qui contourne la tête, ou passe à travers, entre le crâne et la nageoire dorsale. Mais la traversée de l'œil s'accompagne d'une modification du cerveau, principalement au niveau des aires visuelles. L'animal passe en effet d'une vision monoculaire, les champs visuels des deux yeux ne se recouvrent pas, chacun lui offre la moitié du monde à observer, à une vision binoculaire, cela donne au turbot un sens de la profondeur, une vision de la perspective qui lui permet d'apprécier la distance des objets qui lui passent au-dessus de la tête, ou plutôt du flanc.

Cela rend le turbot émouvant, car l'Homme est facilement ému non pas tant par les animaux à poils que par ceux qui le regardent avec leurs deux yeux à la fois : l'ours, le singe, le chat, le hibou.

Pascal : Tu penses qu'Ovide prenait des drogues ?

François : J'ai aussi inventé la bière.

Pascal : Est-ce toi ma fille ? Dans un troupeau... La durée de mon deuil sera donc éternelle.

Jean-Baptiste : Mais quelle est cette génisse ?
(*Ils sortent. Musique.*)

Séquence 5
Au bar 1 du théâtre

(*Les comédiens devisent maintenant au bar du théâtre. Retransmission vidéo pour les spectateurs restés seuls dans la salle.*)

Maud : Qu'est-ce qu'on mange ?

Pascal : Qui tue un bœuf mange un œuf.

Tous : Barbare ! cyclope !

François : Le corps est le tombeau de l'âme.

Clément : Tu préfères la droite ou le cercle ?

Maud : Le cube.

Jean-Baptiste : Je ne descends pas de l'arbre ; je descends du singe, comme tout le monde.

François : Moi, je descends de la pierre. J'ai fait le trajet du silex au silicium.

Clément : Il y a deux choses que tu dois bien distinguer : la question d'une morphogenèse correcte et la question de l'évolution. Pourquoi t'as pas un œil au bout d'un doigt et pourquoi t'a pas des organes de poulpe.

Tous : Jeu :
— Antenne donne patte ; patte donne mâchoire.
— Œil donne aile ; aile donne balancier.

Maud : Pythagore : Pyth-agore, celui qui a été annoncé par la Pythie. Ce n'est pas rien. Il se souvient de ses vies passées. 216 ans de métempsycose. Ce n'est pas rien. 216, le cube de 6.

Pythagore n'aime ni la viande ni la tyrannie.

N'aime pas non plus la démocratie, sinon il mangerait des fèves.

Au milieu de disciples admiratifs et silencieux, il disait les origines du vaste monde, les principes des choses, ce que c'est que la nature, la divinité, comment se forme la neige, ce qui cause la foudre, si c'est Dieu (Jupiter) ou le vent qui déchaîne le tonnerre en crevant les nuages, il disait la cause des tremblements de terre, quelle loi préside aux révolutions des astres, et tout ce qui nous est caché.

Bonjour.

Pascal : Santé.

Ne pisse pas face au soleil.

Crache sur les cheveux qu'on t'a coupés.

N'attise pas le feu avec un couteau.

Entre dans le temple sans te retourner.

Silence sur les doctrines révélées.

Ne mange pas de fèves.

Maud : Pourquoi ?
Parce qu'elles ressemblent à tes couilles ?

Pascal : Parce que les portes de l'Hadès n'ont pas de gonds.

Jean-Baptiste : Il voulait que les enfants soient obéissants, que les femmes soient fidèles et que les hommes n'aillent pas aux putes.

Maud : *Mente deos adiit*. Il s'éleva jusqu'aux dieux par la pensée. Après que la puissance de son génie et un travail infatigable lui avaient fait pénétrer tous les secrets de l'univers, il les communiquait aux autres.

Pascal : Ne mangez pas de viande animale, car se cache peut-être dans l'animal une âme amie, un parent, un frère. Nous sommes aussi des âmes ailées et nous pouvons aller nous loger dans le corps des bêtes sauvages ou nous installer dans celui des animaux domestiques. Il y a possiblement de l'humain dans chaque animal. N'entassons pas leur chair sur des tables dignes de Thyeste. Quelle cruelle habitude, quelle bonne préparation à verser le sang humain, que celle de l'impie dont le fer tranche la gorge d'un jeune taureau et prête une oreille indifférente à ses mugissements, l'homme capable d'égorger un chevreau qui pousse des vagissements d'enfant ou de se repaître d'un oiseau qu'il a nourri de sa main ! Quelle distance y a-t-il entre de tels actes et le crime véritable ? À quoi ouvrent-ils la voie ?

Maud : Qui tue un bœuf...

François : Un organisme vivant diffère d'un organisme mort.

Clément : C'est, à vrai dire, une lourde punition de vivre ainsi sous forme animale, avec la faim et les désirs, et de ne pouvoir pour autant se rendre compte de ce que signifie cette vie. Mais qu'on y réfléchisse bien : où cesse l'animal, et où commence l'homme ?

Jean-Baptiste :
> Être et ne pas être un animal.
> Un animal, mais un animal
> à cheval sur l'animalité.
> L'homme est et n'est pas un animal.

François : Partout où quelque chose vit, il y a, ouvert quelque part, un registre où le temps s'inscrit.

Clément : Si l'on estime que le regard du singe est émouvant parce qu'il marque l'impossibilité de s'exprimer, qu'il est le regard aphasique d'un être muré, alors il est de notre devoir d'œuvrer à sa délivrance. On développera pour cela un programme de recherches en « évolution expérimentale » fondé sur la fabrication de singes porteurs de gènes humains. But : amener un chimpanzé ou un gorille (séparé de nous il y a quinze millions d'années) non seulement à la conscience, mais à la capacité d'exprimer ses états conscients par le langage.

Offrons donc à nos frères primates l'accès à une humanité totale (bonjour l'angoisse !) même si cela impose le sacrifice de quelques générations de chimpanzés. Toute lutte a ses héros.

François : Tous les vivants se tiennent, et tous cèdent à la même formidable poussée. L'animal prend son point d'appui sur la plante, l'homme chevauche sur l'animalité, et l'humanité entière, dans l'espace et dans le temps, est une immense armée qui galope à côté de chacun de nous, en avant et en arrière de nous, dans une charge entraînante capable de culbuter toutes les résistances et de franchir bien des obstacles, peut-être même la mort.

Jean-Baptiste :
> L'homme, cet embryon qui n'a survécu
> Que par l'outil et le feu, l'art et la science,
> L'homme disparaîtra. Alors il n'y aura rien pour penser
> Ou chanter l'histoire du monde.
> Les bêtes seront de nouveau des bêtes,
> Les plantes des plantes, les pierres des pierres,
> Sans ordre ni raison.
> Sans personne pour les chanter.
> Sans Orphée.

Pascal : Le bœuf, animal pas très rusé et sans malice, inoffensif, simple, né pour supporter les fatigues, qu'a-t-il fait pour mériter ces châtiments ?

Plateau

(Les comédiens reviennent un à un sur le plateau.)

Maud : C'est comme la vache. C'est pareil. Tuer le bœuf, c'est égorger son laboureur. En plus, c'est un sacrilège, et l'on met ce crime sur le compte des dieux ; on s'imagine que les dieux du haut des cieux prennent plaisir à voir couler le sang d'une jeune génisse. Une victime sans tache, remarquable de beauté (cette beauté est sa perte), parée d'or et de bandelettes, qui est là debout devant les autels, elle écoute les prières sans se douter de ce qui se prépare, on lui pose sur le front ces produits des champs, fruits de son ouvrage, et elle reçoit le coup fatal, teignant le couteau qu'elle venait peut-être de voir dans l'eau claire. On arrache ses viscères aussitôt, on les interroge, on y cherche les intentions des dieux. Et après vous osez vous en repaître ; il faut vraiment que soit grande votre faim pour les nourritures interdites !

François : Tout être vivant est aussi un fossile. Il porte en soi, et jusque dans la structure microscopique de ses protéines, les traces, sinon les stigmates, de son ascendance.

Clément (encore dehors), Maud (sur le plateau).
Clément : Monstre muet muré dans mon mufle. La perte de parole est-elle une punition ?
Maud : Oui, si on a quelque chose à dire, si c'est l'imprimante qui flanche, pas le logiciel.
Clément : Incarcération de la langue, étouffement de la bouche. Pourquoi les maladies du cerveau font-elles plus peur que celles du corps ?
Maud : Parce qu'elles marquent un retour à l'animalité ?
Clément : Mais n'est-ce pas un bien que de mourir sans angoisse ?
Maud : Vous ne croyez pas à la dignité de l'Homme ?
Clément : Ai-je raison de dire que les maladies du cerveau font peur, plus que celles du corps ? Plus que la tétraplégie, l'incontinence, l'impuissance…
Maud : Plus que le vieillissement ?
Clément : Ce n'est pas une réponse.
Maud : Plus que la folie ?
Clément : Nietzsche et Dionysos ?
Maud : Rien sans Thésée, sinon la folie, demander à Ariane.
Jean-Baptiste : Ah ! la douceur des vaches.
Et pas une larme pour les vaches ! pas un sanglot, pas le moindre élan de pitié pour ces placides animaux rendus fous par nos soins et qui ont, en outre, l'impudence de nous transmettre leur mal, ce qui aggrave leur cas. Pourtant, la vache était la part encore aimable de l'homme.

Pascal : Ne mangez pas de vache, car se cache peut-être dans l'animal une âme amie, un parent, un frère, certains habitués de notre maison, un professeur, deux dames qui se promenaient au

Jardin des Plantes, une cuisinière bien précise, des passants, un maître nageur, un agent de police, un conducteur de tram, des personnes que je n'ai rencontrées qu'une fois dans la rue, d'autres dont précisément je ne peux pas me souvenir, etc.

Maud et Clément : Il faut reconnaître que les hommes, ces derniers temps, ont fait beaucoup pour mieux nous comprendre, pour comprendre, ce que l'on peut vraiment appeler notre culture.

(*Saluts.*)

Au bar du théâtre

(*Pendant la sortie des spectateurs, les comédiens continuent leur conversation.*)

— Qu'est-ce qu'on mange ?

— Qui tue un bœuf mange un œuf.

— Barbare ! cyclope !

— Le corps est le tombeau de l'âme.

— Tu préfères la droite ou le cercle ?

— Le cube.

— 99 % du matériel génétique en commun...

216 ans de métempsycose, 216, le cube de 6.

— Je ne descends pas de l'arbre ; je descends du singe, comme tout le monde.

— Moi, je descends de la pierre. J'ai fait le trajet du silex au silicium.

— C'est vraiment un problème de morphogenèse.

— Chez le singe, les neurones du cortex ne passent pas dans le thalamus...

— Les cellules du haut, elles font des bras, celles du bas, elles font des jambes, et c'est bien.

— Il y a deux choses que tu dois bien distinguer : la question d'une morphogenèse correcte, et la question de l'évolution. Pourquoi t'as pas un œil au bout d'un doigt et pourquoi t'a pas des organes de poulpe.

— Pourquoi j'ai pas une main de singe ? Un pied de singe... Je pourrais me gratter en lisant un livre.

Jeu :

— Antenne donne patte ; patte donne mâchoire.

— Œil donne aile ; aile donne balancier.

— En premier lieu, toutes les prédispositions héréditaire de l'organisme seraient représentées dans le noyau des cellules. C'est l'idée de totipotence : chaque cellule contient dans son noyau la totalité de l'information génétique.

— Plus récemment, un gène responsable du programme œil a été cloné. Exprimé au bon moment, il peut faire pousser des yeux en différents points du corps de la drosophile — et pas seulement de la drosophile, mais c'est une autre histoire.

— Autrement dit, pourquoi un œuf de poule donne-t-il, de façon irrémédiable, naissance à une poule, malgré les — il faudrait dire grâce aux — milliards d'événements qui séparent cet œuf, cellule unique, de l'organisme, milliardaire en cellules une fois achevé ?

— L'idée que notre histoire évolutive se croise avec celle des mouches et de tous les autres êtres vivants ne laisse pas de m'étonner.

— Mais la mouche drosophile écrit très peu sur l'homme.

— J'affirme la parenté entre le cerveau des arthropodes et celui des vertébrés.

— Imago, imago ! Chacun de nous est capable de distinguer un homme d'un macaque (cinq secondes).

— Il y a un plan dans l'œuf.

— C'est autre chose que de coder la couleur des yeux ou la forme des poils.

— Tout ou partie d'un organe, l'antenne par exemple, est remplacé par tout ou partie d'un organe homologue...

— Œil, aile, balancier.

— Je dis que : Un donne deux et deux donnent quatre.

— Dialogue :

> — Nous n'avons pas d'ancêtres communs avec l'ordinateur.
> — Les ordinateurs ont de la chance.

— Chérie, laisse-moi le mot de la fin.

— Il faudrait vérifier tout cela dans un contexte physiologique.

Le type obsédé par le sucre.

Le type qui se demande : à quoi sert la rate ?

— Tu préfères manger du singe ou du chat ?

— Peut-on aimer d'un même amour le loup et la brebis ?

— Sans langage... Une vache ne peut dire « je suis une vache », ou même « je suis Blanchette ». Tout au plus peut-elle reconnaître son nom par association avec un stimulus (= caresse = nourriture

= plaisir) et, si elle dit « Je suis Io », alors c'est qu'elle n'est pas une vache, mais une femme dans une peau de vache.

2 septembre 1850

Il faudrait imaginer un appareil pour voir un poulet se développer dans un œuf et pouvoir expérimenter sur lui sans changer les conditions de son développement afin de chercher l'influence qu'aurait l'ablation de tel ou tel organe.

La tortue a un foie très propice pour faire des recherches de ce genre à cause de la minceur de ses bords et de la possibilité d'ouvrir le ventre de l'animal sans qu'il meure.

12 septembre 1850

Dans l'état ordinaire, le sang de la rate putréfiée est-il septique ? J'ai vu des asticots se développer dans le tissu de la rate, y mourir bientôt quand la putréfaction était plus avancée. Il ne me semble pas avoir vu la même chose pour des asticots développés dans de la chair musculaire.

20 octobre 1850

La rate a-t-elle un rôle à remplir dans la production de la chaleur animale ?

J'ai enlevé la rate sur plusieurs jeunes chiens. L'un avait deux jours, l'autre trois jours, l'autre huit jours et l'autre quatre à cinq semaines. Ils sont tous morts vers le dixième ou douzième jour sans présenter de péritonite. Seulement, l'animal paraissait se refroidir et languir dans les derniers jours. Dans les premiers jours, ils mangeaient comme à l'ordinaire, mais plus tard ils perdaient l'appétit ; la plaie de l'hypocondre chez aucun ne s'est cicatrisée. Elle restait blafarde ou noirâtre, ne suppurait pas. Il ne paraissait pas y avoir de travail inflammatoire. Chez deux de ces animaux (celui de deux jours et celui de huit jours) morts après l'extirpation de la rate, j'ai constaté que le sang était rouge comme à l'ordinaire, et les globules vus au microscope ne paraissaient rien offrir de particulier. J'ai remarqué chez ces deux animaux que tous les ganglions lymphatiques dans toutes les parties du corps étaient gonflés et ecchymosés, et comme marbrés de sang à la suite de ces ecchymoses.

— À quoi donc sert la rate ?

— J'ai compté sur les autres pour m'aider ; ils m'ont embêté.

— Il y a un certain plaisir à ignorer, parce que l'imagination peut travailler.

— Quand on ne sait pas ce que l'on doit vouloir, il faut savoir ce que veut votre ennemi et vouloir le contraire.

— Quand on vous attaque, ne pas répondre mais attaquer à son tour.

— Les chiens dératés supporteront-ils la saignée ? Les poisons agiront-ils sur eux de la même manière ?

— Expériences, expériences, expériences.

— Un liquide dans lequel on trouvera de l'urée devra-t-il être considéré comme de l'urine ? Non, car il y a de l'urée dans l'ail. Mais, au contraire, un liquide dans lequel on rencontrera des spermatozoaires devra être considéré comme du sperme. Il ne faut pas confondre les produits immédiats avec les produits organisés.

— La vie est une bougie qui brûle. C'est vrai, à condition qu'on admette que la bougie pousse toujours et se régénère en puisant dans la terre par des racines ou à l'aide d'un appareil digestif quelconque les éléments de sa régénération.

— Assimilation chez les végétaux et les animaux

D'après l'ancienne idée, les animaux se nourrissaient par analyse, et les végétaux par synthèse. Cela est faux. Ils se développent de même par analyse, et la nutrition est la même chose que le développement.

— Le développement et la nutrition sont les seules choses utiles à connaître pour expliquer la vie. Le reste n'est ensuite que l'étude des propriétés des tissus.

— Manger un œuf frais, c'est détruire un poulet en puissance et cela équivaut à tuer un poulet en vie. Seuls sont permis, et tout juste, les œufs non frais, pourvu qu'on soit bien sûr qu'ils sont trop vieux pour pouvoir être couvés ; mais tous les œufs à vendre doivent être présentés à un inspecteur qui, après avoir constaté qu'ils sont stériles, leur colle une étiquette : « Garanti pondu d'au moins trois mois », et la date de la ponte. Ces œufs, ai-je besoin de le dire, ne sont utilisés que dans les pâtisseries et comme remèdes dans certains cas où le besoin urgent d'un émétique se fait sentir. Le lait est interdit sous le prétexte qu'on ne pouvait s'en procurer sans priver un veau de sa nourriture naturelle, ce qui est mettre sa vie en danger.

Comment Mickey est devenu néotène. Souvenez-vous de Mickey en 1928 (*Steamboat Willie*). Méchant avec les animaux : fait couiner un canard dans une étreinte horrible, tourne la queue d'une chèvre comme une manivelle, tord les mamelles d'une truie, joue du xylophone sur les dents d'une vache et de la cornemuse avec son pis.

Rajeunissement de sa silhouette en cinquante ans. La taille relative s'est accrue, les yeux et le crâne ont grossi. Ces trois traits sont des caractéristiques juvéniles. En 1930, Mickey est espiègle et cruel. Puis il s'est fait plus doucereux et inoffensif, donc a acquis des traits néoténiques. Il se passe cinquante ans, son âge relatif ne change pas, et il rajeunit ! Il est arrivé la même chose au bonhomme Michelin. Fume plus le cigare.

Ah ! le pouvoir des traits juvéniles !

Les adversaires de Mickey ont toujours des traits d'adultes.

— On mangeait Blanchette, sans problème.

— C'est quand même curieux qu'un laboureur mange du cheval.

— Moi, j'ai été élevé chez les paysans.

— Cyclope !

— Sous nos latitudes, oui.

— Quand on pense qu'on n'a que un pour cent de différences...

— Blanchette, je t'aurais cru plus tendre.

— Je ne descends pas de l'arbre, mais du singe.

— Moi, je descends de la pierre.

— Pourquoi je n'ai pas une main de singe.

— Je suis le produit inachevé de ma propre histoire.

— S'il faut établir une connivence entre l'Homme et l'animal ce n'est pas en développant une compassion pour l'animal (anthropomorphisme), mais en regardant en face la bestialité, sauvage, cruelle, sexuelle, etc. de l'Homme. Ce qui distingue radicalement l'Homme de l'animal, c'est que lui seul peut regarder son animalité en face.

— Diane rougit d'être surprise nue. Elle aurait voulu avoir ses flèches à portée de la main ; elle prit ce qu'elle avait, de l'eau qu'elle puisa et jeta à la figure du jeune homme. Et en répandant sur ses cheveux l'onde vengeresse, elle ajouta ces paroles qui annonçaient sa fin prochaine. « Tu peux maintenant aller raconter que tu m'as vue nue ! »

— Il y a bien un secrétariat d'État à la Condition féminine, je ne vois pas pourquoi il n'en existerait pas un à la condition animale.

— La Pologneu a renoncé au gavage.

— Je dénonce le grossissement fantastique du problème de la crotte de chien. Il existe un danger bien plus grave, ce sont les crachats. Les pancartes « interdit de cracher » ont toutes disparu.

— Perdre son latin. Entrer dans le silence.

— Le droit de vote des animaux.

Les femmes ont acquis le droit de vote, mais personne ne le leur a donné. De même pour tous les droits conquis par la lutte. Si les bêtes veulent le droit de vote, ou tout autre droit, elles n'ont qu'à venir le chercher.

— Tenir sa langue.

Tout le malheur vient de ne pas savoir tenir sa langue.

— Sa langue s'était comme détachée de son cerveau (image des *Métamorphoses*, langue qui saute).

Ovide aurait-il dû tenir sa langue ? Sur Auguste en particulier, sur le sexe, les deux (sur le sexe d'Auguste peut-être ?)

— Métamorphose : compromis entre la mort et l'exil.

— Monstre muré muet dans un mufle.

— En règle générale, l'attention de l'éleveur est attirée en premier lieu par une modification du comportement de l'animal. Ce dernier est nerveux, refuse par exemple d'entrer dans la salle de traite ou peut réagir violemment à une manipulation par des coups de patte. L'animal malade reste très souvent à l'écart du troupeau au pâturage, il gratte le sol ou encore se lèche continuellement le mufle. Les animaux présentent une posture caractéristique, les membres postérieurs ramenés sous le corps et la queue relevée. Les chutes sont fréquentes, l'animal perd du poids, et la production lactée diminue. Pas de prurit important.

La situation apparaît d'autant plus inquiétante que les cas d'encéphalopathie bovine détectés en France intéressent aujourd'hui des animaux qualifiés de « NAIF », nés après l'interdiction des farines animales.

Se transformer
Vieillir
Mourir
Devenir fou, gâteux

Attendre sur un banc

Se souvenir de la puberté : les hommes changent de voix ; origine du chant

Les femmes ne changent pas de voix ; origine du chant.

— Peut-on méditer en regardant un singe ?

— Non, mais en regardant une vache...

— Devons-nous devenir des bêtes ?

— *PIETAS*.

— Vous traduisez comment ?

— Laisse-moi, chérie, le mot de la fin. Le commencement est la moitié du Tout. Si les hommes meurent, c'est d'être incapables de joindre le commencement et la fin.

Bibliothèque imaginaire

BERGSON H., *L'Évolution créatrice*, Paris, Presses universitaires de France, 1941.

BERNARD C., *Introduction à la médecine expérimentale*, Paris, Garnier-Flammarion, 1966.

BERNARD C., *Principes de médecine expérimentale*, Paris, Presses universitaires de France, 1947.

BERNARD C., *Leçons sur les phénomènes de la vie communs aux animaux et aux végétaux*, Paris, Vrin, 1966.

BERNARD C., *Cahier de notes 1850-1860*, Paris, Gallimard, 1965.

BRENT R., « Genomic Biology », *Cell*, 2000, 100, p. 169-183.

BUTLER S., *Erewhon*, traduit de l'anglais par Valéry Larbaud, Paris, Gallimard, 1920.

D'ARCY THOMPSON W., *On Growth and Form*, Cambridge et New york, Cambridge University Press and Macmillan Company, 1942, (1re éd. 1917).

DARWIN C., *The Origin of Species*, Londres, John Murray, 1859.

DARWIN C., *L'expression des émotions chez l'homme et les animaux*, Paris, Rivages, 2000.

D'AZAY L., *Ovide ou l'Amour puni*, Paris, Les Belles Lettres, 2001.

DE BEER G., *Embryos and Ancestors*, Oxford, Clarendon Press, 1958, (1re éd. 1940).

DE FONTENAY E., *Le Silence des bêtes. La philosophie à l'épreuve de l'animalité*, Paris, Fayard, 1998.

DE MÈREDIEU F., *Kant et Picasso : « Le bordel philosophqiue »*, Nîmes, Jacqueline Chambon, 2000.

DUFOUR D.-R., *Lettres sur la nature humaine à l'usage des survivants*, Paris, Calmann-Lévy, 1999.

EDELMAN G. M., TONONI G., *Comment la matière devient conscience*, Paris, Odile Jacob, 2000 (1re éd. 1999, Basic Books).

FAURE E., *Les Constructeurs*, Paris, Gonthier, 1964.

FAURE E., *L'Esprit des formes*, Paris, Gallimard, Folio essais, 1991.

FAURE E., *Montaigne et ses trois premiers-nés*, Paris, Les Éditions Crès et Cie, 1926.

GAUTIER Th., *Émaux et Camées*, Paris, Gallimard, 1981.

GOLDSCHMIDT R., *The Material Basis of Evolution*, New Haven et Londres, Yale University Press, 1982 (1re éd. 1940).

GOULD S. J., *Ontogeny and Phylogeny*, Cambridge, Mass. et Londres, The Belknap Press of Harvard University Press, 1977.

HAECKEL E., *Histoire de la création des êtres organisés d'après les lois naturelles*, Paris, C. Reiwald et Cie, 1874.

HODGES A., *Alan Turing : the Enigma of Intelligence*, Londres, Burnett Books Ltd in association with the Hutchinson Publishing Group, 1983.

JACOB F., *La Logique du vivant*, Paris, Gallimard, 1970.

LACAN J., *Le Séminaire. Livre VII. L'éthique de la psychanalyse*, Paris, Seuil, 1986.

LASSÈGUE J., *Turing*, Paris, Les Belles Lettres, 1998.

LATOUR B., *Politiques de la nature. Comment faire entrer les sciences en démocratie*, Paris, La Découverte, 1999.

LE DOUARIN N., *Des chimères, des clones et des gènes*, Paris, Odile Jacob, 2000.

LEIRIS M., *L'Âge d'homme*, Paris, Gallimard, 1939.

LETINIC K., RAKIC P., « Telencephalic origin of human thalamic GABAergic neurons », *Nature Neurosci.* 2001, 4, p. 931-936.

LORENZ K., *L'Homme dans le fleuve du vivant*, Paris, Flammarion, 1981 (1re éd. 1978, Piper & Co Verlag, Munich).

MALRAUX A., *La Tête d'obsidienne*, Paris, Gallimard, 1974.

MARÉCHAUX P., *Énigmes romaines*, Paris, Gallimard, 2000.

MONOD J., *Le Hasard et la Nécessité*, Paris, Seuil, 1970.

MONTAIGNE M., *Œuvres complètes*, Gallimard, Paris, Bibliothèque de la Pléiade, 1962.

MÜLLER H., *Profession arpenteur*, Paris, Éditions théâtrales, 2000.

OVIDE., *Les Tristes*, Paris, Orphée/La Différence, 1989.

OVIDE., *Lettres d'amour. Les Héroïdes*, Paris, Gallimard, Folio, 1999.

OVIDE., *L'Exil et le salut*, Paris, Arléa, 1999.

OVIDE., *L'Art d'aimer*, Paris, Gallimard, Folio, 1974.

OVIDE., *Les Métamorphoses*, Paris, Gallimard, Folio, 1992.

PEYRET J.-F., *Trois Traités des passions*, Étais, Théâtre typographique, 1997.

PEYRET J.-F, VINCENT J.-D., *Un Faust. Histoire naturelle*, Paris, Odile Jacob, 2000.

PICASSO P., *Écrits I*, Paris, Réunion des musées nationaux et Gallimard, 1989.

PICASSO P., *Tome 1, Catalogue de l'œuvre gravé et lithographié 1904-1967* par Georges Bloch, Berne, Éditions Kornfeld et Klipstein, 1968.

PROCHIANTZ A., *Les Stratégies de l'embryon*, Paris, Presses universitaires de France, 1988.

PROCHIANTZ A., *Claude Bernard, la révolution physiologique*, Paris, Presses universitaires de France, 1990.

PROCHIANTZ A., *La Biologie dans le boudoir*, Paris, Odile Jacob, 1995.

PROCHIANTZ A., *Les Anatomies de la pensée*, Paris, Odile Jacob, 1997.

PROCHIANTZ A., « Messenger proteins : homeoproteins, TAT and others », *Curr Op Cell Biol*, 12, 2000, p. 400-406.

PROCHIANTZ A., *Machine-Esprit*, Paris, Odile Jacob, 2001.

PROCHIANTZ A., « À propos d'Henri Bergson, être *et* ne pas être un animal », *Critique*, tome LVIII, n° 661-662, 2000, p. 532-541.

RANSMAYR C., *Le Dernier des mondes*, Paris, Le Livre de Poche, Flammarion, 1989.

SLOTERDIJK P., *Règles pour le parc humain*, Paris, Mille et Une Nuits, 2000.

SLOTERDIJK P., *La Domestication de l'Être*, Paris, Mille et Une Nuits, 2000.

TURING A. M., « Computing machinery and intelligence », *Mind*, 1950, 59, p. 433-460.

TURING A., « The chemical basis of morphogenesis », *Phil. Trans. B.*, 273, 1952, p. 37-72.

VINCENT J.-D., *Biologie des passions*, Paris, Odile Jacob, 1986.

VINCENT J. D., *Celui qui parlait presque*, Paris, Odile Jacob, 1993.

VINCENT J.-D., *La Chair et le Diable*, Paris, Odile Jacob, 1996.

Table

Jean-François Peyret, *Faust. Une histoire naturelle* (avec J.-D. Vincent), 2000.

Alain Prochiantz, *La Biologie dans le boudoir*, 1995.

Alain Prochiantz, *Les Anatomies de la pensée*, 1997.

Alain Prochiantz, *Machine-Esprit*, 1997.

Imprimé par Lightning Source France
1 avenue Gutenberg
78310 Maurepas

N° d'édition : 7381-1210-Y

www.ingramcontent.com/pod-product-compliance
Lightning Source LLC
LaVergne TN
LVHW050555200726
843508LV00010B/1641